我的悲傷不是病
憂鬱症的起源、確立與誤解

The Loss of Sadness
How Psychiatry Transformed Normal Sorrow into Depressive Disorder

艾倫・霍維茲、傑洛米・維菲德
（Allan V. Horwitz, Jerome C. Wakefield） 著
黃思瑜、劉宗為 譯

目錄

在憂鬱症裡尋找悲傷的權利

文／許欣偉
（台北市立聯合醫院松德院區精神科主治醫師
松德院區思想起心理治療中心資深督導
臺灣精神分析學會監事）

這是憂鬱症蔓延的時代

二〇一五年三月發生德國之翼空難事件，新聞透露副機師罹患重度憂鬱症，舉世目光又集中到憂鬱症這個精神疾病。憂鬱症號稱是二十一世紀的健康殺手，近日世界衛生組織將今年四月七日世界衛生日的主題定為「聚焦憂鬱症」，並宣告憂鬱症已是戕害人類健康、造成全球失能負擔的首要疾病，全球超過三億人罹患此病症，約二十人當中就有一人在一年內曾有憂鬱症發作；從二〇〇五年至二〇一五年，全球憂鬱症人口十年間成長了百分之十八點四，然而世界上大部分地區憂鬱症患者接受治療的比率不到一半，在某些國家甚至一成不到。

雖然憂鬱症的盛行彷彿是最近的事，但是憂鬱症所包含的症狀——包括心情低落、失去興趣及其他心理生理症狀，在醫學史文獻中早有記載。必須注意的是，過去的文獻會區分兩種不同情況：第一種是正常的悲傷，也就是有原因的悲傷，失落的經驗或其他痛苦情境為主要成因；另一種情況是沒有原因的悲傷，無法從其生活中找到適當的原因來解釋，或者其悲傷反應太過強烈，與其實際生活事件不成比例，其原因可能來自於內在的失能，需要專家的協助。

美國羅格斯大學社會學教授艾倫．霍維茲（Allan V. Horwitz）和紐約大學社工教授傑洛米．維菲德（Jerome C. Wakefield）在他們的著作《我的悲傷不是病》一書中宣稱，當今憂鬱症盛行率的大幅增加，必須加以檢驗，因為這很可能是因為目前的診斷系統將正常的悲傷和憂鬱症這個疾病混為一談，將太多正常悲傷的案例歸類於心智疾病，換句話說，這是精神醫學對憂鬱症定義改變所造成，而非本質上、現象上的改變。

然而，在一個憂鬱症蔓延的年代，人們不禁開始懷疑：是否存在正常的悲傷？

悲傷有可能是正常的

甚麼是正常？又如何定義疾病？由維菲德所提出的傷害性失能（harmful dysfunction）概念可以協助我們思考。正常的器官可執行生物學上先天就設計好的功能，例如心臟可以將血液打出，腎臟排除體內廢棄物，當這些正常的功能發生障礙就是失能，而要去定義什麼樣的失能對個人福祉有傷害性，社會文化價值必然扮演主要的角色，被認為具傷害性的失能就是疾病。

心理學上的先天機制，目的有可能是為了針對特定環境挑戰做出有利生存的回應，例如，恐懼反應（fear response）在危險的情境下自動產生，在演化上有助於人類的祖先逃離危險，是正常的反應。但是，如果恐懼反應莫名其妙地出現、找不到原因，以今日精神醫學的觀點來看，就有可能是恐慌症或焦慮症。

如果大多數人遭逢失落等重大壓力時皆產生類似的反應——我們先稱之為失落反應（loss response），那麼它也可能是一種先天就設計好的功能，而不是失能的疾病。其實早在西元一九一七年，精神分析鼻祖佛洛伊德醫師就發表經典論文〈哀悼與抑鬱〉（Mourning and melancholia），文中仔細比較失去親人的哀悼反應與憂鬱症狀的異同，他說：「雖然哀悼會讓生活態度偏離正軌，但我們絕不會視之為病態，也不會轉介給醫療處置。」到了一九五〇至一九六〇年代，依附理論先驅約翰・鮑比（John Bowlby）醫師認為失落反應——哀悼（mourning）——是一種生物學決定的正常反應：「雖然令人痛苦，有時令人困惑，然而（失落之後）伴隨的混亂和憂鬱情緒很有可能有助於適應。」

真正該被稱作憂鬱症的，應該是失落反應發生異常的情形，例如，生活中找不到任何壓力事件，或是壓力情境已經結束，情緒卻持續低落，或者其悲傷的強度已經太過強烈、與其壓力源不成比例。這些現象正如同高燒不退，失落反應發生障礙，就是疾病狀態，需要醫療的介入。

即使是正常的悲傷，其強度仍有可能很強烈。當人們生活中遭逢一些重大壓力，例如失業、考試失利、戀人背叛、自己或伴侶罹患癌症，多數人有可能產生精神疾病診斷與統計手冊（The Diagnostic and Statistical Manual of Mental Disorders，簡稱DSM，由美國精神醫學會出版）當中憂鬱症診斷準則裡的各種症狀，包括憂鬱情緒、失去興趣、失眠、胃口差、注意力無法集中等，而且，同時出現五種症狀以上且超過兩週也是可能的，但這些情況應被視為正常人類經驗範疇的一部分，而非精神異常的疾病表現。正是基於這個理由，在較早的DSM版本中，假如有人面對親密的人過世，精神科醫師須等待一年（DSM-III）或兩個月（DSM-IV）才能將喪親者的悲傷、失眠、沒胃口、倦怠、注意力難集中等症狀視為憂鬱症並依此給予治療，這就是所謂的「喪親之痛排除條款」（bereavement exclusion）。DSM-III-R中明白記述「憂鬱症並非親人過世的正常反應」（非複雜的喪親之痛，uncomplicated bereavement），但必須鑑別診斷是否有「複雜的喪親之痛」，也就是喪親之痛又合併憂鬱症，這種情況下會出現無價值感、自殺意念、精神運動遲滯、持續時間太長等。簡言之，DSM 5之前的版本等於承認：喪親之後一段時間，適度的哀慟不是病態。然而，除喪親之痛之外，DSM並未對其他的生活壓力做出相同的認可，而霍維茲和維菲德認為，面對其他生活壓力，亦應有相同的考量。

喪親之痛的爭議：如果愛是一種病

當DSM 5決定在憂鬱症診斷準則條目中移除「喪親之痛排除條款」這個消息在批露之後，引起學界不少反彈，因為這等於把兩週以上的哀傷（grief）列為精神疾病。同時身兼醫療人類學專家及哈佛醫學院精神醫學教授的凱博文（Arthur Kleinman），在二〇一二年二月的《刺胳針》（*Lancet*）期刊上發表〈文化、喪親之痛與精神醫學〉一文，他認為所有經驗，特別是失落的經驗，絕不可能存在於脈絡之外；經驗總是由意義和價值所架構，而意義和價值又受到許多因素所影響。凱博文又說，迄今並無確切科學證據顯示正常的哀慟反應應該持續多久，不同文化或宗教的觀點差異性很大，而且過逝者的情境、喪親者的性別皆有影響，然而沒有一個社會或宗教會期待人們兩個月內必須走出喪親之痛，這種立論僅僅出現在美國精神醫學研究的奇特文化架構當中。

凱博文此文最動人的部分，在於他自我揭露一年前其愛妻過世，他出現心情低落、失眠、疲累、體重下降等情形，生活與學術工作大受影響。六個月之後狀況稍有緩解，但妻子過世即將屆滿周年之際，他仍時而感到悲傷；凱博文認為，在四十六年的婚姻之後出現這樣的反應，大部分人應不會感到訝異。然而診斷系統的變異讓他思考著，是否當代的人已無法忍受哀慟的存在，把這種存在的痛苦當作和牙痛或背痛一樣？哀慟的醫療化顯示：科技已開始干預我們生命中最重要的部分，但凱博文同時反省著，或許自己的恐懼來自於對科技新世代的阻抗，而年輕人迎接的新科技終將重新架構我們的故事。

並不是只有社會學家和人類學家表達反對及憂心，美國精神醫學界的核心人物，DSM-IV工作小組主席、杜克大學教授艾倫．法蘭西斯（Allen Frances）也挺身反對DSM 5對憂鬱症診斷準則的不當改變，他說：「經過四十年豐富的臨床經驗，我依然無法用兩週時間來區分到底是正常哀傷或是輕微憂鬱症的症狀。若任何人宣稱有這樣的能力我都質疑。」抗憂鬱劑處方百分之八十是由第一線家庭醫師所開立，他斷定忙碌的家庭醫師顯然無法在平均只有七分鐘的診察時間內去區分正常哀傷或憂鬱症，再加上藥廠必然把握DSM 5的新定義大肆宣傳，醫生極有可能把藥丸當作快速打發哀悼者求助的方式。

曾經歷喪女之痛、本身也是哀傷輔導專家的喬安．卡奇托里（Joanne Cacciatore）教授，語重心長地說：「哀傷不是一種疾病，它不是不健康，也不是憂鬱症。事實上，它是一種愛的表達。如果愛是一種病，哀傷才會是一種疾病。」這樣的呼籲，簡單卻令人動容。

從進擊的DSM III走向抗憂鬱劑

在一九六〇和一九七〇年代，不同的精神科醫師診視同一位病患，經常做出不同的診斷，此即信度（reliability）不足，精神醫學的科學地位備受攻擊。直到一九八〇年DSM III問世，用症狀列表來替每種精神疾病建立清楚的定義，並去除各種理論的病因學假設，讓信度大大提升。DSM系統的影響力並不只侷限在臨床領域，它也影響了社區流行病學研究、療效研究、學校的預防措施及篩選等。台灣精神醫學界受美國影響甚深，所以DSM逐漸影響我國社會對心理健康或異常的認知。在這種情況下，DSM定義上的任何謬誤都非常值得我們注意。DSM底下憂鬱症的診斷標準，雖然讓信度顯著增加，卻造成效度（validity）的問題，也就是說這樣的診斷標準是否真正代表著一種疾病，值得商榷。ＤＳＭ系統可謂在診斷上切斷了一個人的精神狀態和脈絡的關係，對於憂鬱症的治療模式也產生重大影響。

此後某些精神科醫師與研究者只關注病患有幾項憂鬱症狀及其嚴重程度，治療目標和研究目標也很單純，就是症狀的改善與功能的恢復。ＤＳＭⅢ於一九八〇年發表同時，精神醫療界也產生一個超級巨星——百憂解（Prozac），這個選擇性血清素回收抑制劑（Selective serotonin reuptake inhibitor，簡寫為ＳＳＲＩ）被喻為劃時代的發明。以ＳＳＲＩ類抗憂鬱劑來治療憂鬱症成為臨床治療的典範，到了今天仍是如此，而且為保險制度所支持。醫師對一位經由ＤＳＭ系統診斷的憂鬱症病患投予抗憂鬱劑，一段時間後觀察其憂鬱症狀的嚴重程度有否下降，醫師與病患在診間的討論多半侷限於藥物療效及副作用。這樣的結果就是抗憂鬱劑處方快速增加：抗憂鬱劑早已成為美國的暢銷藥物，單單從一九八八年到二〇〇〇年，抗憂鬱劑在成人的使用將近增為三倍；從一九九〇年到二〇〇〇年，美國在抗憂鬱劑的花費增為六倍。

在上述抗憂鬱劑典範之下，醫師的角色是專家及拯救者，掌握精神醫學與藥理學的科學知識，憂鬱症自然是殘害病患身心的加害者，而病患的角色是一個被動的受害者，只能在服藥後期盼藥物發生療效，擊退病魔。依循這樣的邏輯，治療或改善的責任被置放在醫師的角色上，而患者的責任則是順服地吃藥與配合治療。患者彷彿不用去思考憂鬱症和自己生活事件的關聯，也不必想生活中是否有些部分應予調整來改善自己的情緒。臨床上不乏有憂鬱症患者過度放大自己的病人角色（sick role），就醫焦點只固著在病人可獲得哪些相關權益如重大傷病卡或身心障礙手冊等，結果卻是自己的無力感、無助感持續加深，心情更加憂鬱。

經由言說，找回意義

以上論述並非企圖全盤否定憂鬱症的存在。從醫學史及流行病學研究可知，憂鬱症確實存在，且嚴重影響患者的生活功能，需要積極治療。DSM的問題出在其憂鬱症診斷僅僅依靠症狀，完全不考慮情境脈絡，因此也把強烈的悲傷——人類面臨重大失落的自然反應——通通納入疾病範圍。

診斷是臨床工作者與患者思考的開始，但絕對不應該是思考的終結。瞭解的過程，首先來自於專注地聆聽及觀察，那可以讓我們有機會一瞥憂鬱情緒與情境脈絡的關聯性。美國精神分析師羅夫．葛林森（Ralph Greenson）曾說：「我們可以從客體的角度來描述情緒。病患不只是變得憂鬱，而是變成了兒時被拒絕的小男孩。焦慮的病患不只是一個害怕的大人，他也是從前那個驚恐的小朋友。」他又說：「情緒經常代表了一個人過去的心智狀態，也就是代表了一個人過往對自己的概念。」情緒一方面是當下主觀狀態的呈現，例如我們因為眼前某個壓力事件而覺得憂鬱起來，但另一方面情緒也讓我們再次經驗或重新創造兒時經驗及存在狀態，於是在時間軸上，當下和過去產生聯結。透過言說與聆聽，憂鬱的情緒可以重新和脈絡聯結、當下又可以和過去聯結、主體可以和客體聯結，我們就可能在症狀當中發現一些生命的意義，而意義正是患者在抗憂鬱劑典範底下逐漸晦暗的元素。

在這個崇尚正向思考的年代，悲傷顯得不合時宜、沉重費力；然而悲傷或許有其個人性的意義，必須經過一段探討的歷程——例如諮商或心理治療——才有機會浮現。在憂鬱症的診斷和治療當中，社會與醫療體系都應當努力為患者保留這個機會。

（本文原刊載於二〇一五年七月十八日臺灣心理治療學會電子報第一三三期，因本書出版酌予修訂。）

延伸閱讀

艾倫．法蘭西斯著，黃思瑜譯，《救救正常人：失控的精神醫學》，台北：左岸文化，二〇一五。

李俊毅、莊慧姿、葉怡寧、楊明敏、蔡榮裕合著，《靈魂的缺口：診療室外的憂鬱》，台北：無境文化，二〇一六。

Horwitz, A. V. & Wakefield, J. C.（2007）. The Loss of Sadness: How Psychiatry Transformed Normal Sorrow into Depressive Disorder. Oxford: USA.

前言

擺在你眼前的這本著作相當出色，是由兩位當前重要的思想家共同寫下的學術傑作，他們兩人在精神病診斷方式與心理疾病的本質等方面的研究具有傑出地位。精神醫學研究領域約三十年前展開診斷革命，艾倫．霍維茲與傑洛米．維菲德的《我的悲傷不是病》對此提出迄今最令人信服且引人注目的「內部挑戰」。兩位作者支持一般人普遍的直覺觀點，也就是說，身而為人，自然會因為生命中發生的負面事件而產生悲傷情緒。當這些悲傷症狀（難過、睡眠困難、無法集中注意力、食欲不振等）沒有明顯導因，或者嚴重度與導因極度不成比例，就一般理解，便是我們體內的某項重要功能出了差錯，於是罹患憂鬱症。兩作者苦口婆心強調，當前精神醫學將正常悲傷與精神疾病混淆在一起，忽視悲傷症狀與發生脈絡的關聯性。這也是本書的核心論旨。當前醫界對重度憂鬱症的病理診斷完全只奠基於悲傷症狀，症狀存在便足以證明當事人有精神疾病。抱持這種觀念，就會誤把外在壓力源產生的正常心理反應，當作精神疾病的症狀表現。作者在書中明白指出，這種觀念混淆會造成嚴重影響，精神醫學、患者以及廣大社會都會受害。

我對本書的主要討論議題有極大的興趣，因為我是美國精神醫學學會的領導者，負責編纂一九八〇年推出的第三版ＤＳＭ（美國精神醫學會的官方清單，詳列公認的精神疾病種類及相關的診斷判準）。這是ＤＳＭ首度針對每一項精神疾病條列出清楚明確的症狀式診斷準則。如今，第四版ＤＳＭ問世，各界都認為它會為精神醫學界帶來革命。研究者如何篩選研究對象、保險公司在哪些情況下應該提供理賠、法院與社會福利機構應該將哪些情況視為精神疾病、個人應該如何解讀自己感受到的情緒，透過ＤＳＭ都可以完成。ＤＳＭ有清楚的規則，我們就可以標準化診斷過程，精神衛生領域的研究與知識因而有爆炸性的成長。有了ＤＳＭ後，抱持不同觀點、使用不同語言的臨床醫護人員與研究者就有相互溝通的平台。它也解決了外界的疑惑，精神醫學站穩了科學地位，診斷的可信度也變高。

ＤＳＭ以及症狀描述準則在實務上獲得極大成就，精神醫學界卻因此忽視某些基本的概念問題，它們潛伏在ＤＳＭ的根基，影響我們區分正常與病態痛苦。本書作者試圖將關注焦點拉回到這些概念問題之上。

一九七三年第二版ＤＳＭ出版，我參與內容編纂，思索是否該將同性戀排除於精神疾病之外，嘗試去解決精神疾病的定義問題。我在第三版ＤＳＭ、第三版ＤＳＭ修訂版以及第四版ＤＳＭ的導言中，都闡述了精神疾病的定義方式，試圖解釋哪些況狀會被列入手冊、哪些類型的問題會被排除在外。從那時候，維菲德博士就開始批判我的研究成果，我也慢慢深信他的大部分論點言之有理。他從演化觀點出發，分析精神疾病的概念，提出「傷害性失能」概念，點出了許多與精神疾病有關的微妙問題。不論你關心這些議題的哪些層面，都必須留意到這些微妙問題帶來的挑戰。可想而知，當前許多研究都引用他的疾病概念分析，也引起不同觀點學者的激烈討論。他努力證明這個疾病概念的正當性，批評當前各界採用的診斷標準太寬鬆，這兩方面也就是本書的基本架構。兩位作者也在書中指出，就連DSM本身也有不一致之處。如果你把DSM的精神疾病定義套在DSM中幾項疾病的診斷準則，就會發現其實不那麼吻合。DSM的疾病定義清楚說明，疾病包括個人的失能狀態以及對外在刺激沒有做出可預期反應，但是診斷準則卻沒有納入這些考量。換言之，為了協助醫師做出有效診斷，DSM準則具體列出了各項必要症狀，但卻完全忽視症狀的發展脈絡。如此一來，個人因外在刺激而產生的正常反應，也會被歸類為精神疾病的症狀。

也有許多對DSM的「外部批判」。這派人士質疑「精神疾病」概念，全盤否定任何一種精神疾病診斷手冊，認為這些概念與工具將社會問題過度醫療化。相較於此，兩位作者還是承認DSM問世有許多貢獻，也在理論上同意，就最嚴格的醫學意義來看，精神疾病的確存在。諷刺的是，我們得先認同DSM的主張，把它視為精神疾病診斷手冊，將精神疾病歸為醫療問題，方能有力地批評DSM憂鬱症診斷（以及其他病症診斷）的運作方式，指出它忽視了症狀的發生脈絡。本書要分析探討的是精神醫學的理論基礎，因此正在撰寫第五版DSM（預計將於二〇一一年出版）的學者勢必無法忽視本書。

兩位作者追溯了憂鬱症診斷史，從古希臘名醫希波克拉底到當前的研究。他們展現出令人印象深刻且極具說服力的學問涵養，首尾一致地展現自己的觀點。他們沒有採取DSM進路，只用症狀去認定精神疾病，而是回到醫學及精神醫學的歷史傳統找尋方向，包含埃米爾・克雷佩林（Emil Kraepelin）的著作，這位精神醫學家公認為是第三版DSM的啟發者。我們特別要注意到，研究者最初在發展憂鬱症診斷準則時，他們所偏好的研究對象，都是可以合理推測出真的有精神疾病的人。但本書作者強調，這些診斷準則未慮及症狀的發生脈絡，一旦應用在流行病研究以及大眾精神疾病篩檢，許多人就會被誤診為有精神疾病，但他們只是對各種壓力源做出正常的人性反應。過去二十年來，許多主持大型流行病研究的學者完全忽視了這個問題。他們的研究結果成為半官方統計數據，但流行率高得令人難以相信。

本書作者分析精神疾病的概念，但沒有明確指出正常與異常的界線，甚至認為那條界線可以有灰色地帶。相較於兩位作者，我必須承認自己傾向於將多數情況歸於疾病之列。坦白說，將症狀發生脈絡融入診斷準則，我懷疑這種做法的可信度，也認為它會造成更多偽陰性案例。但我同意，學界還是應該嘗試朝這個方向前進。作者將此提議擺入精神醫學的發展方向，希望它成為未來第五版DSM能考量到的主要修訂內容。不論問題最後如何解決，因為本書的問世，我們才留意到它的嚴重性，不應該繼續忽視它的存在。

霍維茲與維菲德不厭其煩地解釋問題所在，帶領讀者面對精神醫學核心之處的基本議題。本書讓我重新思考我本有的理論主張，並且去探究該當如何解決作者所提出的困境。本書將會改變未來探討與研究憂鬱症的方向，對於正在撰寫第五版DSM的學者而言，本書更是不可或缺，讓他們能夠重新思考精神疾病的診斷準則。若能站在一百年後的立場來回顧精神醫學，必定相當有趣，到時，症狀發生脈絡是否真的如作者深信般成為診斷準則的核心，或是作者的批評失敗，以症狀作為本的診斷變得更嚴密、更難以動搖。但不論如何，兩位作者提出的各項批評一定會讓精神醫學有更為堅實的理論基礎，這個領域若有進一步的概念發展，本書都可視為重要的分水嶺。

醫學博士　羅伯特・史匹澤（Robert L. Spitzer）
紐約州立精神醫學研究院精神醫學科教授

序

本書是我們分外投入的心血合著，名字順序排列是按照字母，所以本書的智識內容，兩位不分彼此，全權負責。在成書的每個階段，我們互相砥礪指教，點滴琢磨，交詰辯論，這番不厭其煩、思想激盪的過程促成了本書的誕生。不過共同著書完全是一番因緣際會，當時我們各自皆計畫以憂鬱症為主題著書，宗旨基本上相差無幾，有一天兩人討論過後發現彼此皆有這個計畫，因此決定群策群力，唯我們萌生寫書的過程大相逕庭。

傑洛米．維菲德（Jerome Wakefield）著作甚繁，主要都在討論精神疾病的觀念。心理學家尼爾．傑寇森（Neil Jacobson）以行為學派的角度批評憂鬱症治療模式，維菲德獲期刊編輯邀稿，就此事發表評論。維菲德的論述主軸為雙方皆不正確，其中一方相信，我們應該遵循《精神疾病診斷與統計手冊》（簡稱ＤＳＭ），從「疾病」的角度處理憂鬱，另一個陣營則否認憂鬱症是正式疾病，代表人物就是傑寇森。但這兩邊陣營可說是雞同鴨講，討論的案例對不上號。維菲德主張，與其在對立的看法中二選一，精神醫學應該要劃下一道界線，分辨真正患病的人以及遭ＤＳＭ誤診的人，他們只是因為命運無常而有正常反應的人罷了。

後來傑寇森英年早逝，無法回應維菲德的評論，期刊編輯於是決定不要刊行此篇文章。另一方面，維菲德也發現這個命題遠比當初設想的來得更廣更大，若要公允討論憂鬱與悲傷，其病態與正常的形態，需要耗上一本書的篇幅處理才行。這個議題迫在眉梢，如果心理健康專家都在各說各話，卻沒有意識到此議題錯綜複雜，難免就會跟病人雞同鴨講。我們期望本書可以鼓勵不同的派別相互對話，釐清憂鬱的病人跟悲傷的普通人之間的差別。

艾倫・霍維茲（Allan Horwitz）最近剛完成一本著作，探討「診斷精神病學」的典範，也就是一九八〇年出版的第三版DSM。當時DSM衍生出了好幾百種的疾病診斷，憂鬱附帶成為當代精神病學的招牌診斷。如果我們特別仔細去研究，定然可以清楚呈現這個領域所面臨的更深遠議題。霍維茲的研究領域是壓力社會學，因此他發現，許多社會學研究對象的狀況跟精神病學分類上的重鬱症相似，然而前者不是疾病，而是人類面對高壓社會情境的正常反應。霍維茲跟維菲德一樣相信，病態的憂鬱也是真的存在。他當下就認為，寫一本憂鬱專書不失為一種因應之道，所以要仔細分析此一關鍵診斷類別，檢視精神醫學新典範的功過與限制，找出醫療社會學的觀念問題。

在社會建構論及生物決定論前後夾擊的情況下，霍維茲與維菲德攜手合作，打算另闢蹊徑，分析推敲，為正常與疾病的生物因素分野建立論述，同時在分析差異時，又能維護社會因素的重要地位。兩位作者希望攜手撰寫出來的著作可以在生物面及社會面、正常的痛苦與精神疾病之間走出一條平衡之道。

每一本書都是作者的心血結晶，同樣也是作者書寫環境的產物。我們有幸能在絕佳的環境裡寫作。霍維茲想要感謝美國羅格斯大學（Rutgers）健康、健康照護政策及老齡研究中心（Institute for Health, Health Care Policy and Aging Research）以及社會學系所給予的知性啟發，還有優秀的同仁及理想的工作環境。健康研究中心的主任大衛．墨甘尼（David Mechanic）貢獻源源不絕的靈感、智慧與鼓勵。黛博拉．卡爾（Deborah Carr）、傑拉德．格伯（GeradGrob）、艾倫．艾德爾（Ellen Idler）、莎拉．羅森（Sarah Rosenfield）、伊唯塔．傑魯巴維（Eviatar Zerubavel）一路以來都是細心的讀者與特別的好友。維菲德的靈感同樣萌芽於羅格斯大學健康研究中心，不過後續的發表是在維菲德目前長駐的紐約大學社會工作學院進行。社會工作學院有院長院長蘇珊．英格蘭（Suzanne England）與激盪靈感的新同仁，加上紐約大學約翰．薩克頓（John Sexton）及大衛．麥可勞弗林（David McLaughlin）領導風格，社會工作學院展現了令人折服的知性活力，使維菲德獲得無以倫比的動力、機運及靈感。我們也很感謝彼得．康拉德（Peter Conrad）、蘭道夫．奈斯（Randolph Nesse）、雪倫．舒瓦茲（Sharon Schwartz）、羅伯．史匹澤（Robert Spitzer）為本書手稿的特定章節提供批評指教。

在理想世界裡，每個作家都會遇上一位才華洋溢，批判能力超群的編輯，就像是牛津大學出版社的瑪里昂．歐蘇曼（Marion Osmun），遇上她擔任本書編輯，我們可說是上輩子燒了高香，蒙她睿智的鼎力協助，兩位作者及此書獲益匪淺。

最後，個人來講，我們最需報答的就是家人了。霍維茲的妻子麗莎不僅時時協助，更是思慮周全的嚴格顧問，他的兒子約書亞跟柴克力讓他可以開心偷閒。維菲德的父母海倫及泰德·舒曼讓他在恆久的愛與鼓勵下成長。霍維茲的父親為他立下科學創造力與成就的終生典範，但卻在手稿完成時過世。在著書過程中，維菲德總是期待女兒雷碧嘉、潔西卡、史黛芬妮的陪伴，讓他可以開心地暫時放下工作。

第一章 認識憂鬱

英國詩人W．H．奧登為二次大戰之後的時代下了一個家戶喻曉的標題：「焦慮的年代」。[1]奧登認為，當時社會瀰漫的濃厚焦慮感，是人類對反常情勢的正常反應，例如現代戰事的破壞力、讓人毛骨悚然的集中營、核武開發、美蘇兩國冷戰帶來的緊張情勢。如果奧登依然在世，可能會用「憂鬱的年代」作為二十一世紀之交這段時間的評語。[2]然而這兩種時代氣氛之間有不容忽視的差異：焦慮年代源自於以前人對社會情勢的自然反應，所以想要尋找集體的、政治上的解決之道；我們的年代則被當成是異常的悲傷年代，也就是憂鬱症的年代，人人都需要專業治療。

劇作家亞瑟．米勒筆下的威利．羅曼是其經典劇作《推銷員之死》的主人翁，也可說是二次大戰之後數十年，最能代表美國生活的虛構人物。[2]羅曼年紀已邁入六十大關，對努力就會成功的美國夢深信不疑，然而始終一事無成，債台高築，健康每況愈下，兒子們瞧不起他，到最後被炒魷魚的時候，他不得不承認自己就是個窩囊廢，威利藉車禍自殺，就是為了讓家人可以透過保險理賠有點收入。一九四九年《推銷員之死》搬上百老匯舞臺，風靡一時，關鍵就在於羅曼是美國平凡人生命的寫照，這樣的人懷抱著發跡致富的夢想，卻因此賠上一輩子。《推銷員之死》五十年後重演卻引起相當不同的迴響。[4]《紐約時報》刊登了一篇標題為〈餵他幾顆百憂解吧〉的文章，按照文章敘述，導演把新編的劇本拿給兩位精神科醫師看，醫師診斷羅曼得了憂鬱症。[5]劇作家亞瑟．米勒否定了這個角色評斷，並反駁說：「威利．羅曼沒有憂鬱症……他被生活拖垮了。他會落到這樣的處境是有社會成因的。」精神科醫師的回應是我們時代的寫照，一如羅曼也是他時代的寫照。過去我們文化看成是希望落空、抱負破滅的反應，現在卻被當成精神疾病。威利．羅曼從社會受難者搖身一變成了精神疾病受難者，代表我們對於悲傷本質的看法發生了根本的變化。

憂鬱無所不在

憂鬱症的強勢影響已形成一股社會主流，表現在各種不同的地方。

社群當中的憂鬱人數。許多研究學者宣稱罹患憂鬱症的人口眾多，且人數正在攀升。流行病學研究估計，每年美國有百分之十的成年人罹患重鬱症，將近五分之一的國民一生中某個時刻也會得病，[6]女性的比例甚至更高，是男性的兩倍。[7]依照不同的疾病定義，有些族群，例如青少女及老年人，有高達半數的成員會罹患憂鬱症。[8]更嚴重的是，這些數字看來正在穩定增長。綜觀過去數十年來相繼出生的世代，出現憂鬱症的人數一代比一代高。[9]雖然這些增長的比例可能是族群調查方法改變，無法反映實際的成長值，[10]但大多數人依然認為憂鬱症罹患人數成長飛快，令人心驚膽跳。

治療憂鬱的患者人數。美國治療憂鬱的人數近幾年來暴漲。多數憂鬱者都在診所裡治療，一九八七年到一九九七年間，在診所治療憂鬱的人數成長了百分之三百。[11]到了一九九七年，所有接受心理治療的患者中，整整四成的人診斷出情緒障礙，是前十年的兩倍。情緒障礙是更大的診斷類別，主要症狀為憂鬱。[12]接受憂鬱治療的整體人口佔比從一九八〇年代早期的百分之二點一成長至二〇〇〇年早期的百分之三點七，短短二十年間就成長了百分之七十六。[13]有些族群的增長率更高，舉例來說，一九九二年至一九九八年間，各級衛生單位普遍進行診斷後，罹患憂鬱症者的長者人數多了百分之一百零七。[14]

抗憂鬱處方藥物激增。雖然從一九五〇年代開始，藥物被拿來治療日常疑難雜症，是常見的現象，但近幾年卻發生了巨幅的成長。百憂解、克憂果、樂復得、速悅等抗憂鬱劑現在是銷售量最大的處方藥物。[15]一九八八年至二〇〇〇年間，成人的抗憂鬱劑服用量就翻了三倍。[16]不論在哪個季節哪個月份，都有百分之十的女性在服用這類藥物，男性則有百分之四。[17]一九九〇年代期間，美國抗憂鬱劑的購買花費成長了百分之六百，截至二〇〇〇年，年度花費超過七十億美元。[18]

憂鬱症的社會成本。我們都知道，憂鬱症造成龐大的社會成本。主理健康議題的國際龍頭機構世界衛生組織（簡稱ＷＨＯ）預測，到二〇二〇年，憂鬱症會成為全球健康障礙的第二大成因，僅次於心臟疾病。WHO估計，憂鬱症已經是十五歲至四十四歲族群的主要健康障礙成因。[19]經濟學家估計，在美國，憂鬱症每年造成的成本支出達四百六十億美元。[20]

憂鬱症相關的研究論文。研究憂鬱症已演進成一重要產業。[21]一九九六年，醫學期刊上就有七百零三篇論文的標題包括「憂鬱」。美國精神醫學會（簡稱APA）於一九八〇年出版了重量級的第三版DSM，裡面包含了憂鬱症的新定義，同年就有兩千七百五十四篇憂鬱症研究發表。接下來十五年，研究發表的數字穩定成長，到了一九九〇年代中期則暴增。到了二〇〇五年，共有八千六百七十七篇相關的研究發表，是一九六六年發表數的十二倍。現在以憂鬱症為主題的研究文章比其他精神疾病高出許多，成長速度也比一般精神疾病研究來得更快。

媒體的關注。憂鬱已經成為文化中普遍的焦點議題。當紅的電視節目、暢銷書、全國性雜誌的主要報導經常拿此疾病來當主題。許多以個人憂鬱症經歷為主題的回憶錄，例如威廉·史泰隆（William Styron）的《看得見的黑暗》、凱·傑米森（Kay Jamison）的《躁鬱之心》、伊麗莎白·伍澤爾（Elizabeth Wurtzel）的《憂鬱國度》、安德魯·所羅門（Andrew Solomon）的《正午惡魔》都在暢銷書榜上有名。到書店裡，只要目光往心理學新書區一掃，教人如何預防、面對各式各樣憂鬱症的著作一波又一波襲來。叫好叫座的美國影集《黑道家族》（*The Sopranos*）裡，主角之一的黑手黨老大就有憂鬱症及其他精神問題，其服用抗憂鬱劑也成為此劇集的一大主題。幾位重量級的公眾人物，包括前美國副總統夫人蒂柏·高爾（Tipper Gore）、前新聞主播麥可·華勒士（Mike Wallace）、演員布魯克·雪德絲（Brooke Shields）也都公開談論自己的憂鬱問題，引起廣泛的大眾矚目。

正常的悲傷對上病態的悲傷

直到最近幾年，我們才覺得憂鬱症是廣泛的現象，但現在我們所聯想到憂鬱症狀，在醫療史有記載之初就已經紀錄下來了，包括強烈的悲傷以及伴隨悲傷而來的種種情緒與身體症狀。[22] 如果想要搞懂為何近期憂鬱症診斷激增，讀者一定要先瞭解，在兩大類的情況下，我們會出現相同的症狀。這兩類情況不久之前還有顯著的差別，直到最近界線才變模糊，一種是正常的悲傷，又稱作「情有可原」的悲傷，與失去或其他痛苦的經驗有關，這些經驗都是會造成痛苦情緒的明顯原因。若有人出現這種正常反應，我們就該幫助對方、給予支持，告訴他，一定可以從失落經驗中走出來。也就是避免把悲傷跟生病混為一談。

另外一種狀況，傳統上叫鬱結（melancholia），又稱作「沒來由」的憂鬱，這個疾病跟正常悲傷不一樣，區隔就在於，就患者所處的狀況看來，他們沒有什麼原因就出現了症狀。這種情況很少見，但常常持續很久，一再復發。這些過度反應與實際情況不成比例，它們應該源自於某種內在的缺陷或是失能，需要專業協助才能改善。這些病理狀況包含的症狀如悲傷、失眠、避世、食欲不振、日常活動提不起勁等等，也會讓人聯想到強烈的正常悲傷。

把正常的悲傷與憂鬱症分辨清楚，這樣做不但合情合理、正當性十足，現實上也相當重要，不僅符合醫療與傳統精神醫學慣用的正常與疾病區分法，更具相當重要的臨床與科學價值，但是當代精神醫學如今多半忽視了這層區隔。

我們認為，憂鬱症大爆發主要的根源並非實際得病率攀升，多半還是因為，正常悲傷與憂鬱症這兩種各異的觀念被合在一起，許多正常悲傷的情況被列成精神疾病。儘管目前疾病大流行也有許多社會成因，但主要還是因為憂鬱症的疾病定義有變，才造成這種現象，把不是疾病的悲傷也分類成疾病。

憂鬱症的錯誤定義催生了「憂鬱的年代」

大家都明白，奧登「焦慮的年代」的成因是社會因素，但是近年憂鬱症人口激增，並沒有明顯環境肇因。最常聽到的猜想包括，現代人的生活不再以社會關係為重心，人情因而疏離，或是媒體不斷讓我們看到奢豪的富庶與非凡的美貌，一般人覺得相形見絀。不過，這些猜想只能說明普通的悲傷反應（程度近似奧登所謂的普通焦慮反應），無法解釋為何精神疾病患者會大規模成長。沒有什麼環境病原體會透過生理、心理或社會管道造成大腦功能失常，連相關的理論都付之闕如。當然，藥物能有效治療憂鬱症，效果不俗，前往治療的人越來越多，醫生也相信自己能改善病情。大概因為這樣，醫生才想要把從前處在模糊地帶的病例診斷為憂鬱症，這樣他們就可以提供有效的治療，但這並不足以解釋，為何貌似得了憂鬱症並接受治療的人數會有這麼大幅的成長。治療效果變好不一定會導致疾病盛行率的實質增長。有些流行病學研究越過患者，直接訪談沒有接受治療的族群成員，但治療改善這點就無法解釋這些研究的結果。憂鬱症大爆發讓人百思不得其解。到底是什麼事情造就了這場疾病大流行？

我們認為，新的憂鬱症定義一定有問題，才造成濫診的根源，再加上社會其他的趨勢發展，一起大幅放寬了疾病的範疇。若想要好好瞭解這種現象的前因後果，有用的做法就是，把當下的精神醫學擺回歷史的脈絡檢視，並且想一想，就過往的標準來說，現今憂鬱症的診斷定義是不是很奇怪。此外，美國精神醫學會編輯的各版DSM中高深莫測的現代精神醫學分類，我們也要去挑戰。

DSM常有「精神醫學的聖經」美譽，提供了所有精神疾病的診斷定義。但是定義這麼簡單又有限，怎麼會在精神醫學的領域有實質的影響力呢？為何還能進一步影響媒體為其作嫁，廣為宣傳定義的效果及發現，甚至左右主體社會思維，事事仰仗其專業？在一九六〇年代與七〇年代，批評聲浪紛起，同一個人遇到不同的精神科醫師，不僅診斷方法不同，診斷結果也不同（人稱「靠不住」的診斷）。為了因應這個問題，一九八〇年起，工作小組開始在DSM中列舉症狀清單，為每一項疾病建立了清楚明白的定義。[23]不同機構的心理健康專家，從醫院到私人診所，在臨床診斷時都會使用這套官方定義。除了心理健康臨床領域，這些定義還被用於族群間的流行病學研究、治療成果研究、抗憂鬱劑藥物行銷、學校的防治計畫、一般醫療單位的篩檢、法庭程序等各個領域。整體來說，DSM的定義已經成為權威仲裁者，告訴整個社會哪些狀況是精神疾病、哪些不是。這些定義看來抽象、不著邊際，看來是於技術性問題，實際上卻嚴重影響到患者本身，也影響到我們理解跟處理痛苦的方法。以症狀為本的定義是整體精神衛生研究與治療產業的基石，正因為如此，這些定義的可靠程度十分要緊。精神醫學研究與治療就像是一個上下顛倒的金字塔，以DSM的疾病定義當作賴以平衡的小支點，以此判斷誰有病。我們使用疾病定義不可靠，混淆了正常與病態的特性，就算有最好的病史紀錄、診斷面談、研究取樣、實驗設計、資料統計分析，也無法得出有意義的結果。阿基米德有句家喻戶曉的狂言：「給我一個夠長的槓桿跟支點，我就能撇動地球。」以現代精神醫學領域來說，疾病定義就能撇動了治療跟研究的星球，只要採用空泛的定義，臨床人員就可以隨心所欲，自行解讀疾病的嚴重程度。此言不虛，特別是處理憂鬱症這種疾病，其症狀如悲傷、失眠、疲憊等也廣見於無病的人身上。因此，最近精神醫學界的討論焦點便是，以症狀為診斷基礎雖然可以提升信度，但是否因此犧牲了效度，也就是說，診斷究竟能不能正確呈現疾病的特性。[24]

DSM的重鬱症定義

精神醫學的官方憂鬱症定義列在最新的一版（第四版修訂本）DSM中，目前用來當作臨床診斷與研究依據。[25]DSM的重鬱症（Major Depressive Disorder，簡稱MDD）類別囊括了多個類型的憂鬱症，定義長長一落，包括幾項符合指標與例外情況。至於DSM團隊如何處理憂鬱症，完整分析與批評留到第五章再談。為初步討論之便，我們先會檢視定義裡最重要的特點，包括症狀、時間長度要求，並排除喪親之痛。

根據DSM的要求，MDD的診斷要符合下列狀況，九項症狀裡要出現五項，症狀時間達兩週之久（這五項指標中至少要有情緒低落、無精打采或悶悶不樂三者之一）：（一）情緒低落；（二）無精打采或是悶悶不樂；（三）變胖、變瘦或食欲有變化；（四）失眠或嗜睡（睡眠過度）；（五）精神運動性激動或遲滯（遲緩）；（六）疲勞或沒有活力；（七）覺得自己沒有價值或是有過度、莫名的罪惡感；（八）思考、專心能力變差或優柔寡斷；（九）反覆出現死亡想法、自殺念頭或嘗試自殺。[26]

這些症狀標準組成了MDD的核心定義，但是在定義中還有一句更重要的說明：「這些症狀並不適用於喪親，也就是失去親愛之人，這些症狀會持續兩個月以上，或是表現出明顯功能損傷、病態地執著於無價值感、自殺念頭、精神病症狀或精神運動性遲滯。」[27]換句話說，按照DSM對於親愛之人過世之正常傷痛期定義，如果這是症狀的起因，持續時間不超過兩個月，也沒有出現特別嚴重的症狀，例如精神病或自殺念頭，那麼就排除罹患憂鬱症。定義裡面，只有這條有限的「喪親之痛排除條款」明白指出，有些正常的強烈悲傷也會符合症狀標準。

DSM的憂鬱症定義在許多方面都合情合理，各方可能會爭論當中症狀是否適合，每一項都有廣大的共識支持，認定是憂鬱症的指標，DSM出版以前的精神醫學界也是這樣認為。有人會對診斷所需的實際症狀數目有意見，有些人會認為條件要寬鬆一點、症狀數目少一點，還有些人主張，症狀規定要更嚴格以確立疾病，也有人堅持不應該涇渭分明，而是依嚴重性畫出連續光譜。[28]有人認為持續兩週的時間不夠。有時候，患者憂鬱症發病後兩週內病況很明顯，就算典型的憂鬱症持續時間應該要更長，臨床醫師也不應該就因此不做診斷。把近期喪親之人排除在外也很合理。MDD診斷準則相當清楚，跟其他疾病的典型精神症狀比較起來，大多數案例都不會難以評估。MDD之所以會受世人普遍採用，主因就是合理性、清晰度與使用的成效。

那麼這套定義的問題又出在哪裡呢？除了幾項例外不算，這套定義的精髓在於，只要當事人出現特定一組症狀，就足以被診斷為疾病。但像是情緒低落、對日常活動提不起勁、失眠、胃口不振、無法專注等等症狀，在沒有生病的情況下，也會因為各式各樣的負面事件自然而然出現，並持續兩個禮拜以上，例如情人出軌、升職期待落空、重大考試沒通過而嚴重阻礙職涯發展、發現自己或摯愛得了重病或是丟臉的行為被揭發而背負恥辱等等。即使是嚴重經驗所造成的強烈反應，都還屬於正常的人性範圍。DSM將喪親之痛排除的原因顯而易見，依此類推，當然也應該排除其他負面事件所引起的反應才對。但是診斷準則並沒有排除喪親之痛以外的其他反應，因為它是以症狀為基礎，任何悲傷反應若包含足夠的特定症狀，又持續了至少兩個禮拜以上，就會跟真正的精神疾病混為一談，被錯植為疾病。為了要列舉憂鬱症的症狀類型，當代精神醫學就沒有考慮症狀發生的因果脈絡，不小心就把正常的強烈痛苦當成了疾病。

以下列案例來說：

案例一：熱戀中分手

一位三十五歲的單身女教授到精神科看診，想要拿治療失眠的藥物，她必須在一場求職面試發表一篇論文，很擔心自己身體機能無法負荷。她告訴醫生，自己過去三個禮拜都鬱鬱寡歡，覺得極度悲傷空虛，日常活動也提不起勁來（實際上她大部分時間都躺在床上或是看電視）。她心情難過、胃口變小，躺到深夜都無法入睡。她很疲倦，白天渾身乏力，工作無法專注。痛苦的感覺讓她沒辦法專注工作，幾乎無法達到最基本的工作義務（備課不足、缺席教師會議、無法專注研究），也逃避自己的社交義務。

被問到可能引發這些痛苦的原因時，她說大概在一個月前，與熱戀交往了五年的有婦之夫決定不會離開妻子，因此兩人分手。這位女教授認為這段關係獨一無二，一生難再尋，結合感情與知性的親密浪漫，無人能比。

教授同意定期來看精神科醫師，一週週過去，她失落的感覺逐漸淡去，開始又感到寂寞，想要走出來找新對象。最後她開始出門約會，幾個月之後遇到新對象，症狀消失。

案例二：丟掉了重視的工作

一位六十四歲已婚男士感覺難過空虛，做什麼都索然無味、疲憊無力，覺得自己一無是處。他不想見朋友，做什麼都無法專心，太太想給他安慰，他對著太太大吼大叫，斷然拒絕。兩個禮拜以前，這位男士任職的公司在縮減人力時突然解雇了他，才引發了這些情緒，他只要再六個月就符合公司退休福利資格，但時間沒到就被辭退了。這位男士選擇在這間公司服務長達二十年的主要原因之一，就是因為這裡有優渥的退休福利。損失了退休金，他跟妻子除了仰賴社會福利金之外，退休收入寥寥無幾。

也因為如此，這對夫婦不得不賣掉房子，搬到小公寓去住，這位男士找了一份兼職工作，加上社會福利金，勉強可以養活自己跟妻子。他還是對自己的遭遇覺得委屈不平，但是隨著時間過去症狀也逐漸消失。

案例三：摯愛診斷出重大疾病的反應

一位六十歲的離婚女士到一間離家很遠的醫療中心看病，請醫師開給她幫助睡眠的藥物。這位女士的獨生女是位律師，母女兩人很親，她一直以女兒為榮，三個禮拜前，她的女兒診斷出罹患了一種罕見、致命率很高的血液疾病。聽到她女兒的診斷之後，這位母親被悲傷絕望給打倒了，沒有辦法正常工作與交際來往。雖然母親在女兒面前故作堅強，還能幫女兒安排就醫，但知道診斷以後，就一直處於崩潰的狀態，心力交瘁，動不動就哭，沒有辦法入睡，無法專心，做什麼都無精打采，還得努力接受女兒生病的事情。

在她女兒開始治療跟疾病奮鬥了幾個月之後，她的症狀慢慢減輕了，女兒的病也穩定了下來，只不過還是有生命危險。這位女士依然還是會時不時因為女兒的病情而難過，但她慢慢調適自己，學著面對新的情況，體認到女兒生命有限，症狀就跟著消失了。

上述案例中，每一個人的症狀輕而易舉就滿足了ＭＤＤ的標準，依照ＤＳＭ準則，我們可以將這些人歸類為精神疾病患者。他們的症狀延續超過兩週，無法適當發揮自己的社會角色，情緒起伏大，而且無法適用喪親之痛排除條款。

有哪些表徵比較能反映這些情況不是疾病呢？首先，在每個案例中，症狀都是在造成重大失落的單一生命事件之後出現。接著，失落引發的反應雖然很嚴重，但是對照他們遭遇的損失與現實處境，反應程度也很合理。最後一點，情況好轉之後症狀就會結束，壓力沒有消失症狀就會繼續存在，不然就是隨著時間過去而消失。醫師只要思慮周到，不用ＤＳＭ，只憑自己獨立判斷，絕對不會把這樣的反應歸類為疾病，就跟他們的前輩一樣。

ＤＳＭ的憂鬱症定義有問題，某些正常的情緒反應因此被囊括進去，但這不代表沒有真正的憂鬱症。這種疾病真的存在，有時極具毀滅性，也確實包含在ＤＳＭ的定義中。不過，憂鬱症的樣貌與上述的正常反應情況大不相同。文化中常見的憂鬱症形象，總是一致呈現出深刻、龐大、讓人動彈不得的痛苦圖像，與現實生活完全脫鉤，讓人無法捉摸。這樣的經驗才隱含真正的疾病。

《紐約時報雜誌》有一篇關於憂鬱症新療法的報導，我們可以看看報導中迪亞娜．科爾班杰明的案例：

她沒有童年創傷，按照她的說法，成人以後的人生也很好命，二十二歲時跟蓋瑞．班杰明結婚，她的先生是加拿大陸軍職業預財士，這段婚姻很美滿，一九九〇年代他們生了三個孩子，一家人住在安大略湖北岸的金士頓，這是一個怡人舒適的大學城，迪亞娜擔任公共衛生護理師，她熱愛自己的工作。但是到了二〇〇〇年年末的那幾個月，生活沒發生改變，也沒有失去什麼，她卻莫名其妙陷入程度與長度都非常嚴重的憂鬱之中。

有天晚上在她家餐廳的桌上她告訴我：「一開始我覺得事情變了，我覺得有種疏離感，好像一堵牆把我包圍了起來，我覺得越來越難過，然後就麻木了。」

她的醫生開的抗憂鬱劑劑量越來越重，但是幾乎沒什麼作用。聖誕節前幾個禮拜，她不再去上班，連最簡單的事情，例如決定要穿什麼、做早餐，都需要強大的意志力才能開始動手。有一天，蓋瑞帶孩子去上學、接著去上班後，家裡只剩她一個人，她覺得走投無路很想脫離苦海，就開車去診所，告訴醫生她覺得自己過不下去了。

之後她告訴我：「醫生看了我一眼就請我好好待在辦公室裡，然後打電話給蓋瑞，蓋瑞來了以後，醫生要他直接開車帶我去醫院。」29

除了症狀嚴重、持續時間過長之外，還要特別注意一點，憂鬱症的嚴重程度跟一般認為會刺激病症發作的事件毫無關聯。

我們也可以看看安德魯．所羅門對自己的憂鬱症令人震撼的敘述：

（我的憂鬱症）有自己的生命，一點一滴在扼殺我的生命力，發作最嚴重的時候，我知道我感受到的並不是我自己的情緒：這些是憂鬱症的情緒……在一股比我還強大的力量壓制之下，我感到衰弱萎靡，先是我的腳踝動不了，接著控制不了膝蓋，在壓制之下我的腰也淪陷，再來是肩膀，最後我被壓得扁扁的，像胎兒一樣，這個東西不用碰到我，就可以把我壓扁，耗盡我的生命，當沒甚麼東西可以吞噬之後，它就繼續在我身上自我吞噬。30

一樣地，憂鬱症的嚴重程度跟具體的失落事件無關，也跟正常會造成這種感覺的負面事件無關，以這種角度來看，安德魯的重度憂鬱有「自己的生命」。

威廉．史泰隆在《看得見的黑暗》裡對憂鬱症的描述可說是最為優美，他這樣描寫自己得知獲得重量級文學獎時候的反應：

參觀博物館的時候，痛苦的感覺伴隨著我，接下來幾個小時越來越強烈，回到旅館以後我跌入床上，躺著盯著天花板瞧，近乎癱瘓，極端的不適感覺讓我恍惚失神。在這種時候，我的心智無法理智思考，所以失神。我想不到貼切的字眼可以言說這種狀態，這是一種求助無門的麻木狀態，「真實強烈的徹骨之痛」取代了神智。

史泰隆的憂鬱狀態持續出現，自外於任何社會脈絡：「在憂鬱中……痛苦的感覺不放過你，最讓人忍無可忍的莫過於，早就知道解藥不會來，等一天也好、一小時也好、一個月也好，一分鐘也好，就是無解。若要說有分毫的安慰，那就是這感覺會過去，但後來會更痛苦。」[31]史泰隆這些折磨人的症狀並不是在任何壓力經驗之後出現，反而是在一般來說值得慶祝的事件後發生。

社會學家大衛．卡普（David Karp）在他的著作《傾訴悲傷》（*Speaking of Sadness*）也呈現了另一種典型的情況：

以任何客觀的標準來說，我都應該覺得心滿意足。我在波士頓學院的學術工作踏實穩定，剛簽了第一本書的合約，老婆又好，兒子又可愛，小女兒剛出生……每個無眠的夜晚，我的大腦裡塞滿了擾人的思緒，白天又感到一股難以忍受的悲痛，就好像有個跟我很親的人過世了一樣。我很焦躁，感到一股跟過去所有的經驗都不一樣的愁緒……我堅信我的憂鬱根源於當下的挑戰，只要我拿到終身聘就沒事了。我在一九七七年晉升，反而發現憂鬱更加嚴重。32

史泰隆的憂鬱症在正面經驗之後產生，卡普也一樣，他的情況危險又嚴重，也跟實際的生活處境沒有關係。

這些案例都在告訴我們，大眾媒體與精神醫學文獻中所描述的典型狀態，就是實在的疾病。但是從這些描述中，我們也可以看出，光憑症狀是沒有辦法區隔憂鬱症與正常悲傷。一如前文提到的正常反應案例，當生命遭逢重大打擊時，我們所產生的自然感受與文獻中描述的症狀，兩者性質上沒有不同。當症狀憑空出現時，才是生病的徵兆。在幾位作家的案例中，他們都沒有經歷失去的打擊，但卻出現了症狀，有些甚至是在正面經驗之後出現，例如獲頒重量級獎項或是拿到終身聘。對比當事人的實際處境，症狀的嚴重程度極度不成比例。最後一點，症狀發展出自己的生命，自顧自地持續下去，不涉任何造成壓力的前因後果，不受外在情況的變化左右。不過，由於作家與學者在文獻中太著重描寫異常案例，所以一般人都忽略DSM收錄的不只是這些嚴重狀況，還包括一大堆正常的強烈情緒反應，一點道理也沒有。

這樣一來，MDD的定義跟所有仰賴DSM的工作就有了根本上的缺陷，簡單來說就是沒有考量症狀發生的脈絡，就MDD的定義來看，除了失去至親至愛之外，強烈的悲傷並沒有被排除在疾病類別之外，然而這些情緒是人類遭受重大失去打擊時自然而然的反應。結果，非病態的憂鬱跟失能導致的症狀被送作堆，通通歸成了疾病，這就是目前憂鬱症研究、治療跟社會政策的根本問題。一如本文所述，近幾年來情況變本加厲，越來越多人疾呼，要減少符合診斷準則的症狀數量，甚至要減到兩個這麼低。許多人的狀況符合DSM的診斷準則、但實際上沒有精神疾病，如果症狀數目降低，他們被誤診的機率就會像指數般激增。

DSM的憂鬱症診斷準則無所不包，最終破壞了精神醫學的目標與理念。DSM當初推出的目標，應該是要找出醫學上可被視為疾病的精神問題，以及區分非病態的狀況。[33]但是光從MDD這個疾病類別的錯誤，我們就可以瞭解DSM本身並沒有達成自己預期的目標。

正常與疾病的分野

即使是正常的悲傷，程度也會非常強烈，失眠、心不在焉、胃口變化也會隨之而來，時間也會持續兩個禮拜，完全符合診斷準則。據此，我們對DSM定義最核心的疑問就是，如果要分辨正常悲傷跟病態悲傷，又該如何理解正常跟異常呢？

功能正常不僅僅是統計學上呈現的共通性，有些疾病在某些族群裡看起來很「正常」，例如美國人的牙齦疾病與動脈硬化症，但是不管怎樣它們依然是疾病，但有些變異情況雖然正常，卻相當罕見。疾病與社會的喜好與價值有什麼差別，也務必要劃分清楚。就連DSM的編輯團隊也承認，有些人離經叛道，或本質上與社會價值格格不入，但他們不一定就是有病。[34]DSM團隊應該在手冊中先說明，何為疾病、何為社會價值，也應該解釋為什麼這項疾病的確為健康問題，至少要提到對個人功能造成哪些客觀影響。

我們認為，要區隔正常的人類狀態與醫學意義上的疾病，生物透過先天「設計」的功能（例如天擇的結果）以及功能失常——也就是官能障礙——兩者間的分水嶺最能採信。[35]此觀點相當吻合我們的常識與直覺，對關注精神醫學以及基礎醫療觀念的人來說，也是最能接受又具有正當性。[36]舉例來說，身體器官在生物設計上有什麼目的與結構，就是正常功能的判斷標準。所以心臟的功能在於輸送血液，腎臟在於排除廢棄物，肺讓我們呼吸，如果這些功能按照器官設計的結構達到預設的目標，那麼就算運作正常。若無法發揮作用，就是生病了。

同樣地，經天擇而成為人類本能的心理歷程也有先天功能，也是天擇所要的結果。數量可觀的神經生理及心理學研究指出，心智由許多特定的模組或機轉組成，目的是為了因應特定的環境挑戰。[37]因此許多心理機轉先天就具有「脈絡性」（contextuality），只在特定脈絡下啟動，其他脈絡則不會。以恐懼反應的生物設定來說，人只會在危險的情境下感覺到恐懼，但在安全的情況下不會。同樣地，人經歷了特定的失落打擊後，各種先天存在的機轉自然而然就開始運作，包括悲傷、絕望、避世。[38]反過來說，悲傷的機轉如果沒有照著設定運作，功能失常就構成了疾病。只有當我們理解痛失反應的運作方式，指出正常的運作是什麼樣子，才能有憑有據地指出哪些痛失反應是「病態的」，即使我們的理解不夠細緻或未成定論。

每個人對痛失反應的敏感程度差異甚大，一如每個人的個性都不一樣。同時，文化也以各種不同方式影響我們先天設定的反應傾向，因此衡量一種反應是否為天擇的結果，有時並非易事。在合理的情況下，人人應該都有能力感受到非病態的悲傷，這是天擇出來處理失落之痛的適應方法。原則上來說，這樣的生物能力可以作為基準，在加上清楚的範例，我們就能判斷正常與疾病的狀況。

不過，醜話先說在前頭，我們目前對於心智功能只有基本的認識，所以正常情緒（包括悲傷）的先天運作方式，我們依然只能揣測，還有待進一步討論修正。但現下有些最根本、普遍的原則，還是有壓倒性的可信度，足堪作為基礎，可用來批判、檢驗憂鬱症診斷準則的效度。有了這些原則，我們大致就可以區分清楚哪些案例是正常的悲傷、哪些是憂鬱症，同時正視許多模稜兩可、難以判定、處在邊緣地帶的案例。接下來在第二章，我們會聚焦於非病態失落之痛的三大核心特質：由特定類型的環境刺激而產生，特別是痛失事件；其次，強烈程度大致與痛失事件的刺激程度成正比；一旦痛失的歷程終止或是漸漸消失，失落之痛就會跟著結束，因為先天的處理機轉會幫助人適應新的處境，恢復心理與社會關係的平衡。

我們無法確知哪種內在機轉會造成痛失反應，也不清楚這些機轉的實際樣貌。所以重要的問題來了：我們推斷這種機轉存在，但又不知其本質，那怎麼能確定痛失反應來自先天的生物遺傳？再者，如果不瞭解這種機轉，又要如何分辨什麼是正常，什麼是病態呢？

實際上，雖然我們還不能精準劃分界線，但是在過去，醫學家與生物學家在不清楚背後機轉的情況下，還是能藉由間接證據，一而再再而三地推論出正常及病態功能。舉例來說，希波克拉底知道失明與癱瘓都是疾病，也知道人體有相關的機轉設計，讓人透過眼睛看見光明，靠著肌肉出力而活動，但是他對機轉本身知之甚少，因此對於多數失明及癱瘓（除了純然受傷之外）的明確肇因所知不多。人類花了好幾千年才弄明白這些機轉，但在此之前，透過間接證據，我們依然能清楚明瞭，視力及活動力都是人類生物設計的一環。同理可證，人類的心智能力，包括基本的情緒反應，也都是生物設計的一環。

也有人會擔心，既然我們不清楚痛失反應的機轉，無法信誓旦旦地解釋它的運作過程，也就無法知道什麼是正常、什麼是異常。不過，因為痛失反應的作用不像眼睛與肌肉的功能那麼明顯，所以眾人才會爭論不休。[39]幸好，透過現有的證據，我們大致可以推斷出哪些反應機轉是正常的，儘管還不能掌握全貌。譬如說，人人都同意，睡眠是種運作繁複的人體反應，有些人睡眠正常，有些人有睡眠障礙，但是睡眠的功用是什麼，科學家並沒有很多共識，無法解釋人類為什麼需要睡眠。同樣地，我們對痛失反應的瞭解不足，在缺乏指引的情況下，只能採用先入為主的推斷，但我們相信這樣的推斷是可信的。

據此，我們認為，憂鬱症就是痛失反應機轉出現傷害性失能（harmful dysfunction）而導致的悲傷狀態。[40]根據傷害性失能的定義，當事人所有的症狀符合要兩項條件，才能確立罹患精神疾病。第一項條件是失能：某個內部機轉功能出了問題，無法按生物設計功能運作。第二項：這個失能狀態是有害的。至於該如何定義有害失能，文化價值無可避免就扮演了很重要的角色。總而言之，若人的內在機轉無法按照自然的設計發揮功能，危及到個人福祉（由社會價值與意義所定義），就算是患有精神疾病。

不過，以傷害性失能來分析精神疾病，目的不在於精確劃分正常與疾病概念，因為，就跟大多數的概念一樣，正常與疾病的界線之間沒有一清二楚的界線，反而存在許多模稜兩可、模糊不清、難定界定的灰色地帶，所以才有那麼多難以判定的病例。儘管界線模糊不清，傷害性失能不失為好用、融貫的疾病分析概念，讓我們可以好好區分哪些情況是正常、哪些是病態。一如紅與藍、孩童與成人、生與死，雖然這些兩兩對比並沒有非黑即白的界線，但區隔確實存在。相較之下，目前的憂鬱症診斷準則就很失敗，連許多明顯的正常悲傷情況也沒辦法跟疾病區分開來。

在相應的脈絡下，有許多狀況會讓生物設計的痛失反應機轉失效。[41]痛失反應也可能會在非預設的情境下出現，強度與長度跟刺激反應產生的情境也不相符，在極端的案例中，完全沒有刺激也會自動出現痛失反應。譬如威廉·史泰隆的憂鬱症是在獲頒知名大獎之後出現，又如大衛·卡普的憂鬱症是在成功取得終身聘之後出現，顯示痛失的反應機轉已經出了問題。扭曲的自我認知、世界觀以及對未來的期望也可能造成痛失反應機轉失能，或是引起莫名的悲傷。[42]扭曲的認知可能導致機轉過度敏感，放大枝微末節的失落情緒，對於一般認為的正常刺激反應過大。譬如某人飼養的金魚死亡，這種打擊一般人都覺得不嚴重，但若因此陷入深度憂鬱就有問題了。除非有特殊的情況使得這種打擊有特別意義，不然這種表現就是反應過度，痛失反應機轉過度敏感。

除了缺乏適當肇因，還有其他憂鬱狀態也算是失能。有些人在痛失事件之初的反應程度正常，但等到起初刺激條件都消失後，反應卻變強、久久不退，這個狀態與原本的打擊事件沒有關係，有可能就是生病了。有些脆弱的人受到痛失事件打擊之後，生體的化學平衡或生理結構會變得脆弱，只要微小的刺激，憂鬱就會反覆發作。[43]就算情緒反應一開始正常，只要與特定的時間、地點與情境脫鉤，就代表痛失反應的機轉失能。

最後，痛失反應失能有時會造成非常極端的症狀，這些症狀本身就是一種失能狀態。如果一個人憂鬱反應的持續時間太長，完全失去行動力或脫離現實，產生幻覺、妄想，那他就是生病了，因為那些不是正常的痛失機轉會有的反應。這種不良及過度的反應類似高燒不退或不由自主的嘔吐，都是先天的反應機轉失效，缺乏原本該有的調適能力。

因此，我們區分兩種悲傷，一者是由內在失能引起，另一者則是外在事件引發的生物設計反應，但特別要注意的是，這個區別跟傳統精神醫學對於憂鬱症的區分不同，一者是內因性憂鬱（endogenous，原發自內在歷程），另一者是反應性憂鬱（reactive，由外部事件引發）。[44]按定義，內因性憂鬱的發生缺乏實際的痛失打擊，幾乎都是由內在失能所導致。相較之下，許多反應性憂鬱的反應程度與事件大小成比例，跟正常的反應一樣。

但並不是所有的反應性憂鬱都是正常的。外在事件對人的影響可以大到引發內在失能。舉例來說，摯愛猝然而逝、被迫流離失所、受暴力犯罪侵害等環境性創傷會引發先天設定的痛失反應機轉失靈，導致慢性精神疾病上身。一個人是否罹患憂鬱症，完全端視於是他是否出現內在失能狀態，而不是看失能的肇因（內因性或反應性）為何。因此，傳統內因性與反應性憂鬱症、內在失能與生物設定反應，這兩種區別沒有簡單的一對一關係。

最後，我們要解釋一項大家可能有的疑惑。雖然我們從演化與生物設計的角度出發，區分正常與病態的狀況，但這並不代表所有憂鬱症都有生理方面的肇因，也不代表罹患憂鬱症就是腦部有問題。生物因素確實是常見的病因，但心理或社會因素也會造成失能。人的生物設計包括各式各樣的心智機轉（信念、欲望、情緒、感知），我們賦予當下現實意義，心理機轉便得以運作，有時我們很難從生理層面去理解、掌握這些意義的作用。有些精神疾病從生理機制來看沒什麼問題，但從心智與意義的層面來看就是功能障礙。雖然聽起來很玄，但其實不難理解，各位讀者可以想一想，一台電腦就算硬體運作良好，內部軟體還是會短路。近世的認知科學家用「軟體」來類比心智功能。心智在處理意義時，就算沒有生理性失能，也可能發生相似於軟體故障的問題。我們對病因學的議題沒有特定立場，但是我們認為，正常悲傷與憂鬱症一樣都有一連串生物、心理、社會成因，所以如何找到憂鬱症的成因，調合各家理論的衝突，必得交給更多研究來解決了。

以傷害性失能為基礎來批判憂鬱症定義，優點在於，一方面我們承認憂鬱症存在，也可以打下牢靠不破的根基，最終改善精神疾病的診斷準則。有人對精神醫學的批判更為激進，徹底否定精神疾病診斷，完全不給空間與醫界進行建設性交流。精神醫學家湯瑪斯．薩茲（Thomas Szasz）主張，精神疾病不存在，因為疾病需要有實體的病灶。社會學者湯瑪斯．雪弗（Thomas Scheff）提出標籤理論，把診斷貶低為一種社會控制的手段。行為學家聲稱，所有行為都是學習歷程的結果，所以精神疾病不可能存在。有些人類學家認為，正常與異常功能的區隔純粹由文化決定，相當武斷主觀，因此我們不可能以一套連貫一致的觀念來區分憂鬱症跟正常的強烈悲傷反應。[46]這些人士低估了真正的憂鬱症所引發的問題，同時又自斷後路，無法提出有效的批判，以解決精神疾病定義過度擴張的問題。

區隔正常悲傷與憂鬱症的益處

就算DSM診斷準則真的有缺陷、使得憂鬱症蔓延，那為什麼我們要亡羊補牢？因為更正錯誤可以帶來許多益處。

把正常狀態當成病理問題可能會對個人造成傷害，避免將普通問題病理化可以減少傷害。否則，當事人就可能誤以為自己有病，還接受了不必要的治療。此外，相較於非疾病的狀態，社會大眾對於失能狀態比較有惡感。一般而言，若有人經歷令人煎熬的生命事件，心情十分難過，社會網絡通常會提供支持，人們也同情他。不過，人們卻常對內在失能、罹患憂鬱症的有敵意，將其汙名化、排擠他們、不提供社會支援。[48]精神疾病患者已承受許多社會偏見，如果連處於正常悲傷的人也要承受，那偏見就很難去除。然而，對真正的患者來說，雖然疾病汙名化對他們不利，但另一方面來說，被診斷出異常、貼上官方認可的標籤後，就可以獲得照顧，也算是一種令人安慰的補償。

區隔病態與正常的悲傷應能改善預後評估。診斷的本意之一就是為了預測病程的發展。[49]如果你的症狀起因於非疾病的悲傷，預後會與真正的患病者不同。非疾病的症狀有時不用醫療介入就會改善，打擊事件的強度一隨著時間減輕，症狀就會消失不見；社會支持也有助於症狀好轉。相較之下，內在失能導致的症狀可能會演變成慢性問題，不管是不是有生活壓力，症狀始終不退、反覆發作。[50]疾病與非疾病若有適當的區分，就能改善預後的評估。

精確的診斷有助於找出合適治療方法。不管你是處於正常的悲傷或罹患憂鬱症，藥物治療與諮商都有助於減輕痛苦。但我們沒必要用這些方法處理非疾病的悲傷狀態，畢竟它沒有造成內在失能。有時把正常的痛失反應（例如喪親）當作疾病甚至會適得其反，症狀可能會更嚴重、持續更久。[51]如果真的罹患憂鬱症，我們通常可以用藥物、認知療法或其他心理療法處理，也可以結合不同的療法克服失能狀況。如果我們能好好從觀念上區分失能與正常反應，對於症狀雷同但失能狀態不同的當事人，就能找出各別有效的因應之道。

區隔正常的悲傷與憂鬱症後，我們就比較能認識悲傷與惡劣環境的關聯，找到適合的介入手段改善社會。以時下的精神醫學觀念來看，人們傾向把憂鬱症視為許多社會問題的成因，包括依賴社會福利、藥物成癮與貧窮。[52]有關單位第一波行動就是把治療疾病當成首要目標，之後再協助患者克服其他困難。只不過，這些人可能處於正常悲傷狀態，處境是社會因素造成的，憂鬱並非成因。我們得先體認到，社會問題一定會影響正常人的情緒，所以改善環境才是首要的因應辦法。

當我們能清楚區分正常的強烈悲傷與憂鬱症，流行病學的基礎會更穩固，評估憂鬱症盛行率與治療成本也會更為精準。如果無法分辨正常與病態的悲傷，我們就會高估精神疾病患者人數，有關單位也會制定劣等的公共政策。估計盛行率時，相關單位通常會把所有有強烈症狀、症狀數目符合準則的人都算作患者，不管這些人到底是不是真的有病。[53]這樣一來，政策制定者與精神衛生專家的注意力就被拉走，去處理與他們專業能力無關的問題，沒有辦法幫助到真正需要他們的人。如果我們把正常的悲傷與憂鬱症合併一起看，評估憂鬱症造成的經濟負擔時，數字就會過於膨脹。[54]高估的數據對政策制定有負面影響，民選官員、保險公司跟其他政策制定者因此都不願意採用經濟又有效的辦法去解決憂鬱症問題。當然我們應該要照顧所有受苦的人，但若能區分非疾病與失能的狀況，才能把資源用在刀口上，讓精神衛生專業人士發揮所長，去照顧真正的病人。

當我們能區分疾病與正常的悲傷，就更能精確估計精神衛生服務需求的缺口。有關單位進行公衛調查時，常常發現好像只有一小群患者接受過治療，這是因為他們無法區分憂鬱症與正常的悲傷，而且沒有生病的人本來就比較不會去尋求治療。他們於是以為還有許多人需要治療，社會政策都導向滿足這個需求。[55]有關單位進行大規模的憂鬱症篩檢，要找出沒有主動尋求治療的那群人。不過依他們所用的篩檢量表，找到的正常悲傷者說不定比憂鬱症患者還多，但卻把兩種情況都視為疾病處理。可是，我們得減少過度診斷，才能減少開立不必要又有害健康的處方藥物。

研究人員若能仔細分辨疾病與正常悲傷，就更能找到精準的樣本，如實反映疾病的樣貌。要找出憂鬱症的成因、有效治療憂鬱症或治療強烈的正常悲傷，不論研究目標是哪一個，研究的族群成員同質性要高，我們才能適當解讀研究結果並找出普遍的結論。一般來說，失能憂鬱症狀的肇因與正常悲傷的肇因不同，所以除非我們能做出正確劃分，否則整個憂鬱症研究的根本問題就無法解決。

區分正常痛失反應與失能的痛失反應後，就能避免社會大眾把正常悲傷當成醫療問題，進而維護健全的精神醫學觀念。其他的壞處先按下不提，若要豎立長久的威信，讓社會相信精神醫學與精神疾病診斷，就一定要正確劃分疾病與非疾病，真的有精神疾病的人才幫他貼上疾病標籤。今日我們精神醫學界沒有善盡職責，明確區分生物設定的悲傷反應跟內在失能，把普遍的人類境況當成精神疾病，把許許多多的行為病理化，才導致社會大眾質疑精神醫學的專業權威。

精神醫學界模糊了重要的界線，甚至想把強烈的悲傷劃為疾病，讓一般人知道這件事，也是有好處的。每一次大家去看醫生，或是孩子定期在學校做篩檢量表，都有可能帶來不必要的診斷與治療，這是因為疾病觀念有誤造成的，也是我們在書中一再指出的。要成為一個講究的醫療服務消費者，就要當個有備而來的患者，想想該問哪些問題，去瞭解專業人士如何影響患者的診斷結果，知道什麼情況會跟著診斷而來。

最後，我們要牢記一項事實，一個人到底是生病了或只是在經歷正常的悲傷，在實務上很重要，因為精神疾病的診斷會影響許多後續的決定。一旦被診斷有病，你的壽險或健康險門檻或保費或許會變高。離婚時，精神疾病診斷也不利於你取得孩子的監護權。你也可能因此失去參加重大藥物臨床試驗的資格，例如癌症標靶藥物。疾病診斷在我們生活中的許多層面都插了一腳。一被診斷有病，我們就會把自己許多狀況醫療化。把憂鬱症與正常悲傷混為一談會造成許多實質影響，不應等閒視之。

溫馨小提醒：區分可能有的缺點

我們如此區分正常與病態的悲傷，有人提出反對意見，認為不管這種做法明不明智，都有可能帶來危害。我們無法一一討論反對者的憂慮，但是有幾項值得談談。

受正常悲傷所苦的人是否被我們忽視了？我們稱這些反應「正常」，但絕對不是小看它們的強度，更不是貶低他們所承受的痛苦。事實上，正常悲傷帶來的極端痛苦常常跟憂鬱症不相上下。但是，疼痛也有分正常的強烈疼痛以及疼痛疾患（pain disorder）所引起的疼痛，前者如分娩或骨折之痛（我們會想控制而且治療它），後者的疼痛程度與前者相當，但是卻不是身體受傷（重要的治療指標）引起的正常反應。一如分清楚這兩種疼痛，我們也想區分不同類型的悲傷，這樣才能瞭解情況、對症下藥。

如果我們的分析成立、廣為接受，會不會造成保險門檻提高呢？身上沒病但想求醫的人會不會被拒於門外？是有可能，但機會不大。實務上來說，臨床醫師以前有辦法照顧患者的需求，以後還是有辦法因應。他們可以把患者的不適情況對比某些疾病症狀，也可以因此得到醫療給付。其他領域的醫界人士也大聲疾呼，非病態強烈悲傷的治療也應該得到醫療給付，因為這些反應也會造成失能，而治療是預防手段。一旦所有人都接受強烈悲傷有正常與病態的區隔，就有助於帶動討論、改變給付制度。

我們兩人不是道德魔人，不會反對人依賴治療（特別是藥物），也不強迫你一定要自己跌跌撞撞度過困難時期。我們沒有特別支持或反對你用藥物治療正常的悲傷感，這留待你個人及醫師去決定。我們想要強調的是，治療者做診斷決定時，如果採用沒有根據的診斷觀念，把生活打擊所引發的正常反應當成疾病，就會忽略其他類型的介入手段，誤以為最能治療內在失能的方法就是藥物。有證據指出，許多治療都有一樣的效果，還能免於藥物的副作用。所以我們要說的是，要對病情有正確的認識，才能做治療決定。更不用說，一旦有了恰當的觀念區分，研究方向就會更明確、更有實質進展，我們就更能找到最佳療法處理強烈正常悲傷。

被診斷有疾病，不是能減少罵名嗎？一旦做出清楚區分，是不是就會有人誤以為心情憂鬱的人內心比較脆弱？如果不把強烈的悲傷診斷為疾病，大家就會認為有情緒困擾的人就是性格軟弱，應該要加把勁、快點堅強起來、不要耽溺在情緒中。其實，診斷到底能不能減輕個人所承擔的罵名，科學證據相當少，反而有更多證據顯示，診斷會帶來百害而無一利的汙名。但我們也不得不承認，當一個人被診斷有病，就算那個診斷沒什麼根據，有時的確可以讓他免於被家人誤解，或是被他人指責性格軟弱。不過，要避免誤解與指責還有其他方法，而不是偏激地濫用疾病分類。我們在行文中也特別強調，強烈悲傷是一種自然的人類本能，不是什麼性格軟弱。況且，正常的悲傷可能有療癒的效果，也有待我們去認識。[56]奇怪的是，在許多文化中，如果有人遭逢喪親的打擊，哀矜不夠（不夠難過或難過的時間太短），看起來不投入或不在乎，就會被罵。每個人的個性與感受深度都不一樣，有些人特別需要以強烈的悲傷來面對痛失，所以不能算是弱點。我們可以進行適當的勸說，但不需要為別人貼上疾病標籤。大家一定要明白，絕不可以把疾病診斷當成對抗他人蔑視與指責的保護牆。

如果我們只著重觀念問題，卻不花時間探討憂鬱症給個人帶來的痛苦經驗，會不會很冷血無情？市面上有滿坑滿谷的相關書籍，許多作者都鉅細靡遺地詳述憂鬱症帶來的重大打擊，深刻地描述患病經驗。沒有著重那方面的描寫，是因為我們的目標不同。我們想要理解與批判的是，受苦的經驗如何變成疾病觀念。再者，這些觀念到了不同團體手上，又是怎麼被濫用。最後，疾病分類又如何逐漸被改變，讓人質疑它的有效性。這些才是我們的討論目標。

用詞說明

現在先澄清一下詞彙用法，或許可以避免接下來不必要的混淆。首先，雖然我們用悲傷（sadness）來形容正常的人類情緒及憂鬱症形塑的經驗，但正常反應不只限於悲傷，也包括空虛、丟臉、被羞辱後的心情，還有其他痛失事件（如自尊受傷或喪失地位）帶來的打擊。所以我們有時候會用更廣義、抽象的語言來概括這些經驗，比如痛失反應（loss response）。所以讀者在書中看到「悲傷」一詞時，應該知道那是廣義的概稱詞。

第二，我們所謂的「正常」，並不是統計學上的正常，也不是「沒問題」的意思，而是功能上、非疾病的正常。所以，「正常悲傷」是人遭遇打擊之後的心理歷程，完全按照生物設計運作。不過「正常」悲傷也有幾種「反常」特質。首先，由於個人性格或是文化意義體系的差異，有些人的反應會特別強烈。再者，非常特殊的處境所引起的悲傷（例如短時間內有多位家人過世，令人哀慟不已），就統計數字來看也不常見。悲傷反應也可能與個人平常的表現差異極大。但是這些統計數字的反常現象並不代表生病。

其三，眾多相同類型的心理（例如情緒低落）與生理（例如疲勞）現象，同樣都會在病態與正常的悲傷反應中出現。現在還沒有一個順當的中性詞彙稱呼這些現象，因此我們就隨俗都稱為症狀（symptom）。但請各位讀者記得，這種做法可能引起誤會，因為人們總是把「症狀」跟醫療診斷聯想在一起。所以我們是從中性的角度來使用「症狀」一詞，不論它是疾病的徵兆或是正常的反應。

第四，不論這種會產生痛失反應的心靈運作結構為何，為了方便起見，我們先稱為痛失反應機轉（loss response mechanism）。機轉一詞在演化討論裡很常見，不帶任何化約心智的意涵，也沒有要讓人聯想到心智的「機械作用」。以我們的預設觀點來看，痛失反應也包含了個體本身的複雜本質以及文化意涵。既然痛失反應是生物演化的產物，機轉一詞只是表示，人的內心有某種生物設計結構，在適當的時機下會產生痛失反應。

最後，由於在討論病態及正常的反應時，我們經常提到相似的現象，所以我們沿用了幾種傳統做法，力圖讓一些討論內容清楚明白。當我們在討論明確的DSM疾病類別時（其實按照我們的主張，用DSM類別來討論反而可能把某些正常的狀況跟病態的狀況攪和在一起），我們採用了DSM慣用的做法，用大寫表示疾病類別，舉例來說：重鬱症（Major Depressive Disorder），或是更簡單地寫成重鬱（Major Depression）。此外，因為「憂鬱」（depression）一詞意思模稜兩可，正常或病態狀況都有，在討論病理上的憂鬱時，我們會特別加上「症」（disorder）來代表「憂鬱症」。沒有用英文大寫，是因為我們講的憂鬱症並非DSM的憂鬱症。DSM的疾病類別沒有區分病態與正常，但我們指的「憂鬱症」是真正的疾病。（我們不採用常見的臨床憂鬱〔clinical depression〕一詞來明確稱呼疾病，因為現在許多正常悲傷的個案也會在診所裡接受治療。）當我們要指稱所有的悲傷狀態，包括正常或病態，就會用概略的詞彙如「憂鬱狀況」（depressive condition），或更簡單地寫成「憂鬱」。

本書宗旨

在當代精神衛生專業領域及主流文化中，憂鬱症已經獲得代表性的地位。許多專家主張，憂鬱症為重大公共衛生問題，影響層面遍及各族群。這個問題龐大沉重，一方面政府得迫切找出因應之道，另一方面眾人又不敢輕取妄動。

本書正視憂鬱症以及其造成的巨大傷害。我們力圖帶入各種討論視角，證明相關的臨床領域與研究產業有重大缺陷，對疾病與非疾病觀念區分不當。另一方面，本書也指出，錯誤的疾病定義引發的波瀾遍及各種不同社會的機構。特別要注意的是，所有人討論憂鬱情況時，基本上都忽略了一個要緊的問題：在哪些情況下，憂鬱症狀代表精神疾病，哪些情況則是痛失事件引起的非疾病反應。這個問題非常關鍵。該如何統計精神疾病的患者人數、採取何種程度的預防措施、哪些憂鬱的人需要接受治療、該制定什麼樣的政策，通通取決於這個問題。我們要深入探索當前錯誤的憂鬱症定義，向讀者證明，看似深奧客觀的技術問題，其實會左右廣大的社會脈動。一旦錯誤的觀念成為定論，各式各樣的倡議團體就會利用並深化這些誤解。

第二章 解析正常的悲傷

傳統來說，悲傷一直都被我們看作是人性的自然反應，在遭逢至親過世、失戀、時運不濟等等事件時出現。一如英國浪漫派詩人雪萊的說法，「世界錯了！」[1]，悲傷才會出現。假如引起悲傷的失落事件或負擔過於沉重，伴隨而來情緒也起伏也會很嚴重，筆墨難以形容。用另一位英國浪漫派詩人柯立芝的話來說就是：

哀至不慟不虛不黯不悲，
慟則鬱則癡則漠然，
或筆或嘆或泣，
非自然之宣洩亦非解脫。[2]

正常悲傷的潛在強度是相當棘手的問題，會影響到精神疾病的診斷。我們怎麼可能分得清楚當事人的抑鬱心情是正常悲傷或是源自憂鬱症？就大多數人的經驗以及許多著作的描述，強烈悲傷屬於人類天性之一，是正常的精神現象，但真的是如此嗎？各個文化有不同表達悲傷的方式，那我們又怎麼能說悲傷是全人類共有的生物設定功能，兩種說法豈不是相互衝突嗎？再者，如果悲傷真的是人類天性的一環，那又有什麼功能？這種讓人痛苦、讓人耗弱的情緒到底有什麼作用，讓天擇留了下來？既然現代精神醫學把悲傷與憂鬱症混為一談，所以我們要先打好基礎才能指出關鍵問題。我們會在本章探討正常悲傷的特點及其演化之謎，證明悲傷是人類先天設計好的功能之一。

正常悲傷的組成要件

正常悲傷或是非病態的痛失反應有三大根本組成要件，對我們的立論很重要：一，明確特定的背景脈絡，二，強烈的程度大致吻合痛失事件帶來的刺激，三，痛失處境消失後，人就會開始調適新的處境，進而恢復個人的心理與社會功能，悲傷通常就會漸漸減退。

先討論第一點。痛失反應先天只會回應特定的脈絡，也就是說，當人遇上了特定類型的「正確」刺激才會有反應，在此範疇以外的「錯誤」刺激則不以回應。[3]然而即使在同一個範疇，會引發正常悲傷的痛失經驗差異極大。有些狀況為痛失個人珍視的親密依戀關係，例如親情、愛情或友情。有些來自於社會位階的變動，例如失去權力、地位、資源、他人敬重或名譽。第三種失落則與失敗有關，個人無法達成重視的期望或理想，未能得到生活重心與意義。[4]如果以上任何一種痛失的打擊來得猝不及防，使人尊嚴掃地，長期威脅個人福祉，找不到補救的辦法，就特別可能引起強烈的悲傷反應，畢竟失去的東西是沒辦法輕易取代的。[5]

雖然許多悲傷反應是在明確的痛失事件發生之後浮現，但還有其他許多悲傷反應是源自於長期處於充滿壓力的社會處境，例如積年累月、不公不義的經濟困境、僵持許久的人際關係衝突、始終無法達成重要的目標等等。[6]隨著改善的希望越來越渺茫，這些長期壓力會導致積年累月的悲傷狀態，只有當長期的壓力因子消失或是人們可以調整自己的價值標準時，悲傷狀態才可能解除。

但就算是猝發的痛失事件造成的悲傷，或是伴隨長年沉重負擔的悲傷，也不見得一定正常的。先天有憂鬱傾向的人遇上環境壓力的刺激，就可能引發憂鬱症，沒有憂鬱傾向的人也可能因為超乎尋常的嚴重打擊，正常的痛失反應機轉失靈。舉例來說，戰鬥機飛行員出勤到了一定的次數，許多人都會出現疾病徵兆。[7]另外一些案例中，當事人罹患了憂鬱症，一直處於沮喪，因而丟了工作或是被交往對象甩掉，但人們很容易倒果為因，以為這些人是刺激太大才會生病。[8]正常悲傷的形成必定需要適當的情境，但適當的情境不足判定悲傷是否是正常的。

非病態悲傷的第二項構成要件為，悲傷的強度與痛失經驗的嚴重性與持續時間成比例。痛失經驗與兩項因素有關。第一項為認知因素：非病態的痛失反應，當事人應該對負面情境有合理且正確的認知，而不是印象模糊又扭曲，其痛失反應才是非病態的。[9]舉例來說，配偶長期出軌會讓人悲傷，其強烈的程度是依據當事人感知到的痛失經驗，但是如果配偶出軌全是當事人的妄想，那麼他的悲傷就不正常。痛失的反應強度是否正常，判斷脈絡就是當事人的生活樣貌、價值觀與意義體系。

比例因素的影響也很大。痛失事件後出現的情緒、症狀的嚴重程度，應該大致吻合事件的強烈程度。小挫折一般來講不太會讓人太難過，引起的情緒反應比較輕微，例如失望、挫折、難過、沮喪等。一般說來，中等程度的痛失事件造成的反應情緒也是中等的，如氣餒、妄自菲薄、自暴自棄。嚴重又特別危險的事件就會引起更嚴重的反應，例如強烈深層的悲傷、無望、哀痛欲絕、痛苦、麻木、喪志等等。[10]重點在於，在比例相符的前提之下，遇到嚴重的痛失打擊時，生物機制所設定的反應也會強烈，跟某些類型的憂鬱症不相上下。雖然是正常的反應，也很有可能符合DSM的重鬱症診斷準則。個人性格以及文化表達方式的差異也會影響反應程度的輕重。只不過就演化歷程來看，人類遭受痛失打擊之後，憂鬱情緒的嚴重程度應該是有上限的，因為如果反應不成比例，過於強烈又久久不退，人類就無法擺脫困境，重新投入更有生產力的活動。正常的痛失反應不包括基本心理系統全盤崩潰，例如出現妄想與精神症狀，否則我們就無法調適新的情境。

第三個、也就是最後一個正常痛失反應的符合要件，就是除了反應形成的情境，持續時間也要符合環境脈絡以及心理歷程。處境改善或是心中放下痛失打擊，正常悲傷就會緩解。有些痛失打擊是無法挽回的，例如親愛之人過世。遇上這類打擊事件，不同的人的悲傷持續時間差異也很大，不過還是會隨著時間流逝而停止。其他類型的痛失打擊，例如與深愛的對象分手、丟了重視的工作，自然也會引起時間或長或短的悲傷感，處境改善了之後就會快速好轉，例如婚姻破碎之後又有了第二春，或是失業一陣子之後找到新工作。[11]

悲傷反應機制能回應外在環境，但它不一定是暫時的，只要造成悲傷的處境不變、持續高壓，症狀也會歷久不退，像是婚姻觸礁、苛刻的工作環境、窮苦不得翻身、久病纏身。所以正常悲傷的持續時間不一定就比病態憂鬱來得短。

正常悲傷的例子

哀慟是正常悲傷的原型

從有人類情緒的相關記載以來，關於基本人類天性本質，書寫核心始終離不開哀慟（grief）的經驗。少有筆墨能勝過阿基里斯聽聞好友帕特羅克洛斯（Patroclus）喪命時這段文字的強大張力：

> 哀慟的烏雲籠罩阿基里斯的肩頭。
> 他十指爬抓地面的黑塵髒汙，
> 把焦土塵灰當頭倒下，弄髒了他英俊的面容

清爽乾淨的戰袍黑灰滿佈。
被重擊打垮，榨乾了力量，阿基里斯匍匐在地
人攤在地上，一蹶不振
撕扯著自己的頭髮，自毀自傷。[12]

這樣的描述在各種文化及前朝各代履見不鮮。關於哀慟最古老的文字敘述出現在以蘇美文明英雄王吉爾伽美什（Gilgamesh）為主角的史詩，其最初的創作者是西元前三千年的巴比倫人，比荷馬創作的史詩《伊里亞德》早了將近一千五百年。雖然是相異的文化，但是吉爾伽美什王面對摯友恩基度的死亡所表現的深沉哀慟，與阿基里斯哀慟好友特羅克洛斯之死的敘述相似得驚人：

垂聽我，烏魯克的先靈啊，請垂聽我，天啊！我的朋友恩基度使我哀慟不已，我放聲慟哭仿若喪家……你（死）之後，我放任骯髒的毛髮遍體叢生，披著雄獅的皮在荒野裡遊蕩……像是一隻失去了崽獅的母獅般來回踱步。他剪掉了自己的捲髮，在地上堆成一堆，扯掉華服寶飾，像看到厭惡的東西一樣而丟掉。

吉爾伽美什經歷了莫大的哀傷，痛哭失聲，滿心焦躁煩亂無法自持，他感到自己毫無價

值，所以丟棄了華服珠寶，讓自己滿身汙穢。他再也無法忍受日常的社交生活，於是獨自在沙漠裡遊蕩，踏上哀悼恩基度以及追求永生的旅途（想起自己終將一死是哀慟的另一項共通症狀）。吉爾伽美什途經一家酒館，想要進門，他先吹噓自己的豐功偉業好證實自己的身分，但是酒館的掌櫃看出那多半是過於哀慟才會有的戲劇性症狀。掌櫃質問了吉爾伽美什，英雄王用一段甚為動人的答案來敘述哀慟應有的影響：

酒館掌櫃啊，難道我的雙頰不該凹陷嗎？難道我的心不該破碎，形容不該枯槁嗎？難道我的內心不該有沉痛的悲傷嗎！難道我不該看起來像是的長途跋涉的旅人，難道冰雪酷熱不該焦灼我的臉龐嗎……難道我不該遊蕩曠野？我的朋友恩基度，他就像是追逐野驢的野驢，曠野上的豹子，我們一同上山，與神牛搏鬥取其性命，我們終結了住在雪松林的妖怪胡姆巴巴，在山道上殺了一隻又一隻的獅子！我深愛著我的朋友恩基度，他與我一起赴湯蹈火從不缺席，人類的命運劫走了他，我為他哀悼了六天七夜，一直不讓他下葬，直到一隻蛆從他鼻子裡掉出來。[13]

至親之人過世所帶來的哀慟，呈現了悲傷反應的先天運作模式。悲傷反應在痛失的處境下浮現。離世之人在心中有多重要、有多麼不可或缺，就會反映在悲傷反應的強烈程度。反應會持續一段時間，隨著此人調適變動之後的處境，症狀就會漸漸退去。

DSM的重鬱症定義排除了喪親所引發的症狀，因為這種正常反應經常吻合DSM症狀準則，可能會被誤診為疾病。喪親之人出現的症狀很常見，包括心情消沉、無法感覺到愉悅、食欲不振、無法專心、失眠等等，跟憂鬱症的症狀一模一樣。[14]在我們文化裡，正常的喪親之人甚少表現出常見的憂鬱症狀，例如自尊低落，但是他們自己陳述的憂鬱症狀，數量足以達到DSM的重鬱症標準。超過四分之三的喪親之人都有哭泣、夜不安寢、情緒低落的情況，而半數以上的人也在喪親之後的那個月出現了食欲不振的情形。[15]如果DSM定義沒有排除喪親，三分之一到半數的喪親者在喪親之後的第一個月內就可能被歸類為憂鬱症患者。[16]研究發現，喪偶的人中有兩成到四成在初期幾個月經歷的症狀堪比重鬱症，其他研究的數字甚至超過五成。[17]比起喪偶，白髮人送黑髮人[18]或是少年失怙[19]，出現憂鬱症狀的比例甚至更高，反應更加強烈，持續更久。[20]

哀慟的強烈程度與構成痛失大小的脈絡處境大致成比例變化，個人的性情不同，差異也極大。雖然說有很高比例的喪親之人會發展出相當於憂鬱症的症狀，但是大多數的人不會，也有相當多的人在痛失打擊之後，完全沒有痛苦徵兆。[21]個人對痛失的敏感程度扮演了一定的角色，痛失經驗的性質與脈絡也影響了反應的強烈程度。舉例來說，比起猝死或外傷致死這種讓人措手不及的意外，面對久病纏身之人離世，我們會比較有心理準備，引起的類憂鬱症狀也比較少。[22]早年經歷過喪親的人面對不只一次相同打擊，他們表現的症狀比年紀大的人來得更多。[23]

與過世親人的關係深度也大幅影響隨之而來哀慟的強烈程度。比起不熟的人過世，感情好、關係長久親密的人離世，痛苦就會比較強烈。[24]所以從前與配偶感情好的人，在丈夫或是妻子過世之後，表現的憂鬱症狀會比較多。[25]反過來說，如果關係不睦或經常吵架，伴侶死後出現的憂鬱症狀就比較少。[26]同樣地，如果長輩常年得承擔照顧另一半的壓力，在伴侶死後，他會覺得痛苦減低。[27]事實上，對配偶重病纏身、覺得自己被困在不幸婚姻的人來說，死亡反而能讓他們從痛苦的環境裡解脫。[28]

痛失反應的長短與強度也取決於遭受打擊之後的餘波效應延續多久。哀慟是否會久久不退，全看痛失事件對個人造成的社交與經濟問題，以及當事人是否有資源來處理這些問題。[29]長期來看，丈夫過世後，當事人的悲傷比較可能是想到失去經濟支柱，而不是成為寡婦這個事實。[30]面對痛失的打擊時，是否有社會支持與協助也是很好的指標，它也會影響悲傷時間的長短。[31]因此，痛失反應持續較久不一定就是代表生病，但是可以凸顯壓力情境延續多久，呈現更多痛失的負面意義。

就生物設定來看，正常的哀慟應該會隨時間過去而停止。喪親之後，嚴重症狀長期不退的人比較少，多數人會漸漸調適痛失，生活功能會恢復到痛失打擊之前的水準。[32]一項大型的研究指出，百分之四十二的喪親之人在一個月後符合憂鬱症的標準，但是一年之後只有百分之十六還維持這種狀態。[33]其他的研究證實，約有一成到兩成的喪親之人在至親之人過世之後的一年符合DSM的憂鬱症診斷標準，但就算如此，當中也有許多人在兩年內生活功能恢復到喪親之前的水準。[34]證據指出，雖然許多的哀慟反應滿足DSM的症狀數量與長度要求，但絕大多數都是過渡性的正常痛失反應，只有一小部分可能會演變成長期狀況，甚至變成疾病。

有時候哀慟也會刺激更嚴重或持久的精神失能發作，遠超過應有的正常反應。如果當事人經歷哀慟時，出現嚴重的行動障礙與明顯的妄想，各種症狀歷久不退，外在情況已改善卻依然故我，那我們可以假定，親密之人過世的反應已經造成此人精神功能失常。一般而言，約有一成的喪親之人受慢性憂鬱所苦，也可能罹患了疾病。[35]他們當中有些人本來就有憂鬱症狀，親密之人過世會加重症狀的嚴重度，最後導致疾病。[36]對其他人來說，死亡引發的反應造成正常的應變功能失靈。這些病態狀況構成了併發型哀慟（Complicated Grief），它確實是合格的診斷項目，屬於某種憂鬱症。哀慟有可能轉變為長期憂鬱症，自古以來許多研究者都談到這一點。[37]

但是對大多數的人來說，哀慟是正常的人類經驗，它會自然隨著時間過去，並非DSM標準下的精神疾病。把正常反應貼上憂鬱症標籤會帶來各種負面的後果。哀慟諮商、強迫他人承認自己的哀慟等介入手段一直以來都看不到多少成效，還會造成傷害。[38]實際上，令人意想不到的是，有非常高比例的哀慟者在接受治療後，症狀反而變本加厲。[39]

DSM的問題在於，除了喪親之痛外，DSM沒有收錄其他可供參考的其他強烈但正常的悲傷狀況。可是我們已經找到證據指出，其他痛失狀況中的悲傷反應正如同喪親之慟一樣，都是正常的人類反應。

關係受到嚴重威脅所引起的痛失反應

與多數的痛失經驗相比，與哀慟相關的痛失經驗最為恆久漫長，但原則上，哀慟其實跟其他情境造成的強烈悲傷沒有什麼不同，譬如說戀愛關係被迫結束、聽到另一半出軌、婚姻破碎、無法達成重視的人生目標、財務損失、失去社會支持與人際關係、自己或摯愛診斷出重大疾病等等。[40]甚至連心愛的寵物死掉或是不認識的名人過世都能帶來一陣子的低潮、無精打采、悲觀想法等等，這些都是正常的痛失反應。[41]在DSM引言中，工作小組列出通用的精神疾病定義，並且排除所有可預期、文化上獲得認可對特定事情的反應，例如親愛之人過世；哀慟就是典型會被排除的反應類型。[42]然而其他特定的痛失事件引起的痛苦情緒反應顯然也是「在預料之中，獲得文化認可」，例如婚姻、愛情、健康或財務等等困境，它們一如喪親之慟，也應該列入精神疾病定義的排除類別。但工作小組在編寫重鬱症準則時，沒有遵照類似的邏輯，所以除了喪親之慟以外，其他可比擬的痛失反應就沒有被排除。

婚姻破碎大概是最常見的一種刺激，會引發正常的強烈悲傷反應，嚴重到足以符合DSM的憂鬱症準則。[43]隨著失戀而來的強烈悲傷始終是文學主題，以羅密歐與茱麗葉雙雙殉情為例，肇禍的原因並不是精神疾病，而是悲劇性地誤以為愛人已逝。許多文學經典的主角自殺，例如福婁拜筆下的包法利夫人或托爾斯泰筆下的安娜卡列尼娜，都是因為領悟到自己無法擺脫禁忌情愛糾葛才走上絕路。

從目前的研究成果來看，我們的直覺判斷沒錯，驟失親密關係自然會引起悲傷反應，但比起其他變因，婚姻破碎的效應更大，與憂鬱症的關係更緊密。實際上，憂鬱症狀是否符合DSM診斷準則，從比例上來看，婚姻破碎的人與喪親者在伯仲之間。[45]遭遇婚姻破碎的人在接下來一年罹患重鬱症、首度發病的機會遠高於沒有經歷此打擊的人。社會學家瑪莎．布魯斯（Martha Bruce）指出：「調整年紀、性別以及其他精神疾病的基準之後，分居及離婚對重鬱首度發病的影響相當大（勝算比＝18.1）。」[47]研究顯示，三到五成婚姻即將結束的人，其症狀強烈程度堪比憂鬱症。[48]高達六成的婚姻最後會以離婚或分居告終，也就是說，美國人口中有很高比例的人，人生或早或晚，都會經歷純粹因為失婚而引起的正常悲傷，而且症狀堪比重鬱症。

跟喪親之慟一樣，在婚姻破碎的歷程中，一個人會不會出現強烈悲傷的症狀是社會脈絡作用的結果，離異前後也有天差地遠的表現。最極端的狀況是，離婚前的婚姻生活的壓力極高，那麼一開始進入離婚程序，當事人的症狀就會減少。[49]如果結束討厭的婚姻後將會進入新的伴侶關係，當事人的精神狀態甚至會更好。還有另一種極端，如果當事人不願意結束婚姻，或是離婚分居過程中覺得顏面全失、卑微、未來的幸福受到威脅、被下了圈套、自我價值低落等情況，當事人就特別容易出現強烈的憂鬱症狀。[50]以失婚為例，丈夫出軌的妻子的憂鬱症狀數量，是沒有這種羞辱的妻子的三倍。[51]

婚姻破碎之後，正常悲傷的強烈程度會隨著社會處境而不同，同樣地，時間長短也是要看處境的壓力大小。分居是壓力很大的階段，相較於此，離婚反而經常代表壓力處境解除。[52]離婚後兩年，當事人的出現憂鬱症狀的比例就低到與已婚者差不多了。[53]離異過程中，有非常高比例人除了悲傷之外，還會連帶出現嚴重症狀，不過在離婚之後差不多就消失了。[54]

除了失去親密的伴侶之外，婚姻破碎為許多生活層面帶來負面影響，包括社會地位、個人認同、財務資源、交友圈、生活狀況、親子關係，這些都會加劇連帶的痛失反應。面臨婚姻破碎的人，如果還出現生活水準降低、人際支持薄弱、搬遷能力低落、親子問題等二度壓力因素，就會出現更多痛苦症狀。[55]反過來說，情境好轉或是準備迎接「全新的開始」，例如再婚或進入下一段感情，因為婚姻破碎造成悲傷就很有可能消退。[56]

在少數案例中，當事人本來就有憂鬱症，並成為婚姻破碎的主因。[57]還有少數的人，由於婚姻破碎的打擊太大，痛失反應機制失靈，因此患病、喪失行動能力，甚至在離異過後很久都沒有好轉。不過已有證據顯示，在婚姻破碎這段期間，症狀程度堪比憂鬱症的人當中，多數人都沒有精神疾病。他們只是遇上了自然而然會讓人陷入強烈悲傷的情況，身心有所回應而已。

其他例子：失業或地位喪失、慢性壓力、災難

除了失去了親密的依戀對象之外，地位以及資源喪失也常引起正常的悲傷。最常見的情況就是失去重要的工作職位，非常高比例的當事人會出現強烈悲傷。這個打擊牽涉到財務困難、

失業、降職、升官失敗等等，樣樣皆扣著地位、名聲、資源，最終導致強烈的悲傷，而且它不是工作不順之前就有的憂鬱症。[58]失業與類憂鬱症狀加劇的關係特別大，實際上有近四分之一失業的人都會出現相當嚴重的症狀，足以符合DSM診斷準則。[59]但是不論哪種重大的財務損失或長久的經濟壓力都會造成這種狀況。[60]舉例來說，因為銀行詐騙而損失了退休金的人中，約有三分之一的人會出現堪比重鬱症的症狀。[61]

藉著失業的前因後果，還有失業對個人的意義，我們可以預測哪些失業人士可能會出現相當於DSM憂鬱症的症狀。失去相當重要又很有滿足感的工作時，特別容易出現症狀，而先前從事壓力大工作的人比較不會陷入悲傷。[62]此外，驟然失業的人比起事先知道的人更容易陷入悲傷。[63]跟許多經濟問題及人際關係等二度壓力源環環相扣在一起的時候，失業特別容易讓人陷入正常的悲傷。[64]

一如失去依戀對象的痛苦會在找到新對象時消失，研究也顯示，在快失業前，痛苦程度會升高，失業之後痛苦立刻變大，但是二度就業之後就會巨幅下滑，這是痛失反應的正常運作跡象。[65]景氣好的時候，因為充斥著再度就業的機會，此時失業的員工比較不會陷入痛苦當中。[66]

有些特殊情況讓人尊嚴掃地、失去身分地位，雖然當事人各方面都很正常，但有時打擊會大到到引發極端後果，例如自殺，特別會發生在承擔重大業務損失的高階主管或因貪腐醜聞被起訴的人。[67]以淺田肇與他的妻子知佐子的故事為例：「禽流感在日本出現擴散跡象，日本養雞場社長因隱匿情流感疫情不報的禍首，偕妻子自殺謝罪。」[68]違反社會規範也有可能造成強烈的羞恥感，導致當事人受到刺激去自殺，特別是在極度講究集體主義的社會環境。[69] 比如在中國文化大革命期間，自殺率奇高，特別是那些被指控為地主、富農、知識分子與異議分子的人。[70]

當我們憧憬的目標與實際的成就落差極大時，也會引起痛失的感受與非病態的悲傷。[71] 大學生沒有申請到渴望已久的研究所、研究生找不到專長的學術領域工作，這些人經常出現悲傷徵兆是可以理解的。[72] 達不到重視的目標是最有力的預測指標，可以預測大學生的低落情緒。[73] 同樣地，比起成果更為接近自己先前期盼的人，無法達成自己人生早期設下目標的成人，痛苦程度就更高。[74] 類似的情況也發生在強烈渴望生兒育女的女性身上，如果不孕的話，她們經常會感到強烈的痛苦。[75] 期待與成果之間的差距拉近的時候，這些症狀就會消失：譬如說，流產過的女性接著又懷孕生產，那憂鬱症狀就會消失。[76]

經歷過重大災難的人當中，出現憂鬱情緒的人比例高得驚人。舉例來說，大規模暴力衝突後，有四成到七成流離失所的難民會出現重鬱症狀。[77] 但是多數人的症狀不會歷久不退。例如說二〇〇一年的九一一恐怖攻擊，發生五個禮拜之後，每五位紐約市居民中就有一位其症狀足已符合重鬱症診斷。在這段期間，約有四分之三的紐約居民以淚洗面，超過六成感到緊張或情緒緊繃，約六成的居民睡不著覺，近半數感到比平常更疲憊而且食欲不振。恐怖攻擊之後出現憂鬱症狀不難理解，但其中有少數的人在六個月後依然受憂鬱情緒困擾，雖然接受治療的人並不多。[78] 地震、龍捲風或洪患種種天災發生之後，受影響的災民緊接著出現各種痛苦徵兆，但是當生活狀態恢復正常後，痛苦就快速消失了。[79]

社會脈絡與悲傷始終有一些關聯，但是不是因為激烈的痛失處境，而是慢性的社會壓力因素，例如長期失業、債台高築、住在治安不好又危險的地區、慢性身體疾病、婚姻觸礁、高壓的職場環境等等。典型的悲傷反應機制在觸發處境結束後就會停止，但是長期的壓力源並不一樣，會導致長久不消的悲傷狀態，但這也是我們面對慢性惡劣處境的正常反應。比起早晚都會結束的重大生命事件，這種慢性的壓力源與憂鬱症狀的相關程度更高。[80]經濟與社會處境長期處於劣勢，這樣的處境與悲傷有強烈的關聯。比起社經地位處於前段的兩成人口，位在社會末尾兩成的人更容易出現符合重鬱症診斷的症狀，機會整整高上七成。有些人認為，這些人是因為憂鬱症所以才落入目前的處境，但是許多審慎的研究已經證實，與其說憂鬱症會讓人陷入劣勢處境，情況反而大多是劣勢處境先於憂鬱症狀出現。[82]

這些痛苦多半為正常的悲傷。證據顯示，人從長期貧困轉換到小康處境，痛苦的程度會減輕。研究人員在某地針對鄉村兒童的展開大型研究。有人要在當地開一間賭場，原住民裡有四分之一因此能獲得豐厚的貼補，有的家庭還因此脫貧，孩子的類憂鬱症狀也減少了三成，然而沒獲得補貼的貧困家庭，症狀的水準不變。[83]研究對象經濟狀況改善後，他們出現症狀的機率與從來沒有經歷過貧窮的人並無不同。其他研究發現，收入增加使得貧困者的憂鬱症狀數降低。[84]因此，窮人會有明顯的憂鬱狀況，多半都不是因為內在失能，只要經濟狀態有所改善，症況就會停止。

我們有位同仁曾經分享了一個小故事，提醒了我們這件事。有位傑出的研究學者發表了一篇研究，研究對象是罹患慢性憂鬱症的女性。其中一位帶著孩子的女性被先生拋棄了，陷入貧困之後要面對艱鉅的漫漫挑戰，她的悲傷、憂慮、失眠等等症狀的確相當嚴重，然後這位女性中了樂透，帶來了一筆可觀的財富，讓人驚訝的是她的慢性症狀消失了，使得這位同仁懷疑她是否真的得過憂鬱症，或只是被面前排山倒海的挑戰給打倒，但這也是人之常情。

我們得出一個結論，哀慟反應一種回應模式，用來應付數不清的痛失事件。面對各樣的痛失打擊，相當高比例的人會出現症狀，類型、數目、嚴重程度、時間長短都足以滿足DSM的重鬱症標準。觸發的狀況有多重要，症狀就會有相對的嚴重程度。症狀持續時間的長短，也取決於壓力源的持續時間，或是初步打擊之後，額外壓力源的持續時間。先按下摯愛的離世不提，其他會在正常人身上造成強烈悲傷的劇烈慢性痛失打擊，例如分手、失業或沒有獲得意料中的晉升、重大災難、生病等等，都是相當常見的。打擊很大的時候，受創的人呈現與憂鬱症狀有關的悲傷感受，不令人意外。就傳統的精神醫學（請見第三章與第四章的說明）以及常識判斷來看，這些情況都不算精神疾病，既然強烈哀慟是正常的，這些症狀也算是正常。很多人都經歷過同類型的打擊，我們也可以想見，有一群人到了人生的某個階段，都會經歷正常的悲傷，狀況也會符合DSM的憂鬱症準則，被誤診的機會可能也不低。

悲傷是正常、天生反應的科學證據

我們怎麼知道本章所描述的悲傷是正常的呢？悲傷真的是典型的生物設計機轉嗎？悲傷、憤怒、恐懼這些負面情緒顯然是天擇的結果，都是對於特定狀況的反應，不過有些社會科學家相信，這些情緒是經過學習、由社會建構出來的反應模式。[85]悲傷情緒以及隨之而來的症狀究竟是先天機轉造成，還是文化形塑的呢？我們要檢視有關的三方面證據：人類與動物的痛失反應；在社會化以及接受文化教養前，嬰兒的痛失反應如何逐步發展出來；痛失反應跨文化的普世性。

跨物種的延續

人類以外的靈長類對痛失的反應清楚展現了跟人類相似之處，從表達、行為及大腦功能特徵都可以觀察出來。達爾文發現，人猿在悲傷的狀況下，表現出與人類相似的臉部表情，包括眉毛揚起、眼瞼低垂、額頭水平皺紋、嘴唇向外撇嘴角下垂。[86]除此之外，人猿的悲傷反應跟人類一樣，包括活動力降低、煩躁、彎腰駝背或是像蜷縮在子宮內的姿勢、停止遊戲行為、迴避社交。[87]最重要的一點，會導致人類憂鬱反應的痛失打擊，也會出現在靈長類身上。非人靈長類與至親分離，例如猴子寶寶與母親分離，出現的生理反應很像人類的悲傷反應，包括皮質醇升高、腎上腺皮質刺激素（ACTH hormones）以及下視丘—腦垂體—腎上腺（HPA）軸受損。[88]與性伴侶或同儕分離的成年非人類靈長類也表現出類似的反應。[89]

靈長類研究也顯示，分離後出現的憂鬱症狀會在狀況解除之後快速消失，例如猴子寶寶重回母親懷抱。[90]另外，如果所處環境有現成的母親替代品，靈長類與母親分離後就比較不會出現嚴重或長期反應。[91]這種分離引起的過渡悲傷反應是許多物種先天的處理機轉。然而，長期分離以及深刻的孤立感會造成神經生理上的變化，永久影響非人類靈長類的大腦功能，彷彿罹患憂鬱症。[93]

非人類的靈長類也跟人類一樣有社會階級，有地位高低之分，長期處於社會附屬地位造成的行為與大腦反應，類似於弱勢人類會有的正常憂鬱反應。[94]比起強勢者，地位低下的非人類靈長類壓力賀爾蒙比較高，血清素較低，這些也是與人類憂鬱相關的神經化學物質。[95]非人類靈長類失去社會地位會刺激與憂鬱有關的神經化學物質生成。[96]

針對非人類靈長類的實驗也顯示，正常的憂鬱症狀多半導因於社會處境。精神醫學學者麥可・麥奎爾（Michael McGuire）及同仁研究後發現，長尾猴建立的社會階級相當穩固持久，每一個猴群裡都會有一隻雄性猴王。[97]地位階級最高的雄性血液中的血清素濃度是群體裡其他雄性的兩倍之高。當實驗人員把猴王與猴群分開之後，猴王的血清素濃度降低，拒絕進食，活動越來越少，就人類的角度來看，像是很憂鬱的樣子。相反地，原本依附猴王、猴王消失之後而提升地位的猴子，其血清素濃度升高到了猴王獨有的程度。類似的結果也出現在母猴身上。[98]

自然環境下進行的非人類靈長類研究也證實了實驗室的研究發現。[99]神經內分泌學者羅伯．薩波斯基（Robert Sapolsky）研究棲息在東非野外生活的野生狒狒，他發現，長期社會地位低落與高濃度的壓力賀爾蒙有關，也與人類憂鬱症狀一致，一旦非人類靈長類社會階級地位改變，這些生理特徵也會跟著改變。[100]此外，這種狀況也看社會脈絡而定：我們只在霸權穩定的社會階級裡發現高階級所帶來的行為與神經化學優勢，社會階級結構動盪，霸王地位岌岌可危時，階級高並不會使壓力賀爾蒙較少。[101]人類似乎繼承了靈長類祖先的自然傾向，在特定的社會地位與失去人際關係的脈絡之下，會感到悲傷。

尚未社會化嬰兒的痛失反應

人類在特定脈絡下會感到悲傷，這種傾向很早就出現了，早在嬰兒期就表現出來。其實嬰兒尚未學會文化上恰當的悲傷表達法之前，就已經出現這種傾向。英國兒童精神醫學學者約翰．鮑比（John Bowlby）所做的研究顯示，痛失依戀關係會造成嬰兒的憂鬱反應，他的研究影響力無人能及。[102]鮑比的主張相當有說服力，嬰兒先天設定的需求就是強烈的依戀關係，當嬰兒與主要照顧者分開時，就會出現特定類型的悲傷反應作為處理機轉。鮑比觀察到，健康的嬰兒與母親分開後一開始的反應是哭泣，接著會出現其他著急的情緒。他們會對分離表達不滿並尋找母親。這些反應通常會引起媽媽的不忍，媽媽的反應就是照顧嬰兒的需求，不過若是分開的時間長了，嬰兒就會自我封閉，變得無精打采沒有反應，與強烈的成人痛失反應類似。分離時間一久，依戀狀態就會開始脫離，就算家長的角色又回到他們生活中，孩童卻不再會回應他們。

鮑比的研究顯示，失去了親密的依戀關係之後，悲傷在未社會化的嬰兒身上也會自然而然出現。先前處在緊密的關愛關係當中，就很容易造成分離焦慮與哀慟。失去這樣的關係，悲傷反應似乎是人類天性裡正常又先於社會化的一面。然而要是痛失的時間拉長又沒有彌補修復之法，反應會從正常悲傷惡化成憂鬱症。[103]

跨越文化的一致現象

以強烈的悲傷來回應生命中的打擊，這種能力看起來是所有人類都有的普世特徵。我們先前描述的痛失反應不只是現代人才有，古今上下都可以找到（請見第三章），西方以外的社會也可以發現。達爾文大概是第一個提到悲傷反應普世性的人：「哀慟的表情來自於哀慟肌肉的收縮，這種情緒表達絕不限於歐洲人身上，所有種族身上都相當常見。」[104]達爾文用文字描述了澳洲原住民的哀痛表達方式，樣子跟歐洲人大同小異：

> 在久久不退的痛苦之後，眼神黯淡無光，面無表情，常常滿佈淚痕，由於眉頭抬起的關

係，眉毛時不時下垂，形成額頭上的獨特的皺紋，跟平常的皺眉大不相同，雖然有時候可能只是在皺眉頭。嘴角下垂，這個失魂落魄的象徵，世人都能認得，幾乎無人不知無人不曉。[105]

後續有可觀的研究證實了達爾文的觀察，這種表情，特別是嘴角肌肉的牽動，各個文化都能夠認出是代表哀慟。最重要的研究來自於美國心理學家保羅．艾克曼（Paul Ekman）針對基本人類情緒的研究，當中也包括悲傷。特別值得一提的是，為了要測試情緒的普世性，艾克曼才會研究臉部表情，因為比起口頭表達，臉部表情比較不會受到文化的影響。

在其中一項研究中，艾克曼請受試者做出「自己孩子死了」的悲傷表情。[106]他拍下每個受試者的表情，在照片裡，悲傷的表情都有以下特徵：目光低垂、上眼皮下垂或緊繃、皺眉、雙顎闔起或微張、下嘴唇往下撇。他接著拿著這些照片給不同文化族群的人看，給他們幾個選項，請他們選出照片中情緒是什麼狀況引起的（比如悲傷是失去孩子）。結果顯示，不同國家的人對於每張照片表達出的情緒，有壓倒性的一致意見。共識比例非常高，介於百分之七十三到九十之間，五個不同的文化（日本、巴西、智利、阿根廷與美國）族群的人彼此共識最高；在個別文化裡，人們對於悲傷照片的共識更高。[107]另外一項針對十種文化族群的研究（愛沙尼亞、德國、希臘、香港、義大利、日本、蘇格蘭、蘇門答臘、土耳其與美國），他們對於悲傷表情的共識度介於百分之七十六至九十二之間。[108]

有人反駁他的研究發現，認為數字這麼高，其實是全球媒體影響力、共同學習經驗造成的。為了回應批評，艾克曼研究了新幾內亞巴布亞島的弗雷（Fore）文化，當地人尚未接觸到任何形式的媒體或是外界文化。[109]他拿了三張照片給族人看，當中有不同情緒的三張臉：悲傷、憤怒與驚訝，接著講一個只包含了其中一種情緒的故事，再詢問哪一張照片符合這個故事。舉例來說，他問受試者哪一張照片最能表現一個死了孩子的男人。艾克曼發現，百分之七十九的弗雷人與世界其他文化的人意見一致。這個沒有文字、孤立生活的族群也認為，某一種表情最能反映故事裡的悲傷。艾克曼研究的這個文化並不使用西方文字，所以他人也不能批評他用西方偏見引導研究結果。

艾克曼跟他的同事瓦勒斯．弗里森（Wallace Friesen）也請弗雷人假設他們是情緒故事裡的角色，並擺出角色會有的臉部表情（比如自己的孩子死了），美國大學生都可以正確判斷影片中新幾內亞人的反應情緒。除此之外，艾克曼大規模拍攝了弗雷文化以及其他巴布亞新幾內亞文化，都顯示出與其他文化族群相同的悲傷表情。艾克曼發現，某些悲傷表情的先天特質，所有文化都有，大概是因為人類物種演化造成的吧！

文化差異與正常悲傷

靈長類、超幼齡兒童、跨文化等研究的成果皆顯示，悲傷反應不只是社會文化形塑出來的，而是有生物基礎。更有甚者，我們還可看出來先天的生物設定，使人在特定情況下會感到悲傷，特別是失去親密依戀關係、社會地位或其他有意意的事情。然而就算正常悲傷有生物根源，也不能排除重要的社會影響力，它會左右悲傷表現的時間長短或方式。意義左右悲傷反應，文化又形塑意義，所以正常悲傷先天就是生物與文化（還有個體差異與學習）交織之下的共同產物。

文化意義與生物機轉相輔相成

文化與生物設計並不總是彼此對立，若說到情緒，這兩者則相輔相成。文化本身就是演化而來的能力，人類的先天設計就包括一定程度的社交能力，並能內化社會價值、意義及規範。社會學家強納森·透納（Jonathan Turner）強調，人類在先天設定上就會關心文化符碼、社會角色與互動需求。[110]有些演化而來的機轉，例如情緒，就是對這些意義的回應。因此文化意義扮演了核心要角，甚至是預先給定的角色，決定最終情緒該如何表達。

許多心理特質也是生物天擇而來的，使人可以演化出不同的文化能力。舉例來說，語言能力看起來是預設的人類特質，但是文法細節、聲音所傳達的情緒，構成字彙的特定聲音，各個文化都不一樣。同樣地，性嫉妒也是生物天擇出來的情緒，在任何人類的社會裡都有，至於嫉妒對象則大相逕庭。在一夫一妻的文化當中，只要有人想要與另外一個人的配偶有染都會成為嫉妒的對象。在另一些文化中，特定的貴賓可以與他人配偶有染。還有一些文化族群的人從不會感到嫉妒。語言及與性嫉妒都是天擇出來的能力。[111]語言學家認為，這些特質背後的機轉設計，可能是為了要「設定文化參數」，建立明確的表達形式，展現演化後的基本架構。

文化與痛失的定義

會觸發悲傷的事件有哪些類別，不分社會看法都一致，包括失去依戀關係、社會地位及人生意義。[112]馬來人用「肝病」作為悲傷的象徵，意思就很清楚：「一個馬來人失去了重視的東西、整晚的賭運不順、財物莫名其妙被破壞了、與心愛的人吵架了、或是發現情婦對他不忠，上述任何一件事都會造成『肝病』。」[113]

透過演化，文化以各種方式形塑了痛失反應。首先，文化意義左右了哪種事件算是痛失，也會影響脈絡因素，例如羞辱或陷害，它們會決定痛失的嚴重程度。譬如說，對美國大多數的社群來說，女性生不出兒子不會是造成強烈悲傷的原因，但是在辛巴威，生不出兒子意味著社會地位不保、被另一半打入冷宮，還可能會離婚。所以對辛巴威婦女來說，生不出兒子會是嚴重憂鬱情緒的根源。[114]在印度，一九九〇年首要的自殺原因裡就有與姻親的糾紛、嫁妝擺不平，但是這類衝突在其他的社會不一定會產生這麼極端的反應。[115]生物條件決定了基本的反應類別，但一樁事件符不符合這些自然類別，則要由文化來決定，這兩件事一點都不衝突。自然提供了痛失反應刺激來源的樣板，文化則是為樣板提供了內容。

文化形塑痛失反應

什麼樣的痛失反應才算比例恰當呢？文化價值同樣也設定了參數，它們決定適當的反應強度與合理的持續時間，形塑人們的情緒表達方式。我們公開表達情緒時，要強調痛失反應的哪個面向，也受文化價值影響。情緒經驗多少是有可塑性的，有些文化藉著社會化過程讓成員變得高度情緒化，然而其他的文化則鼓勵成員壓抑情緒，大事化小小事化無。

所有文化都有表達規則（display norm）或「腳本」，指導我們如何公開表達情緒。透過公開的典禮與儀式，人們以某種方式展演情緒，許多非西方文化的人都鼓勵人們在這些場合表達悲傷。舉例來說，對新幾內亞的卡魯利族（Kaluli）來說，痛失造成的打擊不會引起自責或內疚，反而讓人轉而向外發洩憤怒，認為一定有人該彌補自己的損失。[116]公開的儀式可以讓人用哭泣、歌唱、補償來表達這些感覺。有一些文化則反對人們表現極端悲傷，例如美國原住民納瓦荷族（Navaho）。[117]

痛失反應持續時間多長才算合理，同樣也受文化規範左右。對納瓦荷族人來說，哀慟外顯限期四天。[118]這段時間過去之後，喪親者不能再繼續表現哀慟之情，也不能提到亡者。相反地，傳統地中海社會則要求寡婦得長期表現哀悼，時間長達數年之久。[119]

但重要的是，文化規範的情緒表達方式與我們感受到的具體情緒要有所區分。對伊朗人來說：「如果你的親人過世，你一定要確實表現出難過遺憾，要踢鬧哭泣。否則不論你內在的感受到底是什麼，都會被指責對逝者心懷齟齬。若你會繼承亡者的東西，就更要表現難過的樣子。」[120]但到了另一個極端，有的文化規範人們要把哀慟之情轉化為歡欣喜悅。譬如說峇里島人用歡笑回應喪親。[121]愛爾蘭守靈是另一個知名的例子。就算這些文化規範所指定的表達反應不大有悲傷的樣子，但他們都很清楚，深藏底下主要的情緒還是悲傷。峇里島人一樣相信，悲傷是遇到打擊的自然反應，但是應該要抑制不要表現出來，那對健康有害，也會害其他人跟著難過。[122]

人類學家時不時就會拿西方世界憂鬱的心理表現跟非西方文化的身體表現來兩相對比。[123]遭受打擊之後，身體的痛苦通常會跟著強烈悲傷出現，中國人通常都會把注意力放在身體的痛苦上，例如背痛、肚子痛、頭痛等等。[124]不過雖然外在表現不同，內在的共通情緒卻是舉世皆同。中國病人知道自己的感受有心理因素，但是社會規範要求他們求醫的時候只能用身體部位來表達問題。[125]這些文化的人也跟西方人一樣透過臉及行為傳達強烈悲傷，如果明確詢問他們，也會說出相同的心理過程與情緒。此外，西方社會用來治療憂鬱的處方藥物對他們的症狀也有療效。[126]

不同的文化，表現悲傷的方式差異極大，但都有共通的內在情緒，兩者並不衝突。在研究憂鬱的文化差異時，如果沒有先認識什麼是四海皆準的觀念，研究就無法繼續下去。不同文化有不同的症狀表現方式，但憂鬱的觀念跨越這一切。據此，我們才能區別有些文化的憂鬱反映在生理上，有些則表現在心理症狀上，而不會自相矛盾。

文化是否會影響憂鬱人口的比例

有些學者認為，既然我們的憂鬱症狀是生物設定機轉產生的，那不同社會憂鬱的人口比例差異不應該這麼大。[127]不過，他們錯把悲傷當成了獨立的情緒，沒有考慮到實際的刺激事件以及對事件的詮釋不同。文化脈絡的影響力會左右刺激事件的出現頻率、社會支持的有無、對痛失的詮釋，所以各文化會有正常悲傷的人口比例也都不一樣。[128]

英國社會學家喬治．布朗（George Brown）做的跨文化研究裡，憂鬱人口比例在不同社會的差異高達十倍。他的研究顯示，自然會引起憂鬱的打擊事件，例如親密的依戀對象過世或離去、長期壓力源、無法達成文化所認可的目標，都會造成。不同文化下，重大打擊事件的次數不同，出現憂鬱症狀的人口比例也跟著不同。[129]以最低的比例來說，西班牙巴斯克語系（Basque）鄉村地帶的女性只有百分之三感到憂鬱，這些女性在一年之中幾乎沒有遇上什麼嚴重的事件。[130]最高的比例來說，辛巴威城市地區有三成以上的女性感到憂鬱，她們經常面臨嚴重的痛失打擊。[131]

社會的反應也影響了悲傷人口的比例。深刻的人際牽絆與社會支持網絡、龐大的宗教儀式、信仰體系都讓人較能抵抗打擊。[132]以卡魯利族（Kaluli）為例，打擊事件發生之後，族人會特別舉行集體儀式，所以他們很少有人出現長期的悲傷。[133]有一些族群規定，配偶過世後一定要有新伴侶，而新的伴侶經常是親戚，聖經裡就有提到，寡婦常嫁給死去丈夫的兄弟，在這些族群中，哀慟的延續期比較短。[134]

正常與疾病的界線與文化相對性

有些人認為，由於文化決定了悲傷反應的比例原則，也決定了正常與病態悲傷的界線，因此正常與失能之間並沒有客觀的跨文化生物性區隔。[135]他們主張，某個反應在一個文化裡是正常的，但到了另一個文化就成了病態，所以「正常」概念有文化相對性。

沒有錯，每個文化的正常與病態界線不同，但不是因為文化有直接規定正常與疾病的範圍。實際上，透過社會化的過程，文化設定了痛失反應的參數，我們才得以適切表現正常的悲傷。也就是說，不同的文化有不同的疾病界線，是因為會引起悲傷的刺激出現之後，反應的強烈程度與延續時間也會隨著文化不同。要判斷一個人的反應正不正常，就一定要把不同的社會意義也一起考量進去。

舉例來說，一位現代美國女子最近遇上了一位男子，也牽過手了，但是對方卻沒有繼續聯絡，她因此感到憂鬱，只是這個打擊並不足以解釋她的症狀。以文化價值來說，這種經驗不算太丟臉，也不會進一步帶來社會汙名，所以如果這段關係若沒有特別的個人意義，這位女子的反應可能會被認為是憂鬱症。相反地，在許多伊斯蘭國家裡，一位年輕的女子如果跟不是丈夫的男子有了身體接觸，她可能要面對眾人的誣衊與羞辱。就算在西方標準下無傷大雅，但是任何碰觸在伊斯蘭地區都會造成嚴重的社會後果。[136]在這種情況下，這位女子的悲傷反應可能就會被視為正常。

那是不是說，同樣的事情對西方女子來說是反應失能，但是換到穆斯林女子就反過來，是正常的痛失反應機轉。問題沒這麼簡單，要做出正常或不正常的文化判斷，要看打擊的嚴重程度及反應是否適度。某個案例中屬於正常機轉的反應，到了另一個案例就代表失能，診斷之所以不同，純粹只是因為社會意義不同。所以要判斷某個反應是先天設定還是失能，要找出最佳的解釋，就要考慮文化規範。文化解釋與生物解釋並非是對立的，而是相輔相成，要同等考量，我們才能全面而連貫地解釋憂鬱反應。

正常痛失反應的調適功能

前述證據顯示，隨著打擊而來的悲傷是先天設定的人類本性。我們也回應了反對方的看法。但是我們還沒有觸及最深層也最讓人百思不得其解的問題：為什麼會有悲傷？如此折磨人的痛苦情緒有什麼生存價值，天擇會何要留下它呢？

原因為何，目前依然眾說紛紜，也沒有簡單或是廣為接受的答案可以解釋悲傷的生物功能。有些機轉的生物功能不言自明，例如眼睛用來看、手用來抓、腳用來走、牙齒用來咀嚼，這些都不是恰好出現的，這些機轉的功用與好處已經清楚解釋了它們被天擇留下來的原因。有時候，雖然我們清楚知道某種特徵為是先天的生物設計，對其作用卻莫衷一是。例如，人人都知道心臟有某種功能，但直到英國外科醫師威廉・哈維（William Harvey）在一六二〇年代發現血液循環的過程，沒有人確切知道心臟的功能是什麼。時至今日，雖然我們清楚睡眠是某種先天的生物機轉，要滿足某種身體需求，但對它的功能也所知甚少。悲傷在這方面跟睡眠有點像，作用並不清楚，但是我們清楚它是先天的生物設計。目前已出現一些關於悲傷功能的假說與解釋，就生物設計來看，儘管它本身帶來了痛苦，卻有其角色功能。

吊詭的是，憂鬱情緒應該對人類生殖有負面影響，天擇卻保留了這功能。難過悲傷的人會感到灰心喪志，覺得生命裡缺少動力與樂趣，想要迴避日常活動。相較之下，有正面心情，人就有動力從事有益生存與繁衍的活動，例如找尋食物、住處、追求性伴侶等。因此從天擇來看，持續不變的負面情緒應該是種缺陷。但既然人類還是有強烈悲傷的反應，那麼必定有某些特殊情況，使得短暫痛苦的好處超出了表面的代價。這種特定的處境有助於自我調整，因為心情低落讓人較不積極、動機減少。[137]就像受傷時刺骨的疼痛會讓人停止活動，但是可以讓人自我調整、避免繼續傷害受傷的組織。相較之下，不是因為外傷而出現的慢性疼痛就對健康有害了，一如憂鬱症必定有害無利。[138]

當研究悲傷的作用時，我們要謹記，生物機轉不一定在當前的環境下有用，雖然通常是有效果的。不過它們在過去的環境裡鐵定有發揮作用，所以才會被天擇留到現在。演化心理學家約翰・圖畢（John Tooby）與樂妲・科斯美迪（Leda Cosmides）提出「演化調適環境」（environment of evolutionary adaptation，簡稱EEA），那大約發生在人類於非洲平原上過著打獵採集的社會生活那段時間，在兩百萬到一萬年前的更新世之間或更早。演化調適環境形塑了許多人類一直保留到現在的基因特質。[139] 悲傷是天生設計用來處理遠古環境裡會出現的狀況，但它們在目前的環境裡可能已經比較少見了。同樣地，我們可能會疑惑，為何人類貪愛甜食、嗜鹹、重油，因為現代卡路里的來源充足，口腹之欲會讓人過胖、生病，但這種傾向是人類生活在卡路里稀少的環境時被設計出來的。不論現在流行哪一種更聰明的飲食法，貪愛這些口味才是人類的本性。

提出這些重點後，我們不禁想問，人類還有其他反應可以面對打擊事件，憂鬱症狀有什麼好處，能讓天擇在演化過程裡把它們保留下來呢？

向社會求助

想要瞭解憂鬱情緒的調適功能，就要從情緒行為來看，它們能與他人溝通自己的內在狀態，這樣一來，憂鬱的人就能在失去依戀對象之後向社會求援。澳洲精神病學家奧柏瑞・路易斯（Aubrey Lewis）率先提出，憂鬱反應的作用可能是「呼救」，引起旁人發現有人需要援助，讓社會施以援手。[140]人進入憂鬱狀態時，退縮、怯懦、一動也不動，就像生病一樣，他人收到這些訊息後，就會把受苦的個體拉回團體中。[141]演化調適環境裡，人類社會團體緊密交織、依存無間，孤立的社交處境對人的殺傷力特別大，因此才會引起旁人的正面回應。最近也有證據顯示，產後憂鬱會在嬰兒不健康、缺乏社會支持等情況下出現，它可能就是一種訊號，告知他人母親會減少心力育兒，直到有人伸出援手。[142]

有些人不認為憂鬱是設計用來尋求社會援手，因為從經驗來看，人們通常都會迴避、排斥憂鬱之人，而不是提供協助。[143]或許只有合宜情境引發的非病態悲傷才能得到社會支持。有人喪親或遭遇重大打擊，旁人就會密集動員、舉辦儀式表達同情，這種做法放諸四海皆準。[144]相較之下，失能性憂鬱缺乏充分的情境肇因，患者長久處於消沉狀態，旁人就會疏遠或不諒解。社會一不接納，支持就減少，他們孤立無援，健康狀況就會越來越差。

尋求支持與吸引他人關注——這個假說特別能解釋痛失親密依戀對象引起的悲傷。此外，也有人進一步提出其他的悲傷功能論：絕望的憂鬱症狀或許可以保護嬰兒面對喪親後的打擊。母親離開之後，嬰兒先是抗議，再來是絕望，接著進入一種壓抑安靜的狀態。在人類進入文明以前的時代，被拋棄的嬰兒安靜不動或許可以避免引起掠食者的注意。其他學者有不同的看法，他們比較注重大聲抗議的初期階段。達爾文認為，嬰兒面對分離時的反應，也就是大聲尖叫，是為了吸引注意力。[146]這兩種看法並不衝突，親子分離後不同的時間點，兩種策略各有各的目的。

約翰・鮑比提出另一套有力的解釋，也就是以痛失依戀對象來說明憂鬱的調適功能。[147]鮑比認為，痛失依戀對象之後，隨之而來的痛苦憂鬱感受會催促著我們想要與失去的人重聚、緊緊抓住與他的連結。在演化調適環境下，我們經常且短暫感受到某人缺席，這種失落感產生的哀慟反而會維持社會紐帶，進而維持社會關係。從這個觀點來看，親愛之人死後的哀慟為調適反應的副作用，而依戀的失落感並非永遠存在；這項解釋已廣為人所採信。[148]

預防喪失身分地位之後的激烈行為

動物行為學研究顯示，人類轉成憂鬱狀態的能力深植於爬蟲腦（reptilian brain），也就是腦幹，可見於大多數的脊椎動物及所有的哺乳類，而憂鬱的徵兆顯現在睪固酮濃度降低、皮質醇濃度升高、行為遲緩。[149]動物世界裡地位競爭無所不在，大體來說，憂鬱反應就是接受落敗的訊號。英國精神病學家約翰・普萊斯（John Price）及同仁提出了一套詳盡的解釋，闡述這種調適作用。他們主張，負面的行為、情緒及想法都來自於挫敗與屈服狀況的調適反應。[150]普萊斯認為，憂鬱其實是「被迫屈服策略」（Involuntary subordinate strategy，簡稱ＩＳＳ）的一環，人會進入壓抑行動的狀態，特點包括退縮、缺乏自我肯定、緊張與焦慮（普萊斯在其他著作裡稱ＩＳＳ為「儀式型敵對行為」〔ritual agonistic behavior〕）。[151]普萊斯建立ＩＳＳ反應與遠古大腦運作的關聯：與其他動物有所衝突的時候，遠古大腦演算機制會評估對方的長處、弱點、力量、生物分類等級，根據評估調整行動，判斷是要逃之夭夭、迎敵對抗還是屈服。憂鬱感受也是按照評估結果而調節行為的一種方法。動物判斷自己比競爭者弱小的時候，就會出現ISS反應，會停止與強勢動物競爭，接受自己落敗，並對贏家釋出屈服的訊號。憂鬱反應也包括自我壓抑，這是逃不開被宰制而出現的調適反應。[152]

如果保不住自己的地盤或是地位競爭落敗，輸家也可能會怒氣沖沖或採取激烈手段，而不是向贏家低頭。但是赤裸裸地展現激烈的情緒與行為，輸家可能因此重傷或死亡。ISS有許多症狀都在釋出某些訊息，表示輸家不會再挑戰贏家，不會試圖取得控制權，也會放棄掙扎。估上風的動物從屈服反應知道自己不會再受到挑戰，就算留輸家一命也不會有威脅，近而保護輸家不受攻擊。比起採取激烈反應的動物，產生屈服反應的受制者存活與繁衍的機率較高。

ISS理論解釋了憂鬱反應的幾個面向。首先，ISS解釋了憂鬱反應只產生於特定情況，只有在面對更強大的敵手、可能落敗時才會發揮調適功能。ISS的核心就是自我貶抑，所以才被天擇保留下來，在落敗的情境中發揮作用。這點與一項廣泛的發現吻合，階級低下的人類與動物更常出現憂鬱情緒，長期被宰制的人也總是鬱鬱寡歡。女性比男性更容易處在這種被宰制的地位，舉世幾乎無一例外，因此女性憂鬱比例較高。[153]最後，綜合各項證據，我們可以得出悲傷是身分地位變低的反應。

低生產力活動造成疏離

無法取得重要資源也常常會讓人悲傷。[154]憂鬱情緒讓人脫離困境，不再投入徒勞無功的工作，進而放棄達不到或是成功機率低的目標。它因此能發揮調適的功能，有助於我們重新投入新的、更有生產力的活動。[155]陷入憂鬱時，人會暫停目前的活動，也特別會輾轉反覆思考，讓我們轉移精力到新的計畫或依戀對象。[156]

生命發生重大危機時，特別容易出現悲傷反應，此時我們被迫要重新打算未來。在這種情況下，悲傷能發揮調適功能，提醒我們不匆促下決定，衡量所有可能的危險，也不會高估新活動成功的機率。根據精神病學家藍道夫・內斯（Randolph Nesse）的說法：「儘管悲觀、無精打采、畏縮、恐懼加深我們的痛苦感受，但是可以避免大禍。」[157]本質上，多數正常悲傷都是過渡性的，使人可以設定新的目標，好好重新振作。相反地，憂鬱症會讓人嚴重缺乏這種動力，精力沒有辦法轉移到新的追求目標。

失去依戀對象、地位競爭落敗、意義體系或追求目標的瓦解，這些打擊所引起的憂鬱反應各有各的功能，也許就是天擇留下它們的原因。失去依戀對象之後，表現低落情緒能引起他人同情、吸引他人伸出援手，這種「期望」（anticipation）可以維繫人際關係。憂鬱的人俯首稱臣可以避免主宰者懲罰，因而提高存活機會。消極與生理運作遲緩可以讓人脫離徒勞無功的活動，重新投入比較有生產力的挑戰。近期有證據顯示，不同的狀況造成不同類型的症狀：失去社交關係後會難過痛哭，但是無法達成目標會讓人悲觀、疲勞、興致缺缺。[158]以上提出的各種解釋並沒有彼此互斥，不同的情況帶來不同的反應，以因應特定的調適挑戰。雖然上述沒有一項解釋經過證實，但針對悲傷的調適功能，就現存合理的解釋來看，至少都支持一項原則：比例上能符合情境脈絡的悲傷，是人類本性先天設計好的一環。

結論

世人皆知，在經歷過各種打擊之後，陷入悲傷是很正常的事，現代我們卻反過來用DSM把所有符合症狀準則的痛失反應通通診斷為疾病，只承認喪親是唯一正常的強烈悲傷。許多人在經歷了打擊之後都會出現憂鬱症狀，但就算符合DSM診斷準則，也不應認為他們生病了，根據我們的常識判斷以及豐富的科學證據，那是出於生物設計的反應。從社會連結、嬰兒的分離反應、還有我們靈長類表親的特性，都可證明打擊後的悲傷有生物學上的根源，不僅僅只是社會文化的產物。

值得更進一步討論的是，憂鬱反應在演化調適環境中潛在的優勢是否有助於在當今環境生存。痛失反應機轉在特定的環境之下成形，特徵包括關係緊密的小型團體、痛失打擊之後有強大的儀式支持、嚴明的社會階級以及明確的目標。不過，現在人類所處的新環境、要面對新的挑戰，已非當初傳承下來的痛失反應可應付。[159]現代社會的特徵包括多樣、有彈性人際互動消失、社會階級變得更繁複、人的基本價值一再被挑戰、遠方的親人無法提供支持、共同面對人生打擊的團結儀式也變少了。相較於命運、神明或集體責任，現代人意識形態上注重個人責任，失敗之後更會自責。大眾媒體無遠弗屆，你不只得跟身邊的那群人競爭社會地位，還要跟數不清的他人相比，這些人怎麼看都比自己優秀。[160]媒體效應也會刺激人好高騖遠，因為只有少數人有辦法擁有它們日夜鼓吹的理想美貌、財富、名聲與成就。[161]在這種時代環境下，天擇所選出的痛失反應機轉可能已經不堪使用，雖然藥物或諮商可以幫我們舒緩心情，但短暫感到悲傷應該不是醫療問題。

與正常悲傷相反，真正病態的憂鬱並非來自於天擇，而是我們天生用來回應痛失的機轉出了問題。這種失能狀態會反覆發作，與實際面對的痛失打擊不成比例，事件過去之後也不會消退，甚至跟特定事件沒有關係。這種狀態在過去沒有調適的作用，更別說在現代能有什麼幫助了。

從早年的文字紀錄，我們可以發現，西方文學與科學早就找到方法區分正常悲傷與憂鬱症，直到最近這道分水嶺才被大舉破壞，幾乎都快消失了。接下來的章節會爬梳轉變的過程，探索當代精神醫學如何一步步將強烈的正常悲傷劃分入憂鬱症的範疇中。

第三章 有原因的悲傷與無緣故的悲傷

——從古代到十九世紀的人類憂鬱史

人類歷史數千年上下，憂鬱始終是無所不在的現象。的確，從最久遠的古希臘到二十世紀晚期，不論在哪個時時代，西方醫學家不斷地在區分憂鬱症與正常悲傷反應的差異。前者為一種瘋狂的形式，而後者則是症狀相似，由各式各樣痛苦情境產生的正常、非病理的悲傷反應。然後到了一九八〇年，為了要替診斷建立更穩健的科學基礎，所以工作小組編輯第三版DSM時只重視症狀，拿掉了以脈絡考量的診斷標準，拋棄了傳統以來相當關鍵的判定標準，時下的憂鬱觀念裡基本上看不見這條界線。本章及下一章會爬梳這段歷史，回顧此一重大概念變遷的過程，我們認為這種改變到頭來只是有害而無一利。

為何回顧這段歷史如此重要呢？目前的診斷做法或許乍看沒有問題，好像合情合理，那只是因為大眾已普遍接受，也是大多數人唯一知道的方法。如果要瞭解目前診斷憂鬱症的方式問題在哪，我們又有哪些選擇，回歸歷史脈絡能助我們一臂之力。歷史告訴我們，現在的這種憂鬱觀念其實出現才沒多久，與傳統上恰當的做法大相逕庭。

我們也很容易就以為，傳統的診斷方式有缺陷，優勝劣汰之後才產生了目前的新方法。並非如此，歷史之所以重要，不只在於提供前因後果與反差對照而已。回顧憂鬱相關的思想史，尤其留意到診斷疾病時脈絡扮演的角色，我們就知道當前的診斷不一定比較好，有些面向不僅未成定論、甚至還有些武斷。就算現代診斷手法立意良善，科學初衷令人佩服，但它悖離傳統做法，證據與邏輯都不夠堅實，事實上支持傳統做法的證據還比較多。就算新做法有許多優點，但在一些關鍵之處，比它所取代的舊方法來得更不堪一擊。

跟許多疾病不一樣，憂鬱症有一段明確而悠久的歷史，甚至可以說是歷史上最好認的一種精神疾病了，類似的症狀在歷史文獻記載裡縱貫上下二千五百年，一如歷史學家史坦利・傑克森（Stanley Jackson）所說，出現「驚人的一致性」。[1]從最古老的古希臘醫療文獻到現代的DSM，深刻的悲傷及其他傷心的情緒：絕望、難過、沮喪、自暴自棄、空虛、急迫、退縮等，經常被視為憂鬱症的核心特徵，還有其他相關的症狀，例如沒有食欲、失眠、易怒、心浮氣躁、感到絕望或一文不值、自殺的念頭、恐懼死亡、負面的念頭反覆出現、對日常活動興趣缺缺、疲憊以及社交抽離。

依據傳統的診斷理論，我們得區分憂鬱症與非病理的深層悲傷或恐懼，兩者有許多相同的症狀，但後者卻是人類面對重大打擊正常且合理的反應，包括親友過世、時運不濟、無法達成重要的生命目標、感情不順等等。除此之外，從傳統觀點來看，性情差異先天就決定哪些人較容易感到悲傷或恐懼，或是感覺比較強烈，但是這些差異都在合理的正常反應範圍之內，並非疾病的徵兆。

按照傳統看法，憂鬱症與這些正常的反應不同，一來是憂鬱症出現的時候，一般而言會造成悲傷的刺激事件並不存在，又或者當事人小題大作，反應強度或時間長短與刺激事件不成比例，顯示問題是出在人的身上而不是環境。總之，傳統醫師診斷憂鬱症時，是從脈絡著手，看的不只是症狀（正常悲傷也有相似的症狀），不只是嚴重程度（正常悲傷也可能很嚴重，病態悲傷反而還沒那麼嚴重），而是將反應與處境兩相對比，評估是否合情合理。在本章與下一章，我們要深入探討以脈絡診斷憂鬱的歷史，一直看到第三版DSM如何推翻了數千年以來的思維，拋棄脈絡考量，只用精確及利於溝通的症狀標準，對精神疾病診斷產生不利的影響。

注意事項

現在以「憂鬱症」稱呼的疾病，從古希臘醫學著作到二十世紀早期，一般都稱為「鬱結」（melancholia），原文字面的意思是「黑膽病」（black bile disorder）。這個詞一直保留到了現代，也反映出古人的觀念。以前的人認為，判斷健康與否、有沒有生病，要看四種人類體液（humor）平衡與否，黑膽汁（過去咸信這種體液分泌自脾臟）分泌過剩就會造成憂鬱症狀。古代醫師認為，黑膽汁的先天功能就是調節情緒，鬱結代表這種天然功能失效。黑膽汁會左右精神生活，但隨著這種觀念式微，「憂鬱」最後終於在十九與二十世紀崛起。

要知道，過去一千年來，所有憂鬱症的臨床描述都驚人地相似，因此有必要先提出幾點注意事項。第一，討論時我們一定要留意脈絡，才能判斷當下描述的到底是不是疾病。就像「憂鬱」（depression）一詞現在被濫用，讓人混淆，抑鬱（melancholy）及鬱結（melancholia）這兩個詞也身兼二職，意思不但包括疾病，也包括正常的情緒、心情與性情。

第二，經典論述都是寫於現今精神疾病精確劃分成立以前，所以鬱結的分類通常會包括一些以後見之明看來相當不同的疾病，包括了思覺失調症到會出現妄想、幻覺狀態的精神疾病。譬如說，乍看像是描述躁狂與憂鬱循環發作的紀錄，現代會判定為雙極性疾患，更仔細檢查之後，我們可能會發現紀錄中的患者輪流出現了激躁（agitation）與退縮的情況，更可能是罹患思覺失調症，卻誤被分類為抑鬱。[2]有憂鬱性精神疾病的人有時候會出現與情緒一致的妄想（mood-congruent delusion），讓自己的悲傷有故事。早期的精神病學家有時候會把鬱結的類別擴大，涵蓋其他會引起負面情緒的妄想。同樣地，今日與迴避型人格疾患（avoidant personality disorder）、社交恐懼症（social phobia）有關的社交退縮症狀，長久以來有時候會被誤認為與鬱結有關。不管怎麼樣，被分類在鬱結之下的人，主要表現出來的形象顯然就是我們所認識的憂鬱症。

第三，鬱結一詞是用來描述病因，以前人只要相信病因是黑膽汁過剩，就會歸為同一症狀。在更早年的紀錄中，只要認為病因與黑膽汁分泌失調有關，就通通跟憂鬱症擺在一起，合稱「抑鬱之疾」，雖然症狀跟憂鬱一點關係都沒有。舉個例子，古代的「抑鬱之疾」也包括了癲癇與癖，鬱結只是在這個大分類之下一種明確的典型。

第四，雖然也有例外，但一般而言，經典的論述都集中在今日「精神性憂鬱」（psychotic depression）的範圍，包括妄想與幻覺。確實，古人經常將抑鬱定義為一種「無發燒症狀的譫妄」，說那是抑鬱造成的幻覺，而非身體疾病、發燒而產生的妄想。這類鬱結會讓人執著與憂鬱情緒有關的想法，與一般的認知障礙或精神病大不相同。過去的人也承認有非精神性憂鬱症，但因為不是主要典型的病例，所以直到最近才受重視。

第五，「鬱結」所指涉的狀態模稜兩可，即便到了我們這個時代還是一樣，有時候可能會造成誤解。「鬱結」所涵蓋的明確範圍不斷在變化，有時候指的是完整疾病，有時候指的是悲傷這種症狀，有時候又是一組涵蓋悲傷在內、有多種症狀的症候群。[3]

第六，與目前的做法相反，在許多古代與後世的文獻中，悲傷與恐懼屢屢被綁在一起，當成鬱結的症狀。從前的人認為，意志消沉與恐懼有關，因為抑鬱纏身的人一般不是憂心忡忡就是很孤僻，雖然根本什麼事都沒發生，但想到未來就杞人憂天。在當代診斷準則中，悲傷才是主要有影響力的情緒，不過近期研究證實，在憂鬱症狀中，焦慮與悲傷通常會並存，要區分相當困難，過去的人也是這麼認為的。[4] 臨床文獻寫得很清楚，單單悲傷就足以構成鬱結，這一點古今皆然。

最後，關於本書採用的研究方法，我們也要提醒讀者：回頭看憂鬱的歷史時，即使發現種種差異與令人困惑之處，也要找到底下的連貫性，以及它們與當代判斷相似的地方。特別要注意到，今日在診斷上成立的憂鬱症，在傳統上清楚地被歸為鬱結，與正常的悲傷也有所區隔。毫無疑問，在後現代憂鬱史中，有人會強調憂鬱的社會建構，包括病理定義的變化、病理行為的範圍，也會強調這些差異與社會控制是綁在一起的。就整體憂鬱史來看，確實有那些現象，然而，歷史記載也清楚告訴我們，有一種共同的核心病況，是數千年來醫學關切的重點。

事實上，最古老的文獻已有記載，鬱結的分類是以「本質論」為出發點，就算不同學者有各自的理論，甚至彼此意見不合，都有一個共同的預設理論：鬱結是由於負責正常悲傷的內在機轉失靈，並且產生某些典型症狀。他們有這些看法，並不是因為社會對於精神失常的態度轉變，而是經過深思熟慮的合理判斷。此外，如果要分析各個族群的憂鬱概念，那麼我們就得先瞭解憂鬱概念本身的邏輯，最終才能理解社會影響力的運作。接下來要討論的就是這個普遍概念的發展流變，特別是前人為區分病態悲傷與正常悲傷所做的努力。

上古時代

西方醫學之父希波克拉底（西元前四六〇至三七七）提供了史上第一個重要的鬱結疾病定義，內容明確指出：「恐懼或悲傷久久不散就算是鬱結。」[5] 雖然歷代憂鬱症的理論不同，但是同樣都會強調疾病徵兆與症狀，除了恐懼與悲傷之外，希波克拉底也提及其他可能的症狀如「不想進食、失魂落魄、輾轉難眠、焦躁、不安」，都非常接近現今的診斷標準。[6] 希波克拉底還指出，出現症狀還不算有病，持續長度還要超乎預期。他堅持，只有久久不退的悲傷或恐懼才構成疾病。憂鬱症的特點在於反應過度、與事件發生的情境不相符，這是首度有人嘗試提出這樣的觀念。

有一個關於希波克拉底的小故事，流傳久遠，但有可能是自稗官野史。故事闡述了無緣故的病態悲傷與有原因的悲傷之間的差異。[7]有一次希波克拉底受命要為馬其頓國王帕迪卡斯二世（Perdicass II，西元前四五四至四一三年）看病。國王鬱鬱寡歡，無心上朝，希波克拉底發現，他的病況來自於暗戀已故父親的妃子，所建議國王向太妃表明心意。總而言之，希波克拉底清楚國王的問題在於愛的渴望，而非鬱結成疾，沒有治療必要。

暨希波克拉底之後，晚一百多年的亞里斯多德（西元前三八四至三二二年）及門徒在《問答集》（*Problemata*）中區分各式各樣正常的悲傷以及病態的悲傷。亞里斯多德認為，病態悲傷是與事件不成比例的過度反應。他清楚指出：「如果黑膽汁的溫度低得超乎尋常，人就會無緣故意志消沉。」[8]「超乎尋常」指的是有違情境的過當反應，所以這種悲傷是「沒有根據」的。這種意志消沉「導致年輕人無故懸樑自盡，有時候老年人也會。」[9]

類型學的一代宗師亞里斯多德從各種角度分辨抑鬱，區分之一就是抑鬱的性情與抑鬱成疾。亞里斯多德將憂鬱性情與卓越的藝術天分跟聰慧的資質聯想在一起，率先開創了一項延續至今的傳統觀念：「不管是哲學、治國、詩歌或藝術領域，為什麼表現傑出的人都抑鬱不已，甚至嚴重到得黑膽汁病的程度……之前也提到，這些人天生的性情就是這樣。」[10]亞里斯多德明白，憂鬱是一種正常的性格類型，也知道天賦異稟的人的抑鬱程度會超乎常人，心神因此受制。但他並不認為這種異常是病態的，抑鬱為這些人提供了創造力，雖然也因此容易抑鬱成疾。亞里斯多德指出：「我們常常碰到的狀況是，雖然感到哀痛，卻說不上是什麼原因。大家多少都有一點這種問題，也有人會深陷其中，那是他們本性恆有的特質所導致的。」[11] 他認為，極端的抑鬱性情一般來說都是疾病，有些罕見的案例是例外，因為它是天賦異稟的人創造力不可或缺的來源。

在亞里斯多德的著作中，古代鬱結定義的關鍵區別在於「無緣故」的悲傷以及症狀類似、但是由實際打擊所引起的悲傷，只有前者才是精神疾病。但是「無緣故」不代表沒有肇因，人們相信是黑膽汁分泌過剩、血液循環不順、精力流失等等生理或心理因素造成了憂鬱。這種觀念淵遠流長。因此，「無緣故」意思是指憂鬱症狀與環境事件不成比例，缺乏會引發悲傷的「正當」事件，例如喪親之慟、失戀、經濟困難等等。[12] 反過來說，古希臘與羅馬的醫生不認為「有緣故」的憂鬱症狀是精神疾病的徵兆，因為這是符合脈絡情境的反應。

亞里斯多德也努力解決更根本的問題，亦即何謂「適度」的悲傷。他所面對的難題是：既然悲傷或恐懼的程度依環境而定，沒有可定義健康的「常設基準點」，那麼怎樣才算健康呢？亞里斯多德的解法是，健康的定義是關聯性的，適度的悲傷隨時會跟著周遭的情境適度變化。他的洞見在於，悲傷與情境有比例上的關聯性，就算實際的悲傷程度與情境有各種變化，這種關聯特質都不會變：「外在狀況不斷變化，我們還是可以好好調節，說不定是種好情況……必要的時候會回溫再冷卻，或是反過來。」情緒變化要符合比例，由此出發，亞里斯多德接著解釋何謂異常的抑鬱性情或人格（不限於疾病）。他指出，這類個性的人傾向走極端，因此情緒反應容易過頭：「由於分泌過度，抑鬱之人都與常人不同，不是因為生病，而是本性如此。」[13]以類似的標準來看，就可瞭解病態並非來自天性。

總而言之，亞里斯多德區分了以下幾點：（一）所有人都有造成抑鬱的特質，它們會引發正常的悲傷反應與各種不同的正常情緒。（二）黑膽汁分泌旺盛的人會表現出正常範圍內的抑鬱性情，因此天生就容易悲傷。（三）天賦異秉的人經常會出現這種極端的性情差異，難免會被當成是統計學上的異數，但是還不算是疾病，特別是這種個性帶來的創造力。（四）有些悲傷反應過當、在病理上有害健康，或者是缺乏適當原因、也沒有辦法提供創造力。以上幾項區別我們都很容易理解。接下來他指出，雙極性疾患的症狀裡，鬱鬱寡歡、狂妄自大在病因上有關係，這與現代的觀念不謀而合，非常有趣：

有一點點這樣的個性並不奇怪，但如果太強烈的話就真的與眾不同了。如果一個人身上有這種強烈特質，會相當抑鬱，再加上特定條件，就會異於常人，放著不管就很容易抑鬱成疾。不同的人，病變會累積在不同地方，有些人出現癲癇症狀，有些人出現中風症狀，有些人加倍抑鬱，或是恐懼加重，其他人則是變得狂妄自大。[14]

古羅馬醫生追隨著希臘前輩的腳步，區別有原因的抑鬱以及無緣故的抑鬱狀態，他們認為只有後者與疾病有關。古羅馬醫師凱爾蘇斯（Celcus，西元三〇年前後）呼應了希波克拉底，將鬱結定義為：「人因長期鬱鬱寡歡、戒慎恐懼與夜不成眠，造成了憂鬱，黑膽汁分泌失調可能為病源。」[16]他建議：「治療時，醫者應該要委婉詢問患者，為何無緣無故感到憂鬱。」[17]生卒於一世紀晚期至二世紀早期、活動於以弗索的希臘醫生索拉努斯（Soranus Ephesus）在著作裡描述抑鬱的人：「頹喪易怒……其實從來沒有開心及放鬆過，有抑鬱的跡象……精神上的痛苦忿懣、心灰意冷、沉默寡言、仇視家人，有時尋死有時覓活，懷疑有人意圖謀害自己，莫名其妙的哭泣，意思不明的喃喃自語，偶爾心情雀躍。」另外也有其他症狀，多半是腸胃問題。[18]文中提到「莫名其妙的哭泣」就明白指出，在他的觀念裡，強烈的悲傷情緒在某些情況下是無緣故產生的。

活動於卡帕多其亞的古希臘醫師阿瑞提斯（Aretaeus of Cappadocia，西元一五〇至二〇〇年左右）將「無緣故」的類別闡釋得更加明確。他指出：「談到抑鬱纏身……如果沒有明顯的原因，病人顯得呆板、不苟言笑、消沉或莫名其妙無精打采，就是抑鬱的開端。他們也會變得暴躁易怒、意志消沉、失眠、睡不好容易驚醒，也會被無名的恐懼纏上。」[19]阿瑞提斯更進一步區分正常與病態之不同，他這麼說：「滿心只剩憤怒、哀慟以及難過消沉的念頭。」[20]阿瑞提斯分享了一個案例（明顯是以希波克拉底講的故事為原型），他描述了極端但正常的悲傷，當事人具備與鬱結之人相同的症狀，所以被誤診生了病：

我聽到一個故事。有一個人，他原本無藥可救了，後來愛上了一個女孩，雖然醫師幫不了他，愛情卻治好了他。我認為這個人原本一開始就單戀著女孩，因為關係進展不順利，所以意志消沉而無精打采，一般人的眼裡看起來就像得了鬱結，當時這個人不知道那就是愛，等他向女孩告白以後，就不再感到消沉，憤怒與悲傷也一掃而空，喜悅提振了低落的精神，恢復理智，而愛就是他的醫師。[21]

透過這個故事，阿瑞提斯說明如何以「無緣故」來區分鬱結成疾與正常悲傷，他也指出，如果單看症狀，正常的情況有可能被誤診為疾病。

阿瑞提斯與他的前輩一樣，特別提出了我們後來稱之為精神性憂鬱的妄想狀況：「由單一妄想引發的意志消沉，無發熱症狀……抑鬱之人的想法改變了，只剩悲觀消沉……他們懷抱的抑鬱念頭沒有特定的類型，但差不多都是以下幾種，不是懷疑有人下毒、厭惡人群而逃到荒漠裡，不然就是變得迷信，要不就是懷抱厭世的想法。」[22]二十世紀百年來的醫療文獻滿是這些妄想案例，這種症狀可當成某種比例失衡的標準，也就是由認知功能失常來判斷是否患病。

二世紀晚期的克勞底斯．蓋勒努斯，又稱蓋倫（Claudius Galenus，西元一三一至二〇一年），與阿瑞提斯一樣是居住在羅馬的希臘醫師，他統整綜合了過去六百年以來累積的精神醫學知識，再度重申了希波克拉底的鬱結定義：「長久不退的恐懼或是憂鬱的情緒（或稱輕鬱症

〔dysthymia〕）。」[23]蓋倫的敘述除再度強調精神性現象，也清楚描述了基本症狀：

抑鬱成疾的患者通常會感到恐懼，但是感受到的異常畫面卻不一定相同。譬如說有位病人相信自己被變成了蝸牛，所以一遇到人就逃，生怕自己被踩扁……另一個病人擔心撐起世界的巨人阿特拉斯會撐不下去而撒手不管，人類就會被天地壓扁疊在一起，還有好幾千種各式各樣的想像……雖然鬱結患者的行為差異相當大，但都出現了恐懼或消沉的症狀。他們挑剔生活、厭倦人群，但也不是每一個人都求一死了之，因為有些人在鬱症發作的時候最怕的就是死去，還有人特別奇怪，既怕死又想死。[24]

蓋倫採用了鮮明的類比，明白肯定「無緣故」類別的存在。他以黑膽汁的顏色突顯抑鬱的人從大腦裡冒出來的恐懼，那通常都是外在環境造成的：

意志消沉的患者看到誰都討厭，情緒經常陰沉易怒，看起來如驚弓之鳥，像是陷入無盡黑暗中的孩童或大人，除了少數天生就膽大包天的人或是受過特別訓練之人，否則外在的黑暗幾乎是所有人都怕的，因此黑體液的顏色遮蔽了（大腦內）思考的區域時，就會引發恐懼。[25]

希波克拉底至蓋倫這段時期所發展的醫學理論，區分了內部失能引起的抑鬱狀態（「無緣無故」的情緒）跟外在環境引起的適度反應，而且延續了數千年。[26]然而之後關於鬱結的明確文獻資料就相當稀少了。東羅馬帝國時期，活動於特拉列斯的亞歷山大醫生（Alexander of Tralles，西元五二五至六〇五年）將「無緣故的悲傷」納入鬱結的症狀中，也建議要對症治療，特別是碰到非慢性病例的時候。[27]十世紀初的阿拉伯醫師伊姆蘭（Ishaq ibn Imran）定義鬱結為「失去理性、經常感到悲傷與意志消沉」，也重申了「無緣故」的觀念。不他過也認為，痛失打擊的確會引發真正的疾病：「痛失愛子愛女，或是損失無法取代的藏書都會釋放這種悲傷及挫敗，結果就是抑鬱成疾。」[28]康斯坦努斯・阿非卡努斯（Constantinus Africanus，約西元一〇二〇至一〇八七年）給鬱結下的部分定義包括「害怕不可怕的東西」，並指出，痛失至親或珍愛之物，比方說學者痛失藏書，可能會引發鬱結。[29]波斯醫師阿維森納（Avicenna，西元九八〇至一〇三七年）強調：「無緣故的恐懼一發作，連不存在的事物、一般稀鬆平常的東西都會害怕。」[30]通常我們在解釋導致悲傷的內在過程時，就明白包括「無緣故」這項標準，就像精通醫術的聖賀德佳修女（Hildegard of Bingen，西元一一五一至一一五八年左右）所言：「抑鬱成疾，膽汁既黑且苦，帶來各種兇惡之病，例如腦部疾病。它也會使心臟中的血管血液過剩，或使人消沉喪志、疑神疑鬼。無法從神聖的生活中找到喜悅，肉體凡胎也得不到慰藉。」[31]然而，鬱結在希臘羅馬精神醫學裡佔據的核心地位，一直等到文藝復興時期才恢復。

文藝復興時期至十九世紀的憂鬱史

十六世紀晚期至十七世紀早期，學者更加強調「無緣故」的疾病類別。法國醫師杜勞倫（Andre Du Laurens，西元一五六〇至一六〇九年）以「勞倫提斯」（Laurentius）的稱呼廣為人知，其著作《談抑鬱》（*Discourse de la melancholie*）傳遍歐洲各處，對後世影響深遠。杜勞倫總結，當時的治療路線都強調無緣故：「一種無發燒的老態現象，通常伴隨著無明顯肇因的恐懼與悲傷。」[32]

在英吉利海峽的另一側，畢業於劍橋的提摩西．布萊特（Timothie Bright，西元一五五〇至一六一五年）是與杜勞倫同時期的醫師，也相當關注信仰引發的罪惡感。布萊特著有《憂鬱論》（*Treatise of Melancholy*，西元一五六八年出版），他以相當長的篇幅討論無緣故及有原因悲傷的差異，接著列出不同的診斷，區分真正的抑鬱症以及非病態的強烈悲傷絕望，後者的成因是，人深信自己有罪、上帝的怒火即將降臨。布萊特指出：「我們找不到抑鬱悲傷的起源，也看不到它的盡頭。良心負罪而引起的靈魂之苦，跟抑鬱是相當不同的事情。」[34]人類害怕上帝的怒火，所以：「負罪的良心是有原因的悲傷與恐懼，也是人類受罪最主要的原因。然而，抑鬱純粹是杞人憂天，沒有真實確鑿的事物作為憑據。」布萊特鉅細靡遺地解釋，在同一個人身上，抑鬱及受折磨的良心（靈魂應得的苦痛）之間有獨特的差異，要按照對情境的理解來區分，判斷是否有恰當的環境因素：

不論出現了什麼樣的麻煩事，因此而心靈煩亂，都不算抑鬱，這種苦惱是有憑據的。違背了銘刻在靈魂裡的道德自然律，靈魂受罪惡感所苦及受良心譴責，人人都無法倖免，就算是有教養的人也一樣……另一方面，若有任何莫名其妙的念頭，純粹是來自於大腦裡的想法，基於大腦受制於此種體液（如前文已證明過），那麼就是抑鬱，不應該輕忽。抑鬱的大腦會騙人，讓我們誤以為某些原因是合理的……我的結論就是，抑鬱與靈魂之痛苦，兩者是不一樣的……那些揹負著罪惡十字架的人感受到的痛苦遠超過所有自然強烈情緒所帶來的苦痛，同時恐懼自然而生，心情沉重。而受抑鬱所苦之人感到恐懼、懷疑、疑神疑鬼、心情沉重，這樣的情緒出現沒有原因，若真的事出有因，那麼抑鬱就會讓強烈的情緒雪上加霜。

布萊特繼續生動地描述「無緣故」一詞的特點，牢牢地將這個觀念深植於我們對於情緒脈絡的理解：

從過去的經驗我們的確會看到，有種人擁有可享一輩子的財富與安樂，還有無比溫暖的友情，能安心安穩好好過日子，沒有需要恐懼的事情，沒有心生不滿的問題，也沒有外在危險，處處讓人放心滿意。但這種人還是會被沉重的情緒壓垮，被恐懼重挫，無法接受任何撫慰，不抱安心的希望。這種強烈的情緒並非由眼下或迫切的危險所致，而是因為抑鬱。

布萊特的理論觀點成了古代至現代醫學文獻的基礎。他認為，人類天生有的強烈情緒，也就是悲傷的情緒，它有自然設計的運作方式，但是病變之後，運作就會出問題。

隨著布萊特的腳步，後人繼續研究，譬如費力克斯．普拉特（Felix Platter，西元一五三六至一六一四年）在《醫典》（*Praxeos Medicae*，西元一六〇年）一書裡定義抑鬱為此種狀態：「想像力與判斷力嚴重扭曲，受害者莫名其妙會難過害怕，沒有辦法指出任何特定會造成痛苦或恐懼的原因，只能給出支微末節的解釋或是抱持著錯誤的想法。這都是因為理解思考能力受到擾亂的結果。」[36] 跟其他學者一樣，普拉特也在「無緣故」的分類底下收錄了缺乏實際肇因的病例（妄想或是內因型憂鬱症）以及缺乏適度比例的肇因（小題大作、反應過度）。

英國學者羅伯．柏頓（Robert Burton）的經典著作《憂鬱剖析》（*The Anatomy of Melancholy*）於西元一六二一年出版，在所有文藝復興時期的憂鬱相關論述中，本書最為著名，作者也一樣從「無緣故」的傳統觀念建立論述。柏頓指出憂鬱的三大組成要素：情緒、認知與身體症狀，直到現在我們還是以這三大特徵分辨憂鬱狀態。但柏頓堅持，光靠抑鬱症狀還不足以證明疾病存在，要看是否出現毫無來由的症狀。按照他提供的補充定義：「加上『無緣故』這個條件，才能明判定憂鬱狀態。它跟普通的激烈情緒，如恐懼與悲傷，有所區分。」他又指出鬱結的「心理徵兆」，包括「沒有明顯原因而出現的悲傷。哀慟，卻講不出原因。」[37]

柏頓強調，人人皆有抑鬱的傾向，是人類處境正常又普遍的一面：

抑鬱……存在於天性或習性裡。以天性來說，在所有讓人難過、渴望、生病、困難、恐懼、哀慟、激動、煩惱的種種事件中，在所有令人心神困頓、不滿或痛苦、麻木、心情沉重、不安的歷程中，抑鬱來了又去……抑鬱來臨時，沒人能活得自由自在，就算再如何逆來順受，如何有智慧、再怎麼幸福、再怎麼有耐心、慷慨大度、神聖高潔，也解脫不了；一個人再怎麼處之若素，或多或少總是會感到抑鬱的痛苦。這樣看來，抑鬱是凡人的特質。

受到失落與挫折打擊的人自然就會感到正常的抑鬱，正常的抑鬱也是「凡人特質」的一環，兩相比較之下，柏頓認為抑鬱之疾「違反自然」。[39]跟隨杜勞倫的腳步，柏頓定義抑鬱之疾為：「一種無發熱的老態現象，通常伴隨著『無明顯肇因』的恐懼與悲傷。」[40]柏頓也敏銳地察覺到痛失反應的性質因個人而有極大的差異，於是將豐富多樣的性格反應歸入非病態的範圍，只要這些反應不會長期不退、逐漸惡化就可以了：

對一個人來講只是像被跳蚤叮了一下，對另一個人來說卻是難以忍受的折磨。一個人靠著卓越的自制力、泰然自若的舉止就可以開心克服的事情，另一個人則完全受不了，甚至只要有點小小的誤會、傷害、哀傷、丟臉、損失、不悅、流言等等零星隨機的事件，情緒就會激動起來，表情扭曲，消化不良，夜不成眠，情緒晦暗，心情沉重，慮病發作……這個人被抑鬱壓垮了……雖然這些情況都符合抑鬱的條件……但稱為抑鬱並不恰當，因為症狀並不會持續，而是會因為某些刺激而起起落落。[41]

但是事件之後的正常反應久久不退、脫離現實脈絡時，柏頓才認為是疾病：

天性常常變成習性，接著……惡化成疾病。就像腦部偶爾有分泌物會使人咳嗽，但是一旦積久成習就會毀掉一個人的肺：刺激抑鬱的事物也是一樣……我們要治療的這種抑鬱……是種慢性或持續性的疾病，這種疾病並不會打亂分泌，而是會使體液的分泌……固定成習慣，然後就很難消除了。[42]

除了注意到人類性情的正常差異之外，柏頓也擅於觀察正常痛失反應的極限在哪裡。他指出，最極端難忍的打擊包括與朋友分離、痛失親愛之人：「在各式各樣曲折、複雜的意外肇因中……友情破滅或朋友去世或許可以排上首位。」[43]柏頓以動人的筆觸描述了非病態哀慟讓人多麼痛苦：

朋友分別、某人缺席不在就可以造成這麼劇烈的影響，那死亡會怎麼樣呢？死亡注定天人永隔，此生無法再見。此刻人必定感到哀痛欲絕、食欲不振、生無可戀、樂趣全失、嗟嘆悲嗚、涕淚縱橫、驚呼連連……悲號吼叫、椎心刺骨、日思夜想、不斷看到逝去朋友出現在眼前……然而啊然而，慈愛的父親、孝順的兒子、賢良的妻子跟親愛的朋友佔據了我們的心神，魂牽夢縈了整整一年之久……在這種情況下，最穩重有耐心之人也都會猛然一頭栽入這種強烈的悲傷情感之中無法自拔，而原本勇敢謹慎之人常常渾然忘我，像孩子一樣涕泣長達數月之久。[44]

不只是只有像柏頓如此著名的學者會區分無緣故的抑鬱以及與切合肇因的抑鬱，一般的醫療從業人員會這樣做。理查・納比爾（Richard Napier，西元一五五九至一六三四年）是英格蘭鄉間的開業醫師，歷史學者麥可・麥唐諾（Michael MacDonald）仔細研究了納比爾的筆記，內容提到當時的全科醫師如何將憂鬱狀況分為三大類。第一類憂鬱狀況來自於普世皆有的悲傷與哀慟經驗：失戀、破財、重病、與配偶、情人或父母失和。納比爾明確地將這類常見的困境與抑鬱成疾分開，才不會使「所有鬱鬱寡歡的人都得了抑鬱之疾」。[45]

另外兩種類型的抑鬱狀態就算是疾病了。先說第一種，納比爾用「無根源的悲傷」來形容某些患者的情緒。[46]它指的是沒有外在刺激或妄想而生的抑鬱，完全無法以外在環境來解釋。第二種病態的抑鬱來自於「合情合理的事件，如至親過世，但強烈程度與持續時間超乎尋常，顯示此人有抑鬱妄想的跡象。」[47]麥唐諾指出：「當時的人相信，相較於正常的心智狀態，抑鬱及煩惱之人感受到的情緒跟一般人一樣，只是強度放大好幾倍。」[48]納比爾的紀錄清楚指出，鬱結通常會在沒有環境刺激之下出現，但有時也來自於對實際打擊的過度反應。譬如說，許多鬱結的診斷根據是喪親之慟，通常是因為失去愛侶或孩子而發病，[49]這種悲傷非常強烈，時間也非常久，到了逼人發狂的境地。因此，若要判斷罹病與否，醫師就需要瞭解症狀與情境脈絡的關係，也就是悲傷的根源與及推力。

柏頓的後輩也追隨他的腳步，區隔有原因與無緣故的憂鬱。例如十七世紀晚期的提摩西．羅傑斯（Timothy Rogers，西元一六五八至一七二八年），他分析了正常痛失反應的喪親之慟以及刺激憂鬱症產生的喪親之慟兩者間的不同。羅傑斯觀察到：「許多人由於喪失愛子愛女，或一夕之間受到出其不意的重挫，破壞了所有從前的規劃與盤算，因而罹患了抑鬱之疾。」[50]羅傑斯也清楚指出，這類悲慘的痛失打擊通常不會導致抑鬱之疾，他特別將病態的反應與瑪莉．蘭恩夫人的反應做對比。羅傑斯將自己的著作獻給了這位夫人，她在喪父喪母及痛失子女之後，經歷了相當強烈但正常的哀痛與悲傷。[51]

到了十八世紀，就沒有那麼多人採用「無緣故」的判定標準了，或許是因為那個時代的學者把焦點擺在精神性憂鬱上。[52]按照歷史學者史坦利．傑克森的說法：「那個時代的人認為，瘋癲包括無明確原因的消沉與恐懼，也都會出現特定類型的妄想。睡眠不足、焦躁、坐立不安、便秘依然是常見的特點。」[53]以名聞遐邇的約翰生（Samuel Johnson）字典為例，鬱結（melancholia）有三種定義，兩種指的是精神疾病，而剩下的一種指的則是常見又正常的情緒。[54]附帶一提，帶動風潮、以憂鬱（depression）一詞逐漸取代鬱結一詞的人就包括約翰生。

後來醫界繼續採用鬱結來定義疾病，依舊沿用古老的脈絡判定法。德國醫師弗德里希・霍夫曼（Friedrich Hoffmann，西元一六六〇至一七四二年）描述抑鬱的特徵為「悲傷與恐懼相關，但缺乏任何顯著原因。」[55]蘇格蘭醫師威廉・庫倫（William Cullen，西元一七一〇至一七九〇年）是十八世紀後期研究抑鬱的重量級權威，他指出：「抑鬱總是伴隨著某些看似莫名其妙、但卻讓人相當焦慮的恐懼。」[56]在美國，聲譽卓著的牧師科頓・馬瑟（Cotton Mather，西元一六六三至一七二八年）特別強調，抑鬱之疾的悲傷沒有充分合理的外在因素：「這些抑鬱之人，苦難完全是自發的，光這樣就已經讓人折磨難忍，彷彿這個邪惡的世界帶來的悲傷還不夠似的，他們自創了想像的世界，執著與各種恐懼的念頭，想像自己受苦受難，彷彿真的大禍臨頭了一般。」[57]就連哲學家康德（西元一七二四至一八〇四年）也廣義地將鬱結定義為「非合情合理的哀慟」。他謹慎地將抑鬱與各式各樣非病態的狀況區分開來，至於有些人強說愁，或是那些「抑鬱的數學家」，實際上只是內向多慮罷了，跟真正的精神疾病不同。[58]

十九世紀的憂鬱觀念

十九世紀初期，法國精神科權威醫師皮內爾（Philippe Pinel，西元一七四五至一八二六年）繼續維持著抑鬱之疾與實際不幸造成的後果之間的根本界線。他於西元一八〇一年出版了《精神錯亂之醫學哲學論》（*Traite Medico-Philosophique Sur l'Alienation Mentale*）。在這本關於精神疾病的書中，皮內爾指出：「這些人除了有鬱結以外，各方面都非常健康，他們通常人生一帆風順，可是，其形影之悲慘應無人能出其右，這些人陰沉沉地想著自己想像出來的不幸。」[59]皮內爾在區分造成自殺的非病態原因與病態原因之時，也提出了特別重要的比例原則以及該如何應用它。法國哲學家孟德斯鳩曾對海峽對岸的英國提出詳盡的批評，其中一段文章指出，羅馬人的自殺並非病態，而是文化的影響（「教育的影響。自殺取決於他們的習俗以及思維方式」），而英國人的自我了斷則是病態的（「英國人常常自我了斷，並沒有明顯的肇因刺激他們做出這種行為，就算是坐擁榮華富貴的人也不例外」）。皮內爾讀過這些評論，也支持孟德斯鳩的看法，還進一步闡述說明，會刺激人自殺的正常因素包括嚴重的社會羞辱或是陷入財務困境。接著皮內爾展現外交手腕，嘗試用醫療專業挽救兩國關係。他分析自殺的病態根源，判斷那非是英國人獨有的疾病：「一個人有這種駭人的行為傾向，同時又缺乏正常的強烈動機，例如名譽受損、財務虧損等，絕對不是英格蘭才獨有的疾病，在法國發生的機會也絕對不算少。」[60]

皮內爾的得意門生埃斯基洛（Jean-Etienne-Dominique Esquirol，西元一七七二至一八四〇年）也傳承了重脈絡的傳統。他指出，就連患者自己都可能清楚知道現實的嚴重性與悲傷的強度之間有落差：「有些人……清楚自己的問題在哪，知道那些問題的謬誤之處，也明白折磨自己的恐懼有多麼荒誕。他們心知肚明自己喪失理智，也常常坦承不諱、心存哀痛甚至絕望。」[61]美國建國者之一的班哲明．拉許（Benjamin Rush，西元一七四五至一八一三年）是家戶喻曉的「美國精神醫學之父」，也無獨有偶地認為鬱結的特徵包括謬誤的信念或信念引起的過當反應：

> 半精神錯亂為一個人針對一個特定主題而有的無稽想法與行為。除此之外，心神在其他方面都很正常。這種病況的問題有兩個層面，一方面使得此人與現實脫節，另一方面，與實際造成刺激的原因相比，後果超出我們預期太多。[62]

英國的權威精神病學家亨利．莫茲利（Henry Maudsley，西元一八三五至一九一八年）也注意到了抑鬱反應的錯誤發展方向，他指出：「本來會讓人接受或是不當一回事的想法反而引起痛苦。」[63]莫茲利給了幾個反應過當的極端案例：

> 有一些案例特別引人注意，這些人的妄想嚴重到引起極大的精神痛苦，患者把自己的悲慘牽連到最為荒謬又不符情況的原因上。有一個由我醫治的男病患，他非常的痛苦，說是因為自己喝了一杯不該喝的啤酒。還有另外一位男性患者認為自己一輩子都毀了，因為他在祈禱的時候說了髒話。[64]

莫茲利堅信，所有的妄想執念都是因為疾病強化的結果，並非原因。

影響甚鉅的德國精神病學家威廉．葛利辛格（Wilhelm Griesinger，西元一八一七至一八六八年）也以與脈絡比例失當的抑鬱症狀來定義疾病徵兆：

有時候，先於精神失常出現的鬱結，外表看來像是客觀肇因引發的痛苦情緒未消……例如哀慟、嫉妒等。症狀非常嚴重，持續時間超乎尋常，與外在的影響越來越沒有關聯，還有其他隨之而來的附帶情緒，所以這種鬱結與健康的人感受到的精神痛苦不同。其他病況的鬱結則是在缺乏心理因素之下發生。[65]

葛利辛格描述鬱結為「深層的抑鬱與悲傷性格，一種情緒倒錯狀態」。[66]「倒錯」（perversion）的意思是指，原本對客體自然會產生的適度感覺偏離正軌了。葛利辛格發現，鬱結涵蓋了與正常反應相同的感受，例如哀慟與嫉妒，但是不同之處在於強度、時間長短，還有最重要的一點，對照實際的外在事件，「客觀上找不到痛苦的根據」。[67]不過他也承認：「我們不太容易能區分情緒的生理狀態與精神錯亂的差別，因為精神疾病有可能看起來像是已有的情緒生理狀態緊接而來的發展。」葛利辛格確定，鬱結之疾與正常的陰沉個性，其根本差異在於「前者的患者無法擺脫惡劣的情緒。」[68]

此時，以脈絡理解憂鬱症已有更進一步的論述與獲得認同，醫學思潮也有了翻天覆地的進展。醫生自行開業，專業領域拓展到精神病院以外的地方。他們治療更多的病患，遇上了更多尋求治療的患者，這些人經歷到強烈的悲傷，但沒有妄想或是其他的精神性症狀。此種型態的鬱結自古就獲正視，但是醫界的重點總是擺在妄想的案例（「無發熱症狀之精神衰老」）。到了十九世紀，各種無妄想的鬱結被挑出來歸為「純」鬱結，也就是現今非精神性單極重鬱症（non-psychotic unipolar major depression）的前身。

英國精神病學家丹尼爾．哈克．圖克（D. Hack Tuke，西元一八二七至一八九五年）就明確反駁鬱結必定會出現妄想，他發現「純」鬱結純粹只包含各種悲傷症狀，並無認知障礙。除了「妄想錯亂」型鬱結之外，圖克集中心力研究「無妄想」的鬱結類型。[69]圖克認為：「純鬱結沒有認知相關的疾患……沒有妄想或幻覺。」[70]不過他依然發現：「可能有腦部病變……因為悲傷、耗費精力或壓迫型人格的強烈情緒造成的。」[71]當時的人都接受這個定義，它也將成為今日最受關注的憂鬱症類型，最容易與正常的情緒反應搞混。

更多人關注純鬱結之後，也代表著眾人的焦點更集中於鬱結定義中的脈絡準則。舉例來說，精神病學家約翰．查爾斯．巴克尼爾（John Charles Bucknill，西元一八一七至一八九七年）為知名的《精神醫學手冊》撰寫與精神錯亂有關的診斷條目，他以「無緣故」為標準，區分了正常的症狀與病態的症狀，但並沒有提及妄想：

鬱結的症狀包括悲傷、意志消沉、恐懼及絕望，非常強烈，遠超過這些情緒通常會對神智正常之人的影響程度，甚至就算是處在最艱困的處境，其產生的情緒也遠比不上鬱結的強烈程度，數不清的鬱結病例都缺乏程度相應的心理肇因，甚至完全沒有。[72]

由於神經系統失常，「適度回應的功能消失了」。[73]巴克尼爾也認為：「無併發症的鬱結症狀……程度各異，但與正常健康的哀痛難過不同。面對多舛的命運，人人都會難過悲傷。」[74]至於肇因的話，巴克尼爾發現：「所有精神疾病的心理肇因都會造成哀痛、失望、逆境、焦慮等症狀。長期臥病也會。」[75]但他依然堅持，正常哀痛會引起病變，也是因為當事人有某種遺傳而來的先天性情。[76]

同樣地，精神病學家查爾斯·梅瑟（Charles Mercier，西元一八五二至一九一八年）為圖克的鉅作《精神醫學辭典》（*Dictionary of Psychological Medicine*）撰寫鬱結的條目時，也完全按照真實肇因的反應比例原則：「要從患者的處境來判斷，鬱結的特徵就是痛苦感受過度。」[77]他發現，病變也可能逐漸發作，直到過度惡化，失去恰當比例。壓力與遺傳也可能相互作用：「到最後，痛苦加劇，其他症狀惡化，毫無疑問超過正常的限度。旁人可明顯看出患者受病態憂鬱之苦。」[78]梅瑟認為，對病程發展來說，正常強烈悲傷的肇因是風險因子：

不幸的處境，如痛失好友、財務打擊或名譽受損等，任何我們認為會讓普通人難過、哀痛、不安、焦慮的狀況，如果是讓韌性比一般人低的人遇上了，就會發展出鬱結……壓力越大，自然而然，鬱結發生的機率也就越高。[79]

法國醫師莫理斯．弗洛里（Maurice de Fleury，西元一八六〇至一九三一年）在《醫學與心靈》（*Medicine and the Mind*）一書中將此病的特徵簡要描述為「無緣故的抑鬱」。[80]他也解釋了正常的哀慟如何隨著時間發展成病變，類似於現今所說的「燃點假說」（kindling hypothesis）：「哀慟是特別的、低強度的腦部活動。我們的心智如果處在這種狀態到一定的時間，就會形成習慣，因此在患者眼中，所有事情看起來都籠罩在痛苦、抑鬱、悲觀的光環底下。」[81]

另外一位英國的精神科醫師喬治．薩維奇（George H. Savage，西元一八四二至一九二一年）強調病變的抑鬱內部成因。他定義鬱結為「一種精神憂鬱的狀態，從外表的肇因來看，個人產生的痛苦絲毫不合理，也不該出現。此時精神上的痛苦完全取決於生理與身體上的改變，與環境沒有直接關係。」[82]與大多數的學者相同，薩維奇也接受純鬱結的分類：「與自然狀態相較，純鬱結的痛苦及表現都稍微放大，但患者沒有什麼嚴重的妄想，例如一生都毀了、被詛咒之類的無稽之談……雖然痛苦經常造成妄想。」[83]

十九世紀晚期最為人所稱道的精神病學文本就是德國醫師理查．豐恩．卡夫特艾賓（Richard von Krafft-Ebing，西元一八四〇至一九〇二）所寫的《精神錯亂教科書》（*Text-Book of Insanity*）。他延續前人做法，繼續以反映的比例原則定義鬱結：「鬱結的基本現象包含了痛苦的精神憂鬱，這種狀態沒有合理數量的外部原因，甚至完全沒有外部原因。它普遍會抑制其他精神活動，甚至有可能完全停擺。」[84]

對卡夫特艾賓來說：

痛苦憂鬱的感覺狀態……自發地出現，獨立而存在，這是精神錯亂抑鬱狀態的根本現象……在其他狀況下讓人產生愉悅感覺的事物，現在在異常的自我認知投射下，也都變得令人厭惡。[85]

卡夫特艾賓觀察發現，要區分正常與異常的憂鬱狀態並不容易，特別是以純鬱結來說：

抑鬱的心智包括精神上的痛苦、不滿及憂鬱……這種痛苦的憂鬱在內涵上，與有充分肇因的憂鬱並無差異……抑鬱妄想的內容各式各樣，涵蓋了各式各樣人生的疑問、在乎的事物與恐懼……所有抑鬱妄想的共通特質就是痛苦……不用說，純鬱結是最常見的精神疾病……只在精神病院裡才會受到特別觀察，但是在私人診所裡卻極度常見，數不清的輕微程度患者沒有送到醫院治療。[86]

結論

從希波克拉底到卡夫特艾賓，我們扼要概覽了憂鬱症觀念的形成。哪一點最驚人呢？第一，他們所提及的症狀皆驚人地一致，大體來說，目前的診斷手冊也強調同樣類型的症狀。其二，區分疾病與正常情緒的做法已有一套令人嘆服、可靠又內容豐富的傳統。從上古時期起就有「有原由」對比「無緣故」的判斷標準，後世人再衍生出大同小異的各種版本。綜觀兩千五百年以來的歷史紀錄，我們可以看出人們如何裡解病理上的憂鬱。它是正常人類情緒反應過度，因此，就診斷邏輯來說，第一步必定是藉由反應與刺激因素的關係來區分正常與病態。第三，後來精神醫學重心轉向沒有妄想的「純抑鬱」，甚至更仰賴「無緣故」的脈絡準則來劃分正常範圍及病變悲傷的界線，可說是預告今日的發展，也就是聚焦在非精神性單極疾患。醫學上以「無緣故」來認識憂鬱症，建立了有力而一致的原則，為下一個世紀診斷方法的激進發展奠定了基礎。下一章節會帶著讀者回顧二十世紀這套醫學傳統的命運。

第四章　二十世紀人類憂鬱史

到了十九世紀末期，精神醫學界一般要定義抑鬱之疾時，都有考慮到症狀與刺激肇因間的關係。雖然以某些病例來說，例如精神性憂鬱，都顯現出疾病的跡象，診斷者依然知道，必須考量脈絡，因為只看症狀的話，憂鬱症與嚴重的正常悲傷並無二異。到了十九世紀末期，傳統的脈絡型憂鬱症診斷法開始分成兩派。一派以佛洛伊德為首，包括他的追隨者，都把焦點放在精神疾病（包括憂鬱症）的心理病因，以及正常狀態到精神疾病的連續性。這一派的擁護者研究並詮釋患者所表達的想法，推測背後導致病態的無意識意義與渴望。另一派為埃米爾．克雷佩林（Emil Kraepelin），他發展出一套經典的醫學方法，用來檢視憂鬱症等疾病的症狀、病程及預後，以此制定明確的身體病理學。克雷佩林啟發了一批研究人員，他們採取克雷佩林的進路、並拓展成更大的研究計畫，藉著統計方法，從症狀推斷出明確的疾病。

在精神疾病分類學領域，主流有影響力的學者多半偏好克雷佩林派。許多學者認為，一九八〇年第三版DSM出版後，終於解決了佛洛伊德派與克雷佩林派之間的角力。[1]不過接下來我們會看到，從許多方面來看，問題並沒有這麼容易解決，特別是憂鬱症。實際上，以第三版DSM的內容來看，當前的精神醫學不再採用佛洛伊德派與克雷佩林兩派的基礎理論，也無視過去所強調的脈絡標準，逕自發展出一套獨有的研究進路。

「有原因」與「無緣故」的傳統區分在二十世紀的發展

從心理動力來看病態與正常悲傷

二十世紀初，從神經學家轉行的奧地利精神分析師佛洛伊德（西元一八五六至一九三九年）及其門生發展出一套革命性的方法研究精神疾病。這套方法的精髓在於，他們透過無意識的心理歷程認識病理症狀，而不採用生物體質與器官病因學。不過佛洛伊德也承認，在致病過程中，特定強烈的欲望可能是間接由體質造成。從理論核心來看，他假設的疾病直接肇因通常是純粹心因性的，譬如被壓抑的欲望、心理衝突或是被壓抑的動機驅力轉變成焦慮，這些都與遺傳或是其他的身體肇因沒什麼關係。因此，精神分析師不直接把心力擺在治療症狀上，而是要全力找出潛藏底下、極有可能存在的無意識精神疾病動力。精神分析師認為，就是這種疾病動力讓症狀持久不消。除此之外，分析師也假設，某些特定的衝突與心理歷程為病因，至於精神疾病背後的心理動力，正是正常狀態心理動力的延續，兩者並非分開而獨立。據此，正常與疾病之間的界線就模糊起來了。

對精神分析師來說，憂鬱是症狀背後主要的機轉之一，幾乎存在於所有精神官能症中。他們推定，正常的悲傷狀態、神經性憂鬱狀態、精神性鬱結之間存在連續關係。譬如說，所有人都經歷過自尊心太強或太低的階段，躁鬱就是這種心理歷程極端放大後的表現。[2]

精神分析界希望能夠解釋憂鬱狀態，他們從傳統的假設出發，也就是區分不同類型的憂鬱症狀，看它們是否受可預期的環境肇因觸發。德國精神分析師卡爾・亞伯拉罕（Karl Abraham，一八七七至一九二五年）是佛洛伊德的門生，他首創先例，用精神分析來瞭解憂鬱狀態，其立論基礎是區分正常哀慟與憂鬱的差異。[3]亞伯拉罕認為，外在表現相似的狀態，譬如哀慟與憂鬱，本質是不同的，因為它們的根源與病因動力不一樣。亞伯拉罕解釋，哀悼者的悲慟根源是心神有意識地被亡者佔據。對比之下，憂鬱之人的心神則是被罪惡感與自尊低落感給佔據。憂鬱症狀會出現，是因為患者無意識地將自己對他人的敵意轉而向內，精神分析師描述為「轉而向內的憤怒」。治療的策略目標就是讓患者表達出壓抑的憤怒。

佛洛伊德在他分析憂鬱的重點文章〈哀悼與鬱結〉（Mourning and Melancholia）中闡述了亞伯拉罕對於正常悲慟與憂鬱的劃分。佛洛伊德開門見山先指出正常悲慟與鬱結之間的差異，接著解釋：

> 雖然處於哀慟的人會展現出不同於常人的生活態度，但我們從來沒有想過哀慟是種病態，

不會送哀悼者就醫。我們很放心地覺得，過了一段時間之後，此人就會好起來，也認為不該插手干預，甚至覺得干預會造成傷害。[4]

佛洛伊德區分了正常哀慟與鬱結之疾之間的差異。他強調，與哀悼有關的症狀相當強烈，「嚴重偏離正常情況」，與平常的精神功能非常不同。然而哀慟非「病態」，不是疾病，並非生物的正常反應機制失靈，因此不需要治療。佛洛伊德甚至強調，「我們從來沒想到」要治療喪親者。除此之外，哀慟會自然而然地自我復原，隨著時間過去，當事人又會回到正常的心理狀態。因此，醫療介入就有可能因為干預自然歷程而傷害了哀慟之人。

佛洛伊德注意到，哀悼者不受沒來由的自尊心低落之苦，那是抑鬱之人的特色。除此之外，兩者的症狀都非常相似。哀悼與鬱結的特徵都包括意志嚴重消沉、對外界不聞不問、感受不到愉悅、活動力降低。哀悼與鬱結的差異主要並不在於症狀，反而在於前者是對失落的正常反應，但後者的狀態卻是病態的。

佛洛伊德一樣區分有原因的憂鬱（哀悼）與無緣故的憂鬱（鬱結），這個區分讓他有更充分的理據去理解這兩種狀況背後不同的心理動力。對哀悼者來說，他們是有意識地感到失落，覺得世界變得空虛沒有意義，然而抑鬱之人則是無意識地感到失落，自我也感到貧瘠。抑鬱者會自責，內化對舊愛的敵意，以病態的方式重新導向自己。治療者應該要教導患者，把對內的憤怒，向著外在的實際對象發洩出來。相反地，經歷正常悲傷的人則是在度過自然且必要的歷程，以醫療打斷「不明智，甚至會造成傷害」。

佛洛伊德駁斥了兩千五百年來的傳統假設，不認為病態憂鬱有生理成因，他採取了心因性的因果理論。佛洛伊德與其他分析師多半都接受另一項不證自明的傳統劃分法，一種是因失落引起的正常強烈悲傷，以及症狀類似前者、但失落反應過當的病態悲傷。

克雷佩林與憂鬱症

埃米爾．克雷佩林（西元一八五六至一九二六年）是德國的精神科醫師，也是佛洛伊德同時代的人，他想要將精神醫學嚴格地置於生物醫學的框架之下，將精神疾病視為腦部病理的表現。他使用症狀與病程建立疾病類別。他強調，這套疾病類別清楚呈現了疾病背後的病理狀況，也希望最終能找出解剖學上的病灶加以證實。早年，精神病院會將患者分類，一種為可能回到團體中生活，另一種則情況可能還會惡化。克雷佩林以此工作為基礎發展自己的理論，最著名的就是以預後來區分躁鬱精神失常症（manic-depressive insanity，現在稱為雙極性疾患）與早發性癡呆（dementia praecox，現在稱為思覺失調症），前者傾向反覆發作再好轉，後者的病程則是持續惡化，這是精神疾病的兩種基本形式。

克雷佩林對精神疾病診斷有極大貢獻，尤其是盡全力仔細觀察症狀，以此分類疾病。今日大家都認同，第三版DSM精神疾病診斷有如此轉變，應可回溯到他的研究。實際上，我們也常認為近幾版的DSM可代表「新克雷佩林派」的研究方法。[5]有些醫學史權威學者認為，克雷佩林與第三版DSM診斷之間的確有密切關聯，所以奉克雷佩林為現代精神醫學發展的主要推手，地位甚至超越了佛洛伊德。史學家艾德華・薛特爾（Edward Shorter）主張：「精神醫學發展史的核心人物應該是克雷佩林，而不是佛洛伊德。」既然克雷佩林的診斷法已經與DSM綁在一起了，在此值得花點篇幅探討他的觀點。

克雷佩林首先在慕尼黑精神病院開啟了他的醫師執業生涯，後來於海德堡大學執教鞭兼任精神科診所主任，他幾乎是一心一意地研究精神疾病。[7]克雷佩林藉著住院患者的病例建立了他的疾病分類系統。在十九世紀，收容患者的精神病院已經是治療重度精神患者的常見場所。[8]在此之前，大部分的憂鬱患者，例如納比爾的患者，都是去找地區醫師看診，這些醫師治療的病況無所不包，從重度到輕度都有。因生活困境而陷入悲傷的人，一般來說都是自己面對問題，向親友求援，或是諮詢全科醫師或神職人員。[9]

過去精神病院的功用就是把重症患者集中在同一個地方。進入精神病院的人一般來說病況非常嚴重，至於症狀究竟是不是對境況的適度反應，已經不是問題了。因此對克雷佩林來說，迫切的問題並不是住院的精神病患者到底是真的有病還是只是正常的不開心，而是他們罹患的是哪種特定類型的疾病。

克雷佩林挑戰的是一個混亂的知識領域，裡頭缺乏一套建立在共識上的診斷體系。從古希臘時代以降，人人都使用症狀確立疾病，但是卻沒有一套共通、明確的原則去分類各科醫師看到的症狀徵象，因此出現各色各樣的分類體系。最極端的做法就是每看到一種症狀徵象就當成一種疾病，結果疾病類別浮濫成長到好幾百種。另外一種極端做法就是只聚焦精神病，把所有精神疾病都當成單一種疾病的變型。[10]舉例來說，一八四〇年，美國首度打算進行精神疾病的人口普查，採取的就是後一種做法。在普查報告裡，精神疾病就只有「精神錯亂」（insanity）這麼一個單一類別。[11]

克雷佩林在推敲引發症狀的明確病理狀態時，仔細觀察了症狀及病程，他繼承的是十八世紀英國醫師席登翰（Thomas Sydenham）開創、後由德國病理學家菲爾紹（Rudolph Virchow）發揚光大的物理醫學傳統。這套方法過去曾經相當成功地發揮在生理疾病的區分上，關於傳染源與病理學的知識因此快速成長。[12]

在克雷佩林的時代，當時最駭人的精神疾病是全身性輕癱症（general paresis），當時的人逐漸瞭解，那是梅毒感染神經系統造成的病變，克雷佩林無疑也深受影響（還寫了一本專書）。這項震驚時人的發現帶來了兩點啟發。其一，精神疾病就跟生理疾病一樣，有可能是某種潛藏的物理病理造成的，所以可以直接套用傳統的診斷理論。其二，按照症狀、可怕又快速的病程以及不樂觀的預後看來，診斷者認為，全身性輕癱症有一組明確的症候群，就跟梅毒一樣。全身性輕癱症的症狀隨著時間改變，在不同的階段有明顯的變化，但僅僅只是因為同一種潛藏的疾病在發展而已。梅毒帶來的啟發看來很清楚，我們診斷疾病時所憑據的，除了特定時間出現的特定症狀，還有隨著病程發展的各種症狀。

克雷佩林描述了各種傳染病以及情緒疾患病程中出現的症狀，包括精神性症狀：思考緩慢、無助感、內在痛苦、活動障礙、無法感受愉悅，另外也有生理症狀，例如睡眠、胃口有問題以及疲憊等。他的論述直到現今都還是憂鬱症診斷分類的基礎。情感性疾患的患者症狀豐富多變，但背後的病理成因是一樣的，這是克雷佩林理論的基石。按照這套假設，各症狀實為一體。克雷佩林甚至把那些只有憂鬱症狀、但沒有躁狂症狀的患者也劃分到躁鬱症。他強調說：「過了好幾年以後，我越來越深信所有的（抑鬱）狀態，都只是單一種病程的表現。」[13]克雷佩林相信，正如躁鬱症狀一樣，單極憂鬱狀態呈現的只是同一種潛藏疾病的各種變化。他發現兩者症狀有重疊之處，病程一開始只出現憂鬱症狀，但到了後段的復發期，躁狂的症狀就經常出現。隨著時間過去，許多情緒患者出現憂鬱症狀、躁狂症狀以及兩者混合的症狀。克雷佩林甚至也將「輕微」情緒疾患納入躁鬱分類中。這種疾患會慢慢地與個人性格混在一起，克雷佩林認定，這種輕微的症狀都是重症的前兆，經常惡化為重症。[14]

克雷佩林也認為，大部分情緒障礙來自於先天遺傳的性情，所以「就算全無外在影響因素，躁狂性精神失常發作起來，程度還是可能非常驚人。[15]就算有許多病例看起來有常見的外在成因，例如親友過世、口角、求愛不成、被劈腿、財務困難等，但其實都是內在性情所引發的疾病表徵。克雷佩林寫道：「真正的病因必須在『恆久的內在變化』中尋找，這種變化說不定就是天生性情導致的。」[16]從一些蛛絲馬跡，我們看出疾病與正常狀態的不同，包括躁狂症狀、無緣無故反覆發作、精神錯亂的思考，或是刺激因素消失後、症狀依然存在很久。

克雷佩林的研究以及第三版DSM的革新有著複雜的關係，但眾人只知其一不知其二。第三版DSM的主要推手、精神病學家羅伯．史匹澤（Robert Spitzer）否認自己是「新克雷佩林派」，因為他認為，不同的症候群背後不一定要有明確的病理類別，生理上的腦部疾病也非主要的精神疾病病因，但這兩條都是克雷佩林派的金科玉律。[17]追本溯源來說，克雷佩林反對讓僵化的症狀系統成為疾病診斷不可或缺的唯一指標。他反而會採納所有的證據，包括症狀的預後等，來推斷各種不同的症狀是否源自於相同的病理問題。與多數人的認知相反，克雷佩林反對只用症狀分類來推斷是否有病。當然，負責診斷的人還是要以症狀為主要根據，但是克雷佩林的出發點是為了更深入地看到症狀之後的病理根源，這與第三版DSM是衝突的，後者只看症候群、重度仰賴操作型定義。

我們可以清楚看到，克雷佩林的診斷法是以先前辨識出的病理狀態為根據，再來找出明確的病因，這樣的疾病與缺乏病因的非病理狀態相當不同。既然如此，克雷佩林又如何區分正常悲傷與疾病之間的差異呢？

克雷佩林與正常的悲傷

以前的人在討論克雷佩林時，並沒有去看他如何正常悲傷與疾病。但不得不說，對於兩者間的差異，克雷佩林的研究著墨不多。一如前文所述，克雷佩林工作的精神病院通常不怎麼看重兩者的差異，因為他面對的患者應該都是有病的。此外，克雷佩林與其他精神病學家一樣，比較擔心假陰性診斷造成漏網之魚，那可能比假陽性診斷、也就是錯在正常人身上貼上有病標籤來得嚴重。

只不過克雷佩林還是要求要有區分，他也擁戴醫界先賢們所擁護的傳統信條，人在各種不同失落的打擊之下，會出現非病態的強烈悲傷反應，症狀也會與憂鬱症相似。因此克雷佩林接受傳統以來的原則，也就是要區分病態憂鬱與正常悲傷，端看悲傷是不是有原因的（或者有沒有比例適度的肇因）。雖然沒有非常明確地直接在診斷準則裡提到「無緣故」，但他對正常悲傷的理解可見於各處的隻字片語裡：

> 病態的情緒與健康的情緒最主要的區隔就是缺乏充分肇因，情緒的強度持續時間長短也不同……雖然在正常生活中，情緒來來去去捉模不定，但是我們總是能夠掌控與排除這些情緒，然而病態的情緒卻無法用任何的努力去控制。另外，病態的情緒有時候也會與特定的外部事件掛勾，但是並不會像正常的情緒一樣，等原因消失就跟著不見了。病態情緒也有有種獨立性。[18]

克雷佩林強調，病態情緒缺乏「充分肇因」，若非如此，那就是原本看起來有原因、後來演變成與環境毫無關聯，情況改善之後也沒有消失。這些案例有的一開始就確診有病，有些是初期反應正常、後來演變為病態。

疾病與正常悲傷如何區隔，克雷佩林在病例報告裡有提到處理方式，如下文所述：

首先我要向各位介紹的病例為一位五十九歲的農夫，他在一年前住院接受治療……在問診的時候，他崩潰了，表示自己並沒有說出住院治療的真正原因，遮掩自己年輕時沉溺於罪惡之中，行汙穢之事，所做所為無一不是錯。「我好害怕，我好痛苦，我好焦慮，不能再說謊了。神啊，真希望我的罪孽沒有那麼深重！」……病情是在他入院前七八個月開始的，找不出任何原因。他先是食欲不振、消化不良，接著出現罪惡感……這個臨床案例最令人震驚的就是憂慮性憂鬱（apprehensive depression），初期乍看像是健康之人的焦慮情形，患者表示自己一直是個頗為焦慮之人，只是惡化了而已，但是這種焦慮卻一點點外部的肇因都沒有，還持續了好幾的月，逐漸惡化，這就是判定病態的徵兆。[19]

克雷佩林發現，這個患者的極端情緒與生理症狀，都與強烈的正常悲傷一致，特別是與性情有抑鬱傾向之人相同，但是他觀察到這個患者的症狀「無任何肇因」。除了無肇因的焦慮外，此病況延續了數月之久（久到不太合理），也不像正常悲傷發作那樣症狀會逐漸減少，甚至反其道而行，隨著時間過去，就算沒有發生任何心狀況，症狀還是會變本加厲、繼續惡化。當患者的病症與外界事件脫鉤，看不出來能掌控病情或正常復元的跡象，那就判定為病態的徵兆。

克雷佩林診斷此患者罹患了憂鬱症，按照DSM來看，此人憂鬱發作的時間長度與症狀毫無疑問也符合重鬱症的診斷標準，包括睡眠問題、食欲問題、憂鬱的情緒、強烈的莫名罪惡感、強烈的自責感等等。不過，克雷佩林補充說明，這個患者的憂鬱症狀與正常悲傷不同。從這一點可以看出他與DSM的立場分歧之處。分歧點與此案例無關，而是他認為，正常反應也可能類似於病人的症狀。克雷佩林的討論重點在於，敘述了病況的時間長短與症狀後，他指出「乍看之下，此人的情況與健康之人的焦慮相似」，特別是與那些性情特別抑鬱的人（但還在正常範圍內）相似。（沒錯，這位患者長吁短嘆、充滿罪惡感的樣子，讓人想到上一章的內容。提摩西．布萊特提過，有些人因為相信自己違背了上帝的律法，而產生了強烈而正常的罪惡感。）也就是說，克雷佩林清楚知道，時間這麼長、程度如此強烈的症狀也可能是事件發生後人類的正常反應。問題並不在症狀本身持續多久，而在於症狀與所有可能的外在肇因都沒有合情合理的關係，所以他才會認定那名老人有病。但DSM的診斷準則恰恰相反，沒有克雷佩林做的那種評估，只要症狀數量符合、持續超過兩週時間，醫師就自動將此人診斷為罹患憂鬱症。以DSM的角度來看，克雷佩林煞費苦心的討論是白費工夫，因為光從症狀來看就不可能為正常反應，所以也沒必要區分不同的診斷。

克雷佩林在另一處文章裡重申「無緣故」標準為診斷的核心。他清楚表明，在他的時代，症狀比較嚴重的人，的確很有可能是精神疾病患者，但是也有可能因為症狀一模一樣，使得正常人被誤診為有病：

> 在特定的情況之下，要區分躁鬱精神失常與「心因性」憂鬱相當困難。我遇過好幾次，前來求醫的患者相當沮喪、面無表情、坐立難安，容易讓人以為是循環性憂鬱，但後來卻發現這些人情緒化的原因是有違法情事或招惹官司糾紛。就我們調查所知，躁鬱精神失常下較輕微的憂鬱情況與健康之人合理的情緒化表現一模一樣，最根本的差異在於憂鬱感會無緣無故浮現，有時候如果缺乏前述之人的病史，不可能馬上就找出正確的解釋。[20]

雖然克雷佩林認定，某些心因性憂鬱狀況為疾病（純粹因為心理因素所造成的狀況，完全不涉及躁鬱症狀背後的生物病理），還是會用「心因性」（psychogenic）一詞代表有充分外在肇因的正常悲傷狀態。克雷佩林從經驗中總結出來最重要的一點就是：「就我們調查所知，躁鬱精神失常下較輕微的憂鬱情況與健康之人合理的情緒化表現一模一樣，最根本的差異在於憂鬱感會無緣無故浮現。」

克雷佩林直言，自己一開始相信該患者生病了，但扭轉他判斷的脈絡情境「後來才浮現」，這就證實了克雷佩林知道正常與病態的症狀表現有可能相同，也說明了為什麼他會強調因果脈絡為根本的區分標準。讀者也該注意，克雷佩林提過的正常案例不包括喪親之痛，那反而是DSM會採納的脈絡考量。克雷佩林關注脈絡的是「有違法情事或招惹官司糾紛」。所以我們可以看到，克雷佩林診斷為正常的案例，用DSM看可能會被歸類為疾病，因為後者忽視脈絡的「根本差異」。

再來看看另一個引發克雷佩林討論疾病與正常區分的案例：

我現在要讓諸位看的案例為一位五十四歲的寡婦，她想方設法要自我了斷。這位患者並沒有精神失常的病史，她在三十歲時成婚，育有四位健康的子女。患者說，丈夫在兩年前過世，從那時候開始她就非常難睡。由於需要分遺產，當時她不得不賣掉自己的房子，她變得焦慮難安，以為自己會陷入貧困，雖然靜下來想想，她知道自己的恐懼是空穴來風……這位患者相當清楚自己的狀況，告訴外人的自身相關訊息也很一致。除了害怕自己再也好不了之外，她並不是真的有妄想。實際上，我們發現患者整體情況所代表的實際意義只是暫時的「憂慮性憂鬱」，與其相伴而來的問題就與神智清楚的人情緒煩躁時會表現出來的問題一樣，也就是睡眠不足、食欲不振、營養不足。若憂鬱是因痛苦的外在肇因而浮現，與神智清楚之人的焦慮表現甚至會更加相像，但是我們很容易就會發現，從嚴重程度來看，特別是持續時間的長短，情緒憂鬱已經超過了正常的極限。患者自己也相當清楚地知道，與實際的生活處境比對，自身的焦慮名不正言不順，也絕對沒有渴望尋死的理由。[21]

患者面對的正是憂鬱症狀唯一一次的發作，因為她「沒有精神失常的病史」。除了表現出憂鬱的情緒之外，患者有自殺傾向、失眠問題、食欲不振、提不起勁（因為營養不良），所以符合DSM的重鬱症診斷。雖然憂鬱症狀在她丈夫過世後立即出現，但看起來不是直接的導火線，而是後來需要賣掉房子以及伴隨而來的貧困恐懼。一如讀者在第二章所讀到的內容，痛失打擊所帶來的財務危機與社會影響會左右正常反應的嚴重程度。又一次，患者的症狀（包括自殺傾向，情緒極度受挫的正常人也會想不開）中，「其相伴而來的問題就與神智清楚的人情緒煩躁時會表現出來的問題一樣」，甚至「若憂鬱是因痛苦的外在肇因而浮現，與神智清楚之人的焦慮表現甚至會更加相像」。

那麼，克雷佩林又怎麼知道這位女子生病了呢？雖然有導火線，女子的反應持續了兩年多，當中包括不斷嘗試自殺，這已經超過了所有與導火線事件有關的合理限度：「從嚴重程度來看，特別是持續時間的長短，情緒憂鬱已經超過了正常的極限。」也就是說，這些情緒是莫名其妙出現的，甚至連患者自己都很清楚：「靜下來想想，她知道自己的恐懼是空穴來風……患者自己也相當清楚地知道，與其生活的實際處境比對，自身的焦慮名不正言不順，也絕對沒有渴望尋死的理由。」患者反而有充分活下去的理由，其中一個就是為了四位健康的子女。這個案例說明了，若症狀的嚴重程度及持續時間，與導火線比例失當時，就可算是「無緣故」的症狀，因為與人類自然互動的脈絡沒有辦法充分解釋這些狀態。克雷佩林也在他處強調：「在正常人身上，伴隨悲傷的意志消沉感受會逐漸淡去，但是對患病之人來說，就算是歡樂的環境也無法緩和悲傷，甚至會火上加油。」[22]

總結來說，克雷佩林依然支持傳統上「有原因」與「無緣故」憂鬱症狀的分野，與脈絡脫夠而恣意發展的症狀，才算是疾患的徵兆。雖然克雷佩林認為症狀可以作為診斷的鑑別證據，但是與DSM不同之處在於，他從來沒有只靠症狀就定義疾病。他清楚講明，正常「有原因」的憂鬱發作時，反應程度應該與觸發事件相符，而且在壓力源退去之後就會減輕。另外，既然正常悲傷與憂鬱症的症狀可能雷同，他也積極努力地分辨兩者的差異。

阿道夫．麥爾針對正常與病態反應的研究

精神病學家阿道夫．麥爾（Adolf Meyer，西元一八六六至一九五〇年）生於瑞士，這位霍普金斯大學醫院的主任精神科醫師公認為二十世紀上半葉美國精神醫學界的領袖人物。克雷佩林派的生理學傳統及佛洛依德派的心理學傳統雙雙影響了麥爾，他在早期就因為將克雷佩林的理念引進美國精神醫學界而聞名，但是麥爾並非任一學派的全心擁護者。到了一九二〇年代，麥爾發展出自己的獨特方法。他注重生命歷程、人格特質、患者回應與適應挑戰的能力，重點較少擺在患者可能罹患的特定疾病上。麥爾甚至重塑了精神疾病的觀念，認定精神疾病為無法因應日常問題的能力障礙。先於第三版之前的兩版DSM對於精神疾病的說明深受麥爾影響。

麥爾跟精神分析師一樣都強調以脈絡來瞭解憂鬱。他認為，症狀、病因以及憂鬱疾病預後三者的異質性太高，根本無法以單一疾病涵蓋。他另外發展出了一套「生理－心理－社會」方法，強調在一個人的生命歷程中，獨特性情、周遭處境、特定的經驗創造了他們的境

況。對麥爾來說，精神疾病，包括憂鬱症等，都是基於先天個性與心理素質、個人教養、社會情況等條件，加上與他人及環境的互動而出現的適應不良反應。麥爾提出的純鬱結（simple melancholia）定義與「無緣故」傳統標準一致。他認為，純鬱結為「過度又完全不合情理的憂鬱」，而單純憂鬱症（simple depression）則為「多少超過了正常憂鬱的界限」。[23]

克雷佩林注重分類，一如診斷生理疾病般，努力找尋精神疾病底下的生理病理。據此，麥爾則是將體質（生物）因素納入壓力反應中。他認為，精神疾病之病理在於人回應與適應壓力的整體能力失靈。麥爾發展出一套涵蓋所有疾病的思維架構，綱要為「處境、反應及最後調整」，此三點就道盡要義了。[24]麥爾主張：「我們在精神病理學上遇到的狀況幾乎都是異常的反應型態。」[25]講到反應與調整時，麥爾的病理概念並沒有包括痛失打擊引起的正常悲傷反應，反而認為疾病發作是來自於出狀況時的反應失靈。基本上，麥爾敦促精神醫師應該要有這樣的觀念，也就是患病者回應其周遭處境的能力失靈。

原則上來說，麥爾與其追隨者皆主張，應該劃出一道清晰連貫又符合傳統的分水嶺，以區隔合情合理的正常反應與過當而不可理喻的病態反應。他們也清楚劃分正常與病態憂鬱之間的界限，區隔並不在於症狀，而在於與事件的對照關係。溫德爾・孟西（Wendell Muncie）所寫的麥爾派教科書《心理生物學與精神醫學》（*Psychobiology and Psychiatry*，一九三九年出版）由麥爾作序。透過反應失當，此書定義憂鬱症為與普世正常悲傷經驗不同的反應：

憂鬱是一種全面的反應，核心特點是強大而根深蒂固的悲傷或與其相當的情緒，它似乎決定了此症候群的存在……此情緒可被看成是一般性的悲傷、沮喪、抑鬱，或是更明確地限縮為憂慮或是恐懼性憂鬱、焦慮性憂鬱。此種反應的普遍徵兆為有用的活動遲滯或減少、被動……思考速度緩慢……覺得自己沒用、自我貶低等等。病理上的憂鬱要與正常的憂鬱有所區隔，不同處在於前者更加頑強、更加深入，而致病因素與病理表現比例失當。由於正常適當的憂鬱是種普世經驗，憂鬱也是最容易能讓人體會的重要反應類型。26

請注意，孟西的字裡行間假設了正常的憂鬱症狀與某些病理憂鬱相似，但是與肇因對照是合理有度的。說明完症狀後，孟西又補充一條準則讓我們分辨兩種憂鬱狀態，這是我們熟悉的經典準則：持續時間更長（更加頑強）、症狀異常嚴重（更加深入）以及與肇因對照不合情理。

麥爾與精神分析師關注的焦點多擺在理解人的個性與生命處境，比較沒有明確區分疾病型態。他們對於精神疾病分類學最大的影響力展現在第一與第二版ＤＳＭ中，工作團隊撰寫某些疾病定義（包括憂鬱症）時，用上麥爾的「反應」一詞，也收錄他精神分析式的焦慮與防衛觀念。

初期的精神疾病分類

二十世紀上半葉，美國的精神醫學界並沒有表現出對分類疾病的強烈興趣。反而是因為管理上的需求、要追蹤不同團體（如住院患者）的疾病數據，才開始推動診斷手冊的發展。[27] 診斷的焦點都放在醫療機構內患者的病況，住院是當時治療精神疾病的主流做法，也反映出大多數的精神科醫師都是在精神病院裡執業。至於病況較不嚴重的神經性問題，一般都在精神分析師的診所治療，也就常被忽視沒有放入診斷系統。譬如說，在西元一九一八年出版的美國第一套標準化分類系統《精神疾病醫院統計手冊》（*The Statistical Manual for the Use of Hospitals for Mental Diseases*）中，精神疾病分成二十二大類，但只用一個分類代表所有精神官能症。[28]《統計手冊》中有兩個類別涵蓋了憂鬱症狀。首先，當中有一類為無明確遺傳或體質肇因，屬心因性的非神經質疾病，躁鬱型精神病就屬於這個類別（與克雷佩林的生物學觀點大相逕庭，更加接近精神動力路線）。第二的類別與麥爾的想法接近，在精神官能症這個大類別之下，各種憂鬱類型是歸在「反應性憂鬱」（reactive depression）。反應性憂鬱的定義如下：

在此分類之下的案例為出現憂鬱反應者，肇因為碰到明顯自然會使人悲傷的外在因素，例如喪親、生病、財務或其他煩惱等，因而出現憂鬱反應。這種反應的程度與持續時間比正常的悲傷來得更加顯著，因此可能會被視為病理性憂鬱。躁鬱型憂鬱的深度情緒會連帶產生行動與精神障礙，但不會出現在憂鬱反應中。憂鬱反應與躁鬱反應的關係可能比精神官能症來得更加密切。[29]

這個定義清楚說明，憂鬱症要與「有外在環境肇因」的適度悲傷有所區隔，後者是「自然」產生的（也符合人性），因此是正常而非病理的反應。這項定義也承襲傳統，名列一串舉不完的例子，說明有許多種負面處境會引起正常的悲傷，包括哀慟、生病、財務困境等等。相較於此，近年的定義就不再提及會引發強烈背傷的潛在導火線。

《統計手冊》團隊對正常與病態憂鬱的區分，與希波克拉底的劃分並沒有多少差異，他們不談症狀差異，只強調病態憂鬱的程度更嚴重、持續時間更長（「程度與持續時間比正常的悲傷來得更加顯著」），雖然病態憂鬱的深度與強度不及躁鬱型疾病，但依然是疾病。光看症狀並沒有辦法鑑別病理，只有當強度與脈絡不成比例，才能當作是疾病。《統計手冊》團隊也有向克雷佩林致意之處，他們猜測，病態憂鬱反應與躁鬱型憂鬱可能有共同的致病根源，因此能解釋那些莫名其妙的強烈反應與出格失當的狀況。此定義的確反映了三種症狀類型——有原因的憂鬱、無緣故的憂鬱、強度與持續時間跟肇因不成比例的憂鬱，羅伯．柏頓在《憂鬱剖析》中提過這些類型。與柏頓的定義一樣，《統計手冊》團隊也明言只有後兩者狀況代表精神疾病。

《統計手冊》第一版於西元一九一八年問世後，直到西元一九四二年出版第十版，始終為精神疾病分類的指導方針。及至一九五〇年代早期，美國精神醫學界的重心從州立醫院轉到了精神動力派診所，前者關注精神病案例，後者治療的是病情較輕的病理問題。佔《統計手冊》主要篇幅的精神性疾病分類也因此與絕大多數的患者無關。西元一九五二年，美國精神醫學學會彙整好精神疾病，出版了第一版新手冊，名為《精神疾病診斷與統計手冊》（*Diagnostic and Statistical Manual of Mental Disorders*）[30]，更能反映出精神醫學患者族群的變化。

第一版DSM結合精神動力路線與麥爾學派路線，全面分析憂鬱的特性，淡化了疾病的生物學面向，將焦點擺在無意識的心理機轉上。[31]手冊裡有一類別稱為精神性情緒反應（psychotic affective reaction），底下又分為躁鬱型（manic-depressive）反應與精神性憂鬱（psychotic-depressive）反應，此兩種病況都有嚴重的症狀，包括「對現實的認知完全錯誤，有時也會出現妄想與幻覺」。[32]前者的特徵包括嚴重的情緒擺盪，病情會緩和、但會反覆發作；後者不包括情緒擺盪，主要特徵是經常帶有環境催化因素。

就《統計手冊》來看，精神官能性憂鬱症跟其他的精神官能症一樣，主要特點就是皆來自於無意識想處理焦慮，這基本上還是精神分析的觀點。第一版DSM團隊也走麥爾派路線，沿用早期《統計手冊》的「反應性憂鬱」定義，並做了調整，將這些病況稱為「憂鬱性反應」（Depressive reaction），定義如下：

> 這類反應的焦慮感較輕，也因為憂鬱及自我貶抑而緩解。反應是由當下的處境催化，經常

來自於患者承受的某些打擊，也常常因為過去的挫敗或行為而產生連帶的罪惡感。以此類案例來說，反應程度要看患者對自身痛失打擊（失戀、損失財物）的矛盾情緒有多強烈，同時也要看打擊的實際情況而定。

這個詞是「反應性憂鬱」（reactive depression）的同義詞，要與其對應的精神性反應有所區隔。以此項劃分來說，需要衡量的重點包括：（一）患者的生命史，特別要注意情緒擺盪（可能是精神性反應）、人格結構（神經性或情感循環）、催化環境因素。（二）無惡性症狀（被慮病佔據心神、焦躁、妄想、特別是與身體有關的妄想、幻覺、嚴重的罪惡感、棘手的失眠問題、沉溺於自殺念頭中、嚴重心理動作性遲緩〔psychomotor retardation〕、重度思想遲緩、麻痺）。33

從憂鬱性反應的定義來看，第一版DSM編輯團隊相當依賴精神動力學的病源理論，並以此以界定憂鬱精神官能症。他們認為，憂鬱狀態是個人為了對抗焦慮根源而產生。除此之外，他們也在憂鬱定義中加入了動態因素，於是矛盾與罪惡感也成為憂鬱狀態的要素。除了病源標準外，憂鬱定義多數都著墨在區分精神官能性憂鬱症（psychoneurotic-depressive disorder）與精神性憂鬱（psycho-depressive disorder）。

第一版DSM的憂鬱性反應定義看起來像是精神醫學史上的異類，因為它完全沒有提及病態的精神官能性憂鬱反應及正常憂鬱反應的差異。不過這只是表面上的誤解，兩者的區分在於第一版DSM背後的精神動力學病源假設之下。第一版DSM團隊倚重病源理論以辨識疾病。正常反應與疾病的區別在於，前者沒有病原，若再詳加說明兩者的差異，實為畫蛇添足。這一版的憂鬱定義明確指出，失能的心理機轉會引發強烈的悲傷，包括莫名的罪惡感及自我貶抑、失去的人事物有強烈的矛盾感、採用防衛機轉（包括憂鬱的感受）以避免痛失打擊下會自然浮現的焦慮感。這些歷程合起來會產生一種憂鬱反應，不只包括實際痛失打擊引發的合情合理的悲傷（雖然「當下的情況」與「痛失打擊的實際情況」會左右反應的強烈程度），「反應的程度」還會因為內在心理失能而擴大、失當。請注意，此處所舉的痛失反應導火線為失戀及財物損失，並不是喪親，它們可歸為正常的肇因。但如果對於痛失打擊有矛盾的感受，那麼反應也有可能是病態的。

第一版DSM是美國精神醫學學會於一九五二年至一九六八年間採用的官方手冊，後繼者為第二版DSM，其「憂鬱精神官能症」（depressive neurosis）的定義簡潔了許多，定義如下：

> 由於內在衝突或是發生了明確事件，例如失去摯愛或是珍貴的財物，而產生過度憂鬱反應，就是這種疾病的表現。這種疾病要與衰退性鬱結（Involutional melancholia）及躁鬱疾患有所區分。反應性憂鬱（或憂鬱反應）也歸在此類中。[34]

第二版DSM編輯在字裡行間明白呈現兩種憂鬱之間的差異，一種為面對痛失打擊的合理反應，另一種則是「過度」、不合理的反應。他們猜測，精神科應該醫師知道構成憂鬱狀態的症狀有哪些，所以不明列症狀，也不建議醫師用症狀分辨疾病與非疾病。他們也依照病源理論，認為內在失能會造成內在衝突，但就算沒有內在衝突，痛失打擊還是會刺激失當不合理的病態反應。定義最後指出，除了失去摯愛之外，還有其他正常的導火線，譬如說失去珍貴的財物。第二版DSM團隊在某個程度上又回歸了精神醫學的經典傳統，將病態憂鬱簡單定義為失當、過度的反應。

總結來說，兩千五百年以來，精神醫學界認為，人類遇到某種類型的痛失打擊會感到強烈的悲傷，這種傾向是正常人性的一部分。精神醫學界也普遍同意，當我們無法用導火線事件解釋症狀的強度或持續時間，無法確立它們為肇因，才能下疾病判斷。佛洛依德、克雷佩林、麥爾以及早期診斷手冊如DSM一、二版的編輯團隊，他們的影響力極大，左右了二十世紀上半葉精神疾病的分類，儘管彼此意見相左之處甚多，但至少都認同憂鬱反應的比例原則。

傳統瓦解：不再區分「有原因」與「無緣故」的憂鬱

後克雷佩林派

約莫在一九二〇年至一九七〇年這半世紀間，佛洛依德的精神動力學以及麥爾以脈絡為本的觀點主導精神醫學界，彌補了克雷佩林分類系統的不足，後一派的學者認為，憂鬱深處的物理病源確實存在。然而克雷佩林的方法啟發了某些研究學者，特別是在英國，他們開始推動一個龐大的研究計畫，要區分各種憂鬱類型。

他們進行數不清的實證研究，檢視了症狀的模式，希望能夠確認憂鬱是由一個或多個疾病構成。精神病學家奧柏利．路易斯（Aubrey Lewis）的研究影響特別深遠。路易斯於一九三四年發表了一篇研究，研究對象為六十一位在倫敦莫斯里醫院（Maudsley Hospital）接受治療的患者。[35]路易斯主張，內因型與反應性憂鬱的劃分不堪一擊，因為大多數內因型憂鬱都有外在的催化因素，此外，大多數反應性憂鬱患者先天本來就有憂鬱性格。路易斯的研究似乎證實了克雷佩林的主張，幾乎所有的憂鬱狀態都是同一種疾病，只是從輕微到嚴重的連續過程中有各種變化，所以不該從內因型或反應性肇因來區分。有幾位研究學者支持路易斯的主張，他們發現憂鬱症狀是延續性的，也找不出反應模式可以充分證明憂鬱症狀有不同的病源根源。這一派學者的結論跟克雷佩林一樣，認為內因型與反應性、精神官能性與精神性憂鬱這種嚴格的二分法不能成立。[36]

然而大多數學者反對這種說法，他們並不認為所有類型的憂鬱狀態都落在同一個單一延續的發展線上。「內因型」或「精神性」憂鬱應該是不同的類型。精神性憂鬱經常出現的特徵為幻覺與妄想，其症狀與其他憂鬱狀態的症狀沒有關聯，對治療的反應也不一樣。[37]比起其他種憂鬱狀態，精神性憂鬱對於電擊痙攣休克治療法（electroconvulsive treatment）以及抗憂鬱藥伊米帕明（imipramine）的反應較好，對於安慰劑治療法的反應則不大。[38]不過，以缺乏環境催化因素這點來定義精神性憂鬱，通常都不太成功。[39]畢竟，不管哪種類型的憂鬱，在發生之前，患者通常都會經歷壓力龐大的生命事件。未受刺激、確實屬於「無緣故」的憂鬱案例很稀少，因此「內因型」（endogenous）一詞的意思就慢慢變了，用來表示症狀出現的模式，不再是指特定的症狀肇因。若要更準確描述症狀的本質與特性，用「精神性」（Psychotic）或「重度」（severe）比較好。

這個時期的研究人員大多同意，精神性（或者內因性）憂鬱可獨立成為一種憂鬱類型，對於非精神性的憂鬱，他們卻莫衷一是。漸漸的「神經性」（neurotic）一詞的使用蓋過了「反應性」一詞，因為大多數的憂鬱狀態都是環境催化事件所引發。有些人因此認為，憂鬱有二元性，一面為神經性，另一面是精神性。[40]有些人則認為有三種以上的神經性憂鬱，但究竟有多少種、這種憂鬱的特性是什麼，眾人莫衷一事。[41]從各種研究資料來看，精神性憂鬱的症狀相同質性高，神經性憂鬱的症狀則異質性高。[42]神經性憂鬱多半綜合了某些症狀：感到無能為力、自尊心低落、不安、自暴自棄、憤怒、敵意、暴躁，患者有時也不願意自己被納入某種診斷類型。

要理解目前診斷方法的根源，就要認識後克雷佩林派的研究方法，研究細節或結論反而沒那麼重要。在一九二〇年至一九七〇年間，各界對症狀模式所做的實證研究並沒有凝聚共識以找出憂鬱症的本質，但他們辨識憂鬱症的方法，確實為後來的精神疾病診斷鋪了路。雖然他們自認模仿克雷佩林的研究方法，但是實際上卻大相逕庭。他們進行實證研究時，只在單一時間點衡量症狀表現，至於病程、持續時間、特別是症狀的情境脈絡，皆置之不理。我們已經看到，克雷佩林反對只用症狀區分不同類型的憂鬱，也強調應該檢視病程與預後，要以脈絡為基礎來區分正常與病態悲傷。

學者利用新發展的統計方法，特別是因素分析法（factor analysis），才能以症狀為本進行診斷，分析憂鬱症為單一疾病或是多重疾病。[43]透過因素分析法，我們可以檢視個別症狀與其他症狀共同發生的程度，希望藉此找出不同的症狀群。然而，評估症狀的比例適當與否、情緒反應合不合理，這種做法與統計方法並沒有本質及原則上的衝突。不過在實務面，脈絡與比例判斷過於複雜，研究人員因此才偏離臨床傳統，既不管脈絡，也不管病程，只依賴症狀模式來區分不同類型的憂鬱。他們臨床研究的族群經常都是住院治療的患者，大多確實患病也接受過診斷了，合理猜想，那些依仗統計方法來區分症狀模式的學者應該單純地認為，所有帶入統計模型的症狀都是採樣族群的疾病表現。但是我們也會看到，以症狀為本得出的臨床診斷準則，最後不只用在確實得病的族群身上。他們觀察這個族群所得出的結論，卻擴大理解，一步步應用到更大的族群，但沒有想到，同樣的症狀對不同族群代表的意義卻不相同。

路易斯發現，大部分的憂鬱症狀都出現在某種導火線事件之後。因此他更堅決要把焦點擺在症狀上，或許「有原因」與「無緣故」的脈絡考量到頭來根本沒那麼重要。[44]路易斯從來沒有探討反應與導火線事件的比例適當性，然而這是傳統討論的核心問題。此外，他的研究樣本為明確患病的住院患者，因此並沒有辦法凸顯病態與非病態的差異。

精神醫學界不再使用「有原因」與「無緣故」來區別憂鬱，改以症狀本進行分類，但後果非常嚴重，被誤診的人變多了，因為此時接受治療之人的性質不一樣了。路易斯所研究的住院患者，是典型二十世紀早期的臨床憂鬱症患者，此後一整個世紀，精神科門診逐漸變成治療憂鬱最為常見的場所。然而門診病人的問題包羅萬象、難以歸類，因為許多人只是經歷的正常悲傷，相較之下，克雷佩林及路易斯的研究對象同質性高，都是住院的重症患者。[45]精神科醫師阿奇斯科（Hagop Akiskal）總結指出：「現今的精神科醫師面對的是許許多多的患者，為了不明不白的心理問題與不安而求醫，我們很難確認這些症狀的特性……因此神經性憂鬱的範圍越來越廣，診所中也更常看到這些病人。」[46]緊接著第三版DSM於一九八〇年出版了。以症狀為本的診斷法，從精神病院擴張到了異質性更高的門診環境中，過去用來區分正常與病態的簡單脈絡劃分卻付之闕如，憂鬱症的假陽性診斷史無前例開始爆增。

到了一九七〇年代，「各種相互競爭又重疊的診斷系統百花齊放」，在憂鬱相關的文獻中，除了精神性與神經性、內因型與反應性、雙極性與單極性等憂鬱類型，還有其他特殊類型。[47]當時的人只確定精神性（或內因型）憂鬱與神經性憂鬱，但對於非精神性憂鬱的本質莫衷一是。它是否為精神性憂鬱的延續發展，或是接續正常狀態發展而來，或者與兩者沒有關係，學者各持己見。另外，神經性憂鬱有幾種類型，或其實沒有不同的類型，學者也沒有共識。他們也不確定輕微的憂鬱是不是末期精神性憂鬱的早期跡象。另外，關於非精神性憂鬱的核心症狀，學者們也不大有共識。醫師克里斯多夫・卡拉漢（Christopher Callahan）與傑曼・貝里歐斯（German Berrios）歸納了一九七〇年代中期到晚期美國與英國的情況，他們發現：「精神疾病診斷類別都是主觀意見，大概無關緊要。」[48]到了一九八〇年，令人暈頭轉向的各種爭論依舊存在，相關實證研究還是沒有定論，也沒有任何決定性理論可以解釋非精神性憂鬱，但是精神醫學界還是找到因應之道，採用一套固定的憂鬱症狀標準，維持到今日。

為第三版DSM鋪路：費納診斷準則

關於第三版DSM診斷準則的誕生，近期可以回溯到一群華盛頓大學的精神病學家，他們認為，如果一直沒有明確的定義來進行分類系統，精神醫學就無望成為嚴正的科學學門。這群學者受到新克雷佩林派的研究傳統啟發，並由兩位德高望重的精神病學家伊萊・羅賓斯（Eli Robins）與山謬・古斯（Samuel Guze）領頭。他們重視統計方法與分析症狀，想要終結莫衷一是的現象，因為疾病定義五花八門，不同學者各有各的看法。他們想要讓各界達成共識、建立科學性高的診斷準則；這個準則主要是以症狀表現為基礎，可作為研究與臨床診斷的依據。

一九七二年，華盛頓大學的教授們開會討論要如何改善可應用於研究的診斷準則。其中一位教授約翰・費納（John Feighner）以此結論為基礎，編纂出版了十五種精神疾病的診斷準則，包括原發性與次級情緒障礙，它們後來被稱為「費納診斷準則」。[49] 費納診斷準則不是為了一般臨床使用而制定，而是要讓研究人員不再受各種五花八門又不明確的定義所苦，幫助他們做出有累積性、可相互參照、可複製的實驗。此套準則的目標是：「不同研究的團隊可以找到共通之處……使用一套正式診斷準則，各個團隊就能解決溝通問題，比較各自描述的病人。跨出了不可或缺的第一步、確立疾病分類後，精神疾病調查的腳步應該就能加快。」[50]

費納準則初步將情緒障礙分成兩大類：憂鬱與躁狂，我們只討論「憂鬱」這個類別。若憂鬱診斷要成立，需滿足三種標準。第一，患者一定要情緒低落，特徵症狀包括感到抑鬱、悲傷、意志消沉或絕望。其二，起碼要有五種清單上的額外症狀（六項為確診，四種以上額外症狀則為疑似病例），包括失去胃口、睡眠問題、無精打采、焦躁、對日常活動提不起勁、罪惡感、思考緩慢、反覆自殺意念。最後，憂鬱狀態一定要維持至少一個月以上，也必須與原有的精神疾病無關。

符合這些症狀準則的人當中，患有有威脅生命或使人失能疾病的患者，就會被排除在原發性憂鬱症的診斷之外。有人會以為，設下這個排除條件是因為強烈悲傷經常是罹患重病的正常反應。然而，我們之後會發現，這樣做其實只是因為這些患者的症狀剛好滿足另外一種不同的診斷項目：續發情緒障礙（secondary affective disorder）。當患者症狀滿足原發障礙的標準，但同時有也非情緒性精神疾病、有性命之憂或使人失能的其他疾病，就全都算在這個類別底下。因此只要滿足症狀要求，診斷就成立，根本沒有排除正常者。

費納準則與先前憂鬱實證研究的診斷準則大相逕庭，甚至某方面是有衝突的。第一，所有具備憂鬱症狀、但沒有躁狂特徵、先前也沒有其他精神或健康問題之人，都被集中於單一類別之下。這套體系符合克雷佩林的理論，也就是憂鬱是種單一的疾病。不過它卻忽略了，大多數的實證研究都顯示，精神性單極（也就是沒有躁狂）憂鬱與神經性憂鬱之間可能還有好幾種類別。但我們剛剛也提到，過去的研究並沒有得出結論，憂鬱症的類型有甚麼差異也無共識。

用費納準則來判斷精神疾病最無憑無據、欠缺審慎考量。雖然有些憂鬱反應持續超過一個月，但肇因是正常的（比如喪親之慟），都還是會被歸為疾病。除了這些正常的憂鬱反應，還有些憂鬱反應則來自於失能，但依照費納準則來看都是一樣的疾病。費納開了先例，後人編撰症狀準則時，也都以他的工作為基礎，可說是影響重大。

費納團隊建立準則時，為何會忽略正常悲傷這麼明顯不過的情況，原因不詳。有可能是為了要確保這套準則可以廣為研究人員採用，所以卯起全力避免定義裡出現有因果關係的意涵。他們也許在做結論時發現，一旦區分正常與疾病，就代表自己對於病因與分類有特定觀點與立場。[51]另外一個可能的原因是，他們制定準則時採用的研究樣本顯然有病，於是以為它普遍能用在類似的樣本上。他們也許單純想接續之前的研究傳統，也就是不管脈絡、只依賴症狀的統計分析。

還有一個可能的原因是，費納團隊即使承認病態與非病態悲傷有差異，但又認為，超過一個月以上的強烈悲傷「拖延過久」（希波克拉底的說法），如果滿足特定數量的症狀，不論壓力源為何，反應自然過當了，幾乎可以肯定是病態。但先前的臨床研究者並不接受這種觀點，它也與第二章提到的重大痛失打擊正常反應的發展曲線不合。就連第三版DSM的團隊也從寬認定，痛失親愛之人後，至少有兩個月的正常症狀反應期。不過，後來第三版DSM團隊降低了門檻標準，變成非常不合理的兩個禮拜。總而言之，與克雷佩林不一樣，要如何區分有疾與無疾，費納與同儕沒有從背景脈絡來解釋，至於滿足憂鬱症狀準則之人是否真的患病，他們也不認為需要進一步評估。

費納團隊是如何制定出這套影響深遠的憂鬱診斷準則呢？就精神醫學史來看，諷刺的是，編輯團隊以症狀為本的費納準為第三版DSM的基礎，是因為費納團隊宣稱，自己的成果有實證根據，而不是從理論去揣測。[52]然而從費納論文的資料出處來看，過去沒有太多實證研究可支持他的憂鬱症診斷準則。他只援引了四篇已發表的文章作為診斷準則的根據。（他所援引的第五篇文章是羅賓斯與古斯在國家精神衛生研究院工作坊未發表的論文。還有六處他引用的是躁狂相關研究，但我們不另行探討。）

費納援引的其中一篇論文作者認為，我們並無證據證明，更年期憂鬱與其他的憂鬱疾病可以從症狀上區分（克雷佩林對此問題的看法搖擺不定）。作者在結論挑戰了症狀型準則的普遍適當性：「臨床上，用症狀表現區分各類型的精神疾病，此種嘗試始終挫敗連連，因為分水嶺在哪裡一直都不清不楚。這是精神醫學的嚴重問題。」[53]還有兩個資料出處源於同一個研究計畫，作者認為，有些未定的證據指出，憂鬱症狀的中心有一內因型因素。此外，反應性憂鬱的症狀極有可能是精神疾病（但不是憂鬱）的現象表徵，反而是憂鬱「汙染」了憂鬱症候群。[54]若真要說這些研究有任何發現，其實都與費納診斷準則有所牴觸，因為他們沒有把內因性與反應性憂鬱送做一堆。至於費納最後一項援引的資料，其作者明白反對以症狀為本的憂鬱定義，因為這樣做沒有考量到症狀的肇因，也沒有考量到正常與病理狀態的差異：

憂鬱狀態的第一道分水嶺就是要區分正常與病態反應的差異。一般而言，哀悼與悲慟反應都是痛失摯愛目標（心愛的人、金錢、聲望、想實現的願望、健康）的正常反應。我們不是時時都能靠現象基礎來區分正常的哀慟反應與病態的反應。患者在近期並沒有充分而明確的肇因而導致憂鬱，憂鬱持續時間太長，或是症狀太過嚴重，才會被判斷為病態憂鬱。[55]

單純以症狀為本的準則可以用來定義憂鬱症嗎？費納援引的憂鬱相關文獻當中，沒有一篇支持。甚至費納準則中情緒障礙的明確定義與可信度，在他所援引資料中找不到證明，甚至也沒有作者提過。

費納診斷準則發表後沒多久，華盛頓大學的精神病學者羅伯特・武卓夫（Robert Woodruff）、唐諾・古德溫（Donald Goodwin）與山謬・古斯出版了首度以症狀為本的精神醫學教科書《精神疾病診斷》（*Psychiatric Diagnosis*）。在此書中，他們更大範圍討論了新診斷準則與整體診斷方法。[56]在情緒障礙的診斷專章中，兩位作者強調，在觀察與衡量症狀時，不要做任何病因推論，因為我們對憂鬱症肇因還缺乏認識。費納診斷準則不把喪親之慟排除在憂鬱症的診斷範圍之外，或許就是出於這項原則。

至於如何診斷不同的情緒障礙，文章中提到喪親之慟（但沒有談到其他的壓力源）：

要區別哀慟與原發性情緒障礙可能很困難。哀慟的持續時間通常不像原發性情緒障礙發作時那麼久……大多數喪親者出現的症狀比原發性情緒障礙患者來得少。此外，有些常見於原發性情緒障礙患者的症狀在經歷喪親之慟之人身上相對少見，尤其是害怕自己精神失常以及自我傷害的念頭。[57]

為了要支持其論點、說明喪親之慟與憂鬱症狀的差異，武卓夫與同仁引述了幾篇精神病學者寶拉．克雷頓（Paula Clayton）及其同仁的研究論文。克雷頓記錄了在喪親哀慟期間，研究對象的憂鬱症狀類型與時間長度。[58]費納準則所規定的疾病診斷門檻，時間是以一個月為期。事實上，克雷頓發現，一個月之後還有四成的哀慟者會表現出可及DSM診斷門檻的症狀，但要說這麼高比例的喪親之人有病，不僅令人難以置信，也完全沒有科學證據支持。許多人在人生不同階段會經歷到喪親之痛，但大多數人在一個月內體驗到的症狀，並沒有像費納準則規定的那麼多，喪親之痛的強烈程度也無法持續一個月那麼久，據此，我們找不到令人信服的證據可以證明費納準則的效度。這個準則反而會大開方便之門，造成許多假陽性診斷案例，許多正常的喪親哀慟者被誤診。但這個嚴重問題卻無人聞問。

《精神疾病診斷》的作者規定，一個月為期、具備五項症狀為「疑似」患病（六項症狀則為「確診」）。他們認為這樣的標準足以區隔疾病與正常的喪親之痛，但是就他們引用的研究文獻來看，這種標準毫無根據。無論如何，對於其所提倡的憂鬱症診斷準則，武卓夫沒有提供任何充分的新實證研究支持，因此他的教材就跟以前的準則一樣漏洞連連。然而，這本教材對第三版DSM的成型影響鉅大，現在出到第五版了。

費納診斷準則滿足了學界的需求，至一九八九年，精神醫學史上援引次數居冠的文章，就是費納發表準則的那篇論文。[60]費納對憂鬱症定義的影響無遠弗屆，也啟發精神醫學界以症狀為本的做診斷。但就實質上來說，費納準則仍無法區分強烈的悲傷與病態反應的不同。

研究診斷準則

費納的研究診斷準則經過轉化後，被納入第三版DSM診斷準則，這個過程的主要推手就是羅伯．史匹澤。研究診斷準則（Research Diagnostic Criteria，簡稱RDC）出版於一九七八年，是史匹澤與華盛頓大學研究團隊的伊萊．羅賓斯共同制定的，為兩本重量級的巨作搭起了橋梁。[61]史匹澤結合了RDC，率先設計了結構化的憂鬱衡量晤談、情緒障礙與思覺失調症量表（Schedule for Affective Disorders and Schizophrenia，簡稱SADS），早早朝著發展結構化問卷的方向踏出了一步。後來的學者進行流行病學研究時，會非常依賴結構化的問卷，也會採用了新的診斷方法，研究樣本不再限於臨床患者，而是擴大到各個社會族群（詳見第六章）。[62]

史匹澤後來受命於國家精神衛生研究院，並與同仁制定了RDC，以克服精神疾病診斷信度低的問題，也為憂鬱診斷建立了更加細緻的分類學。史匹澤制定RDC的目的就跟費納一樣，是為了讓研究更加順利，但我們也不難看出它有機會被用於臨床目徒。奠基於費納以症狀為本的診斷法，史匹澤將費納準則的十五項診斷擴大到二十五大類型，底下再分出許多亞型。[63]

RDC的重鬱症準則如下：症狀發作期至少要兩個禮拜；情緒煩躁不安、久久無法平靜；凡事興趣缺缺、提不起勁；八項額外症狀中要符合五項（四項為可疑患者）；因為疾病而導致功能障礙或主動尋求協助；無思覺失調症跡象。從費納準則到RDC，最大的改變包括：凡事興趣缺缺、提不起勁取代煩躁不安成為必要的症狀（越來越多人認為，憂鬱的要素包括失去快樂的能力）；症狀只需要持續兩週而不是一個月（史匹澤沒有解釋為何要下修持續時間。假陽性案例因此增加，許多正常人被誤診，但第三版DSM還是延用這個標準）；還有患者要主動尋求協助，或是出現社會功能障礙（這個條件後來成為臨床上判定疾病的重要標準）。史匹澤也加了幾項排除條件，比如進行憂鬱診斷時，要先排除思覺失調症的患者，還加了重鬱症的十一種亞型。（國家精神衛生研究院最初關注的，是彼此不互斥的重鬱症亞型，包括原發性、續發性、復發性單極、精神性、失能性、內因性、激昂性、遲滯性、境遇性、單純性、主要型情緒障礙。）儘管費納診斷準則的持續時間與症狀數目已雙雙下修（第三版DSM繼續沿用），但是RDC的重鬱症診斷準則依然沒有排除喪親之慟或是其他正常反應，不過史匹澤有要求，研究人員與患者晤談時，需要確認是否經歷了喪親之慟。[64]

在RDC的制定過程中，研究人員最關心的一點在於診斷的信度，也就是說，同一位當事人提供訊息之後，不同的診斷者是不是都能得出一樣的結論。從實行結果來看，RDC在可靠度上大為成功。以重鬱症來說，初步報告顯示百分之九十七的驚人可靠度。[65]其他的報告也顯示百分之九十的可靠度。[66]許多人認為，可靠度有這麼明顯的改善是一大進展，知名的精神醫師厄文．范斯汀（Alvin Feinstein）就這麼認為：

> 在疾病分類學上，操作型疾病辨識方法的出現是一大進展，領先超前、無人能出其右……在疾病診斷分類學領域當中，能夠建立一套操作型診斷標準是一大突破，其顯著性、必要性、根本性與重要性可比產科與外科手術的重大突破。此種突破就是種創舉，就像賽麥爾維斯（Ignaz Semmelweis）、霍姆斯（Oliver Wendell Holmes）、李斯特爵士（Joseph Lister）要求產科醫師與外科醫師在進行人體手術前都需要洗手。

我們可以看出，范斯汀相當佩服與讚賞史匹澤的成就。史匹澤的豐功偉業，從此也可以看出些許端倪。他領頭建立了全新的精神疾病臨床診斷分類系統，採用與RDC相同的原則以保證信度。儘管如此，討論第三版DSM時，有幾點要先提醒注意。確實，只用症狀作為診斷標準，有助於研究與臨床工作者按照規定應用診斷準則，不同單位因此容易達成共識，診斷的信度也可以大幅提升。但是眾人達成的疾病共識與判斷是正確嗎（也就是效度問題）？但在這些研究中，研究人員都沒有針對憂鬱症的病程、治療以及病因進行診斷效度的評估。RDC以及費納團隊也沒做過任何系統性的研究去區分正常的強烈悲傷與憂鬱症，讓人對於這些方法的效度更加存疑。當然，要在診斷準則裡加入環境考量，以決定反應為正常或病態，這個做法相當困難，信度可能因此降低，但有助於大幅加強效度。不過時至今日，精神醫學都還沒有妥善地回應這項挑戰。

精神醫學界以第三版DSM因應挑戰

第三版DSM於一九八〇年出版，各界視為精神疾病診斷發展史的分水嶺，確實也如此。[68]但是，第二版DSM修訂時，沒有人認真看待，不同學派的領袖也沒有採取任何政治行動去影響編輯流程。史匹澤團隊負責修訂第二版DSM，他扮演中間人的角色，將同性戀從手冊當中刪除，也制定了RDC診斷準則，使他獲任命為第三版DSM編修小組的主席。史匹澤把握了這個機會建立一套新的診斷系統，反映出數十年來精神醫學的科學化目標。[69]

第三版團隊改弦更張，直接將費納準則與RDC的特點都納入官方精神醫學疾病分類法，明明白白地支持以症狀為本的診斷準則。史匹澤本人瞭解到，若要將研究用診斷準則轉變成臨床用手冊，那麼診斷準則必得呈現出「臨床工作的智慧」以及研究證據。[70]他的角色不僅需要知識淵博與研究技能，也要具備政治家長袖善舞的能力，可以做調解折衝的工作，安撫其他的臨床學派，後者可能會覺得以症狀為本的新診斷系統會威脅到其傳統診斷方法。

史匹澤高度倚重RDC，透過以症狀為本的疾病診斷與定義重修DSM，他的動機為何？一般來說，醫師一心想治療患者，所以對分類系統研究上的信度比較不感興趣。但為何他們會買帳，接受源自於費納準則與RDC以症狀為本的分類系統？

原來是因為，透過新的診斷系統，臨床醫師與研究人員就可以處理當時得解決的共同重大問題。及至一九七〇年代，精神分析的影響力式微，各大專業門派林立，不同的臨床醫師對於精神疾病的核心本質、肇因與治療方法共識甚少。因此新的診斷手冊一定要讓不同觀點的臨床醫師都能使用。第三版團隊明白列出症狀，不僅改善了可靠度，也是繼續保持「理論中立」，也就沒有預設任何特定精神病理學、精神分析等等的肇因理論。新的準則為「描述性」而不是「病因性」，排除了與精神動力相關的假設病因（例如內在衝突、抵抗焦慮）。DSM團隊不管病因學，只以症狀為基礎定義疾病。之後各界發現DSM是非常方便的工具，各門各派臨床醫師也擁護支持。不論支持的理由為何，至少現在的疾病定義是理論上中立的，所以眾人都站在公平的起跑點上了。

精神疾病診斷當時受到各方攻擊。行為學派認為，所有的行為，包括精神病理學，都是正常學習過程導致的結果，因此以醫療角度來看，真正的精神疾病不存在。[71]受到精神病學家湯瑪斯・薩茲（Thomas Szasz）、社會學者湯瑪斯・薛夫（Thomas Scheff）等作家啟發的「反精神醫學運動」人士，認為精神疾病診斷是一種社會控制，醫界利用醫學術語去改變令人討厭的行為與態度，即使那些不是疾病。[72]

除此之外，到了一九八〇年，多數治療費用都來自私部門與公部門的第三方。[73]由於第二版DSM充滿晦暗不明的潛意識術語，再加上精神醫學的正當性一再受到挑戰，所以患者沒有穩固的根據，很難索取保險理賠。我們沒有證據證明，保險業者影響了症狀為本的手冊問世，但是當第三方只提供醫療補助給明確的疾病，新的疾病診斷自然比較吃香。這麼一想，臨床醫師可能不同意新手冊裡的某些特點，例如揚棄脈絡準則，但是他們也意識到新的系統有許多好處。

更緊迫的問題是，各界不斷抨擊精神疾病診斷的意義，精神醫學的地位不斷下降。雖然史匹澤受過精神分析訓練，但他跟華盛頓大學團隊的想法一樣，未經驗證的理論以及抗拒實證檢驗的心態，是精神醫學的絆腳石，阻礙其科學地位的提升。[74]史匹澤胸懷願景，想要精神醫學有更長足的進展，所以致力於在於發展出一套「可靠」的疾病分類系統，此後，按照相同的臨床資訊，不同的醫師也可以得出相同的診斷。秉此精神，史匹澤在一九六〇年代與一九七〇年代持續進行了不起的研究工作，集大成之作便是一九八〇年出版的第三版DSM。[75]

第二版DSM沒有列出明確的症狀，無法作為精神疾病診斷、鑑別之用，醫師與研究人員不得不靠著自己的臨床判斷評估病人與特定的疾病診斷吻不吻合，因此診斷結果天差地遠，不同狀況被貼上同樣的疾病標籤。學者研究了英美兩國精神病學者診斷精神疾病的方法，於一九七二年發表知名的「英美疾病診斷計畫」（U.S.-U.K. Diagnostic Project）。這份研究的結論讓人心驚不已，兩國精神科醫師在診斷上各有主見，就連同一學派的精神科醫師的診斷結果也大不相同。英國醫師診斷出的憂鬱症人數居然是美國醫師的五倍以上。[76]

除了這項英美研究之外，大量的研究也顯示，就算精神科醫師收到相同的資訊（例如說臨床晤談的錄影），但診斷依舊缺乏共識。[77]這些研究挑戰了精神醫學，學者質疑，關聯度高的診斷類別之區分是否可靠，例如情緒障礙與焦慮症的差異。此外，他們也質疑不同類精神疾病的區分是否可靠，例如精神性與神經性疾病的差異，甚至是精神性疾病與正常的差異。

在這些研究中，或許最為戲劇化、影響也最大的一項研究，就是有人直接挑戰精神科醫師分辨正常與精神疾病的能力。在精神醫學批判運動中，這項研究也是公認的里程碑。一九七三年，心理學家羅森翰（David Rosenhan）在聲望卓著的《科學》期刊上發表了一篇研究，他讓八位正常人自行就診，這八人表示有幻聽症狀（宣稱自己聽得到一個聲音說著「砰砰」、「無聊」及「空虛」），除此之外行為與說話都很正常。所有的假病人都住院了，被歸類成精神疾病患者（幾乎都是思覺失調症），雖然他們立刻恢復正常行為，但疾病標籤依然沒被取下，過了一段時間才被當成正常人。不過其他住院的患者認出幾位假病人有可能是正常人。

若想瞭解當時的主流觀點，就請讀者細讀一下羅森翰在序言中的這幾句話：

許多支持者以為，正常與異常、神智清醒與錯亂的區分，以及以此為根據的診斷非常可靠，但事實並非如此……越來越多人從相關理論、人類學、哲學、法律與治療實務去思考，開始認為目前的精神疾病與心理學分類一點用都沒有，而且沒用也就算了，最糟的是會給人帶來傷害、汙名，還會誤導社會大眾。據此，精神疾病診斷只是觀者有心捕風捉影，並不能呈現當事人的特徵與確實概況。[78]

羅森翰得出結論：「精神病院的醫師無法區分神智清醒與精神錯亂的人。」這些分類標準根本就沒有效度，信度顯然也不行（不然在另一種情況下，羅森翰的實驗參與者鐵定會被診斷為正常的），臨床工作者的專業能力因此被質疑，精神醫學的科學地位也岌岌可危。接著，史匹澤發文抨擊羅森翰的研究方法漏洞百出。[79]但史匹澤的回應頂多只能顯示，羅森翰無法證明精神醫學診斷本質上有重大缺陷，但他無法說服世人，精神醫學診斷系統真的妥善可靠。因此史匹澤後續投入了相當多的努力，就是要全心全力建立這樣的一個診斷系統。

雖然史匹澤也承認，效度高的診斷系統信度不一定也高，不過信度要高的話，效度就一定要高。透過信度高的診斷系統，我們才能正確分類不同的症候群，也才能預測病程以及治療反應。[80]但如果連診斷都無法達成共識，許多的診斷都是錯的，整個診斷系統的信度必定很低。

此外，如果診斷結果會因診斷場所不同而改變，那麼我們就沒有辦法有效進行累積性的研究。

因此，精神醫學的首要目標，就是發展出一套清楚明白的診斷規定，為每一個診斷項目明確制定成立門檻與例外條款，讓不同的診斷者能得出大同小異的結果。就算效度低，只要有信度高的診斷系統，我們就能建立穩定的科學基礎，讓研究人員從零開始，建立效度更高的系統。

然而，許多人憂心忡忡地指出，光是建立一套信度高的診斷體系，提供一套人人都可遵循的規則，也不保證能達到一點效度，除非這些規則是正確的，要不然信度高只能代表大家得到的同一個答案是錯誤的！[81]舉例來說，用強烈悲傷的症狀來定義憂鬱症既明顯又可靠，但用這種方法找出來的問題卻非疾病。在第三版DSM出版前，好幾百位精神科醫師參與相關的田野研究，測試了診斷系統在實證上的正確性。不過，研究人員沒有拿其他憂鬱症概念與分類法，去確認以診狀為本的準則是不是比較有效。[82]他們只測試了各個醫師使用準則的方式是否相同，但沒有確認找出的是否真是疾病的徵兆。一如史匹澤的同仁所說：「在進行實證調查『之前』，我們已經先重新定義了什麼是疾病。」[83]如果從一開始這樣的診斷系統效度就很低，那麼之後效度會不會自動變高，實在令人懷疑。也就是說，就算我們能解決信度的問題，也不能把效度置之腦後。為了要得到信度與效度都高的判斷，研究時兩者得同時並行、互為補強。

精神醫學門派林立，各有各個的診斷結果，引起反對人士大力批派，不只科學地位被挑戰，甚至連在醫學領域的正當性都岌岌可危。第三版DSM的準則非常明確，精神醫學因此能面對各方質疑，建立更穩固的科學立足點。史匹澤將DSM改頭換面，全面採用以症狀為本的操作型疾病定義，正好可以回擊一連串的批評，扭轉精神醫學的弱勢地位與命運。同時間新藥問世，精神醫學的專業度就更上一層樓了。

但就算是一場師出有名的革命也會有無辜者犧牲。討論第三版DSM的革新源起與整體特色後，我們接下來要討論當中的憂鬱症診斷準則。

第三版DSM團隊如何看待憂鬱症

第三版團隊編輯的憂鬱診斷準則時，幾乎完全照抄費納與RDC診斷準則（下一章會仔細討論第四版DSM的相似診斷準則）。他們用症狀定義憂鬱症，反對病因概念，拋棄傳統上的區分（如神經性與精神性、內因型與反應性），不再憑它們建立診斷類別。就跟費納、還有前幾版DSM團隊一樣，第三版團隊揚棄了，克雷佩林的做法，不再將躁鬱精神失常及憂鬱症視為同一類疾病，而是將單極性憂鬱症（也就是「重鬱」）與「雙極性」疾患分開。克雷佩林想把所有情緒疾患統合在一起討論，但早在第三版DSM問世之前，家庭研究、臨床觀察以及藥物治療反應等等研究領域，就徹底推翻了克雷佩林的大一統工作，雖然這個領域始終充滿爭議。此外，雖然重鬱症也包括精神性憂鬱，但大家都知道，在憂鬱症準則下，精神性憂鬱只佔一小部分。「單純憂鬱症」（simple depression）成為最受關注的主要憂鬱形式。

當我們失去摯愛或珍視的人事物時，會產生程度不同的痛失反應，有時適當、有時過度，但第三版團隊跟隨前一版團隊的做法，取消了這個區分。這個做法令人意外，因為第三版團隊定義許多疾病類別（例如焦慮症）時，都還是採用了「過度」或「不合情理」等描述詞，以區分疾病與正常反應之間的差異。除了喪親之慟外，第三版團隊完全不看症狀與處境的互動關係，只靠著症狀辨識疾病。

不過第三版團隊能排除喪親之慟，讓DSM跨越費納準則與RDC一大步。他們認為，喪親而產生的哀痛雖然符合症狀準則，但並非疾病，因為那是遇上痛失打擊後的正常過渡期反應。這個觀點應該是源自於寶拉．克雷頓的研究，她是華盛頓大學團隊的重量級成員，也參與編輯第三版DSM的情緒障礙類別。她研究發現，憂鬱症狀常常在喪親之慟期間浮現，但通常短短一段時間後就消退了。[84]我們在前文提到，武卓夫、古德溫與古斯都有引述克雷頓的研究，但是並沒有把她的結論納入憂鬱症診斷準則中。第三版團隊制定喪親之慟排除條款時，的確有納入克雷頓的研究結論，但卻沒有考量其他與喪親之慟特徵相同的痛失反應，例如婚姻破碎、患病或是財務損失等。目前我們可以知道的是，第三版DSM情緒障礙工作小組在討論排除條款時，完全沒有考慮其他壓力源造成的反應。[85]費納準則與RDC都沒有任何排除條款，第三版團隊依循前人的做法，秉持以症狀為本的建立診斷，才會導致這種後果。

除了喪親之慟以外，第三版團隊也沒有區分正常悲傷與重鬱症，還引用了五花八門的理由為這種失敗找藉口。他們說，設了排除條款會影響DSM的信度，因為其他的壓力源都不像喪親之慟一樣，特性一清二楚，所以很難衡量壓力的強度，好判斷它們所引發的反應比例適當與否。然而，一如前文所述，在建立診斷準則的時候，讓信度凌駕效度根本就沒有道理。不論如何，第三版團隊還是設立了喪親之慟排除條款，至少我們能從這個壓力源看出它與憂鬱症的細微差異，這點會在下一章中討論。他們本來可以從類似的方向去努力，制定方針，區分各種壓力源造成的反應究竟是正常或病態。

悲傷是否為面對失落與打擊時的恰當反應？有些人主張，這個問題是病因學的範圍，但我們要建立理論中立的診斷手冊，就沒辦法討論病因的問題。[86]但這些人根本搞不清楚理論中立的意思。要區分正常適當的反應以及疾病（內部失能產生的悲傷），背後不需要預設任何理論與立場，所以不會影響DSM團隊的理論中立原則。關於精神疾病背後失能狀態，其本質與病因為何，不同的理論有不同的解釋，可以從生物、精神動力學、行為、認知還有社會成因各個角度去看，所以當我們要定義疾病、制定理論中立的手冊時，當然不能捨一理論而就其他。但不管是哪種病因學理論，針對正常適當的反應以及源自失能的反應，我們依然可以有共同的看法。畢竟從亞里斯多德到克雷佩林，這些思想家的理解都八九不離十。不管持哪種理論、站在哪個立場，解釋這個區分是我們的共同目標，所以它絕不是什麼應該排除的病因假說，與理論中立無關。

第三版團隊拒絕以更廣泛的脈絡來探討憂鬱反應的原因，或許與精神藥物的發展有關。它對所有的單極性憂鬱症狀都有效，無論外在刺激事件為何。所以醫師在做治療決定時，「有原因」與「無緣故」的差別就無關緊要了，起碼對於住院治療的憂鬱患者來講是如此。[87]但就算藥物對正常的悲傷反應也有效，我們還是得區分正常與疾病，因為那是非常重要的預後指標，可以幫助我們考量哪些手段有助於復原，比如更激烈的治療，或是改變環境就好。舉例來說，不管你是患者或正常人，「利他能」會能讓你更加專注，成長激素都可以讓你長高，但就算如此，也不代表醫師診斷時，可以合理忽略正常與疾病的差異。

最後，第三版團隊會忽略正常的強烈悲傷，也可能是害怕醫師把確實有病的人誤診為正常人，特別有自殺傾向的憂鬱患者。不過，假陰性診斷有風險，假陽性診斷也有代價，在正常人身上貼上精神疾病標籤不是什麼好事。兩種誤診都要避免。越來越多人發現，用抗憂鬱藥物或相關療法去治療憂鬱的正常人，可能會產生某些負面的副作用，甚至提高某些族群的自殺率。[88]第三版DSM問世前，許許多多重要的學者提出許多理由，告訴我們區分正常悲傷與憂鬱症是很重要的。與其完全拋棄或沒道理地忽略這個區分，還不如審慎地好好使用。只要能提高警覺，避免踩到安全線，它就對治療疾病有所助益。

結論

第三版團隊大舉去掉情境脈絡，採用以症狀為本的診斷準則，是因為他們想要努力加強信度，為不同理論立場的精神科醫師提供一套共通語言，增加精神醫學的科學公信力。雖然解決信度是急迫的問題，但整體來說，他們卻錯手丟了兩千五百年來的臨床診斷傳統。過去，我們先探討症狀的脈絡以及意義，然後才決定當事人是受強烈的正常悲傷所苦還是罹患了憂鬱症。

第三版ＤＳＭ問世後，精神醫學發展的方向也改變，焦點從病情嚴重的住院患者身上，轉到了異質性相當高的診所病患與社群成員上，ＤＳＭ團隊的努力意外導致悲傷的正常人被大規模病理化。諷刺的是，憂鬱症診斷的科學效力不僅沒有提升，反而還降低。

第五章 第四版DSM的憂鬱觀念

正如在第一章中談到的，我們認為，最近憂鬱症通報激增，可能就是疾病定義有問題造成的，它甚至可能就是問題的根源。為了要證明這點，我們接下來要仔細檢視DSM團隊定義的憂鬱症及相關診斷準則。既然前一章依序介紹了歷史上的憂鬱觀念，邏輯上我們應該接著討論第三版DSM，但為了確保接下來的討論也適用於目前的診斷實務，所以我們將探討最新一版DSM的診斷準則，也就是內容修訂過的第四版DSM修訂版（DSM-IV-TR，出版於二〇〇〇年）。修訂版並不代表DSM團隊在觀念上有大躍進，因為眼下的診斷準則幾乎跟第三版DSM一模一樣。

第四版DSM的情緒障礙

討論DSM的重鬱症診斷準前，我們要先看DSM團隊如何看待情緒障礙（affective

disorder）。情緒障礙又稱為情感疾患（mood disorder），這個類別的範圍比較大，憂鬱症也屬於這個類別。讀者若能記住下文說明的差異會有助於理解。

單極性疾患與情緒疾患之差異

重鬱症是「單極性」（unipolar）憂鬱，也就是說患者只有憂鬱症狀，不會在憂鬱與躁狂間來回擺盪，例如情緒高昂及浮誇鋪張的表現。具躁狂發作特徵的情緒疾患也稱為「雙極性疾患」（前身為「躁鬱症」），不過跟檯面上的單極性憂鬱症相比，患者人數較少，第一型雙極性疾患（Bipolar I Disorder）的病情經常相當嚴重，較輕微的類型包括了第二型雙極性疾患（Bipolar II Disorder）以及循環性人格疾患（Cyclothymic Personality Disorder），但這些雙極性疾患類型都不是本文要探討的重點。

重鬱症與輕鬱症之差異

重鬱症的發作通常都是隨著時間、間斷地發作，症狀強烈，但間歇期間沒有症狀，或者是症狀較少。另外一種比較少見的憂鬱症類型為「低落性情感疾患」（Dysthymia，或稱輕鬱症），病情多半都是持續發作，間隔期間較少，本章在後面會再討論。

重鬱症與重度憂鬱發作的差異

DSM團隊以重度憂鬱發作（Major Depressive Episodes，簡稱MDE）的模式（只發作一次或反覆發作），再加上其他額外的準則，定義了各種重鬱症的亞型。實際上，大多數醫師診斷時都是採用MDE診斷準則，反而重鬱症的診斷準則非常精簡，資訊不多。

重鬱症診斷準則

（A）患者經歷過重度憂鬱發作。
（B）患者的重度憂鬱發作比較難以思覺失調症來解釋，也沒有與思覺失調症、思覺失調型疾患、妄想型疾患、或是未特別註明之精神性疾患有重疊之處。
（C）患者從來沒有經歷過躁狂發作、混合發作或輕躁發作。[1]

也就是說，根據重鬱症診斷準則，患者起碼要有過一次重度憂鬱發作，且無涉其他精神性疾病（請注意，精神性症狀也包含在憂鬱症中，只要醫師無法判定它們為其他精神性疾病的跡象），也無涉另外一種包含躁狂症狀的情緒疾患。然而，幾乎所有的憂鬱發作都指向重鬱症，跟其他疾病無關。因此，以對絕大多數案例來說，只要符合重鬱症準則，最終也會符合重度憂鬱發作準則。因此我們要在這裡花點篇幅檢視的重度憂鬱發作的定義。

第四版DSM重鬱症發作診斷準則

（A）在長達兩個禮拜的期間，下列症狀出現五項以上，導致當事人心理功能改變；五項症狀中至少要有一項為：（1）憂鬱情緒或（2）興趣缺缺或悶悶不樂。

（1）時時刻刻、日日都感到憂鬱，以主觀陳述為指標（例如感覺悲傷或空虛）或是其他人的觀察（例如看起來動不動就想哭）。請注意：在小孩與青少年身上表現出來的可能是情緒暴躁。

（2）對任何日常活動幾乎都興趣缺缺，或是無法樂在其中，幾乎天天如此（可由主觀陳述或是他人的觀察得知）。

（3）不吃不喝而體重大減，或是體重激增（例如一個月內體重變化超過整體體重的百分之五），幾乎天天都食欲不振或胃口奇佳。請注意：以孩童來說的話，要注意他應該成長的體重是否有減少。

（4）幾乎天天失眠或嗜睡。

（5）幾乎天天有心理動作性激躁（psychomotor agitation）或遲緩（retardation）現象（旁

人可以觀察到，並非僅限躁動或緩慢的主觀感受）。

（6）幾乎天天都覺得疲勞或提不起勁。

（7）幾乎天天感到自己一文不值、或產生過度強烈或不合理的罪惡感（可能來自妄想，不僅僅只是因為自己生病而自責或有罪惡感）。

（8）幾乎天天都無法全心思考或專注做事，做決定時優柔寡斷（來自主觀陳述或他人觀察）。

（9）反覆思考死亡（不只是怕死）、反覆有自殺念頭，但沒有明確的計畫，或是有自殺的企圖，又或有明確自殺的計畫。

（B）症狀不符合混合發作準則。

（C）症狀造成患者臨床顯著的痛苦與失能狀態，無法發揮他在社會、職業或其他領域的重要功能。

（D）症狀並非來自於物質使用（例如毒品、藥物）的生理效應，也不是來自於身體健康問題（例如甲狀腺功能低下）。

（E）無法以喪親之慟（痛失親愛之人之後、症狀超過兩個月以上）解釋的症狀。有顯著功能障礙、病態沉溺於自貶的想法中、自殺意念、精神性症狀或心理動作性遲緩等特徵。[2]

任何患者，只要自述的症狀滿足準則A九項條件中的五項，並至少包括憂鬱情緒或者是興趣缺缺、悶悶不樂，這些症狀維持至少兩個禮拜就算是重鬱發作，一般來講也算罹患了重鬱症。請注意，就算當事人滿足了A的症狀條件，準則B至E有列出排除條款，符合一項就不算重鬱症：（一）出現躁狂症狀，它們是屬於雙極性疾患；（二）個人在臨床上沒有出現嚴重的角色障礙（role impairment）或痛苦跡象；（三）個人狀況為一般醫療問題、吸食毒品或服用處方藥物所導致的結果，這些狀況應該診斷為「一般醫療狀況引發之情感疾患」（Mood Disorder Due to General Medical Condition）或「藥物誘發之情感疾患」（Substance-Induced Mood Disorder）；（四）症狀源自於喪親之痛。若症狀超過兩個月，或是涵蓋了特定的嚴重症狀，就應診斷為「複雜性喪慟反應」（complicated bereavement）。

從DSM重鬱症準則來看正常悲傷與疾病的差別

症狀與持續時間

第四版團隊在症狀準則中列出幾個特徵，試圖將正常的憂鬱狀況排除在疾病診斷之外：（一）要有五項症狀才能達到診斷門檻，正常人處於悲傷時沒有這麼多症狀；（二）某幾個症狀在本質上可能就是病理表現，例如覺得自己沒有價值、心理動作性遲緩或反覆想到與死亡有關的事；（三）症狀至少要持續兩週，這段期間五種症狀要一起出現。斷斷續續出現的零星症狀不算疾病徵兆；（四）至少兩週的持續時間內，症狀的嚴重程度、強烈程度與頻率要達到一定標準，例如說，在這兩週內，症狀「幾乎天天」出現，情況「顯著」，或是有其他標準特徵，例如百分之多少的體重流失，許多輕微的正常悲傷不會有這些狀況。

毫無疑問，透過這些症狀標準與特徵，我們的確能排除了許多正常悲傷的案例，避免把他們被誤判為病人。然而，這種區分疾病與正常反應的策略有兩個缺陷。第一，為了要排除假陽性診斷而提高診斷症狀門檻，一不小心就容易造成假陰性診斷，讓真的有病的人沒有被診斷出來。當事人是否患病與症狀多寡無關，因為有些輕微的疾病其症狀數目就不多。

第二，雖然一般來說，症狀多的人比叫痛苦，但我們不能因此就認為，只要症狀多、症狀嚴重、持續時間長就等於失能或是罹患疾病。我們在第二章談過，惡劣的環境壓力源也會導致正常人出現強烈的症狀。此外，悲傷的正常人所表現出的憂鬱症狀，與DSM列出的憂鬱症狀也很相似。更不要多有些人天生性情就敏銳多感，一般壓力所引發的正常反應也比較嚴重。

透過症狀數目、強烈程度或兩週持續時間，DSM團隊設下了高診斷門檻，但卻沒有因此就成功解釋失能問題，也就是說，他們無法區分症狀究竟出自於正常的悲傷反應，還是悲傷機轉失靈。各式各樣的重大痛失打擊都會引起強烈的正常悲傷，要滿足DSM列出的五項症狀條件，例如情緒低落、無法享受日常活動、睡眠不足、食欲不振以及無法專注進行日常工作等，一點都不難。DSM團隊有要求，症狀要夠嚴重才列入考量，還註明了限定條件，例如「反覆」、「顯著」或「能力受損」等，但一般來說，這些說明還是不夠清楚，無法讓我們找出疾病的特徵，以區別正常的強烈悲傷反應。同樣的道理，光憑兩週的持續時間，我們也沒有辦法有效分辨哪些是憂鬱症、哪些是嚴重打擊（離婚、得了不治之症）造成的正常強烈反應。畢竟，重大痛失事件引發的正常反應要持續兩週以上非常容易。症狀的嚴重程度、數量、持續至少兩週、幾乎日日都出現，這些狀況看起來確實與日常的心理運作有巨大的落差，乍看之下是有效的判斷條件。但只要比較憂鬱症與重大痛失打擊造成的強烈正常悲傷，就知道後者要滿足了那些條件並不難。

現代人普遍要面對各種壓力，許多症狀的基本盛行率本來就很高，例如失眠與疲勞，但這些都無法用來區分憂鬱、正常或病態，甚至也不算是一般疾病的特徵。沒有憂鬱症的人遇上正常的低潮期時，就會表現出微不足道的症狀，但一不小心就會達到診斷門檻。

確實，有些症狀，例如完全失去行為動機、病態又無端的自我價值低落、幻覺、妄想等等，與正常的精神功能並沒有多少顯著的重疊之處。一般來講，如果這些症狀久久不退，可能就代表失能，而不是先天設定的悲傷反應。然而重鬱症的診斷準則卻沒有納入這些特別嚴重的症狀。

喪親之慟排除條款

為了有效區分疾病與非疾病、彌補診斷準則的不足，ＤＳＭ團隊解決辦法之一就是設定排除條款。喪親之慟排除條款因此而出現。然而，就像其他精神或身體功能一樣，哀慟過度也會「出問題」，變成疾病。所以，喪親之慟條款底下還有排除條款，有些與哀慟相關的憂鬱症狀就可以被歸類為疾病。若哀慟反應持續兩個月以上不退，造成顯著的精神功能障礙，或者連帶產生特別嚴重的症狀，例如無端執著於自我貶抑、萌生自殺念頭、心理動作性遲緩、精神性症狀等等，都會被歸類為疾病。[3]（特別值得注意的是，在喪親之慟期間，當事人有時會短暫出現幻覺，覺得已逝親愛之人還在身邊，這並非罕見之事，一般而言也不算病理問題。）

有人對於正常喪親哀慟的兩個月期限有意見，也有人指出，喪親之慟有時也包括「複雜性」症狀，以DSM來看足以成立疾病診斷。目前為止，排除條款的重大缺陷在於，除了摯愛過世之外，其他痛失打擊引起的正常悲傷反應都被忽視了。要擴大喪親之慟排除條款（還有它自己附帶的「雙重排除條款」）的普及範圍一點也不難，可以涵蓋所有重大痛失打擊，但是這個機會已經錯過了，原因已在前文中說明過了。也因如此，我們能做的相當有限，難以找到建設性的方法有效劃分正常悲傷與病態悲傷，無法解決症狀型準則一目瞭然的弱點。

一般醫療狀況引發之憂鬱及藥物誘發之憂鬱

個人的醫療狀況或服用藥物會影響生理，進而引發憂鬱狀況，但DSM團隊將此排除在重鬱症診斷之外，把這類案例轉移到別的疾病類別，也就是轉到一般醫療狀況（General Medical

Condition）或藥物誘發之情感疾患（Substance-Induced Mood Disorder）。雖然這兩種類別並非本書的討論重點，但我們還是提一下它們可能造成的混淆情況。個人健康、藥物使用與成癮問題都會引發正常的悲傷反應，但我們很容易把它們與那兩種情感疾患搞混。第一線心理工作者要面對的挑戰很複雜，要分辨症狀是否代表憂鬱症並不容易，有時只是症狀類似但當事人沒有生病，有時症狀是其他疾病導致的。

臨床顯著性

用來區分病態與正常悲傷反應的排除條款中，DSM團隊最重要的心血也許就是「臨床顯著性」（clinical significance）準則：「症狀造成患者臨床顯著的痛苦與失能狀態，無法發揮他在社會、職業或其他領域的重要功能」。透過這一條款，DSM團隊間接指出，就算滿足持續時間與症狀數量，非喪親的悲傷情況也不一定就是疾病。不過，這條規定並沒有觸及重鬱症準則的根本效度問題。團隊設立這個準則是為了確保，如果某個症狀有臨床上的重要性，而且其負面影響超過某個門檻，就可以被分類為疾病。這個準則有發揮其效用，但卻無法顧及某些重要的差異。第一，一般而言，不論是正常或病態的悲傷，持續期間本來就會產生負面的情緒，也包括痛苦。我們實在很難想像，有人具備五種症狀，卻不會感到痛苦。

第二，正常的強烈痛失反應影響範圍遍及不同面向，包含功能障礙、興趣低落及能力減退，沒有例外。這些典型反應包括逃避社交，想要離群索居（不想要見朋友或是去上班）。沒錯，強烈的正常痛失反應的先天設計就是要讓人感到痛苦，想要逃避社交、避開危險，重新思考生活、規劃目標（詳見第二章）。[4]透過臨床顯著性，我們或許可以把微不足道、傷害很低的狀況踢出疾病類別。但是此一條款派上用場的機會不多，因為清單上的症狀就已經包括各種顯著的痛苦與失能狀態，多增加這個條件根本就是畫蛇添足。[5]

想要符合DSM診斷準則、正確區分正常與病態情況，臨床顯著性準則根本無法解決問題。一如症狀數量與持續時間這兩個標準，臨床顯著性也能適用在正常與病態情況，因此無法解釋角色失能的問題。額外增加的「臨床顯著性」無法突顯差異，因為沒人定義那是什麼意思，只有「顯著到有臨床上的意義，也就是到達疾病的程度」，用它們來區分正常與病態就像是循環論證，有說等於沒說。

DSM精神疾病的定義

DSM的重鬱症定義在區分病態與正常悲傷上有缺陷，有趣的是，連DSM團隊自己也點出這一點。DSM序言中有一段文字，扼要描述了精神疾病的大概定義，編者的用意是要決定此診斷手冊要包括哪些狀況。第四版DSM的精神疾病定義如下：

第四版DSM團隊的觀念為，精神疾病是一種發生在個人行為或精神上的症候群或模式，具臨床顯著性。以典型狀況來說，它們與個人的苦難（例如讓人痛苦的症狀）、障礙（亦即一個或多個重要功能受損）或是高風險的情況（有性命之憂、被痛苦折磨、失能、失去行動自由等）有關。這些症候群或模式不包括人之常情或文化上認可的特定事件反應，例如摯愛過世。不論原本的肇因是什麼，這些症候群或模式在當下必會讓人視為「個人行為、心理或生物方面失能」的表現。偏差行為（如政治、宗教或性方面）或是主要介於個人與社會間的衝突都不是精神疾病，除非偏差行為或衝突為個人失能的症狀，如前文所述。[6]

以上定義只是草草帶過，編者並沒有想要解釋失能的概念，但以內在失能與否為討論的出發點，來區分病態與非病態狀況，值得讚賞。照理來說，疾病的基本定義應該應用在手冊裡的每一項疾病類別，每個疾病診斷準則也應該要符合通則，也就是說，只有失能造成的症狀才構成疾病。然而，不論是第三版或是後來修訂版的DSM，編輯團隊都沒有想過要按精神疾病的基本定義進行系統性的調整。可惜的是，我們將會看到，比起個別的的疾病準則，開頭的疾病定義效度高得多了。

有些症狀是失能造成的，而不是人之常情或艱困的社會條件造成的。以這種區分來定義精神疾病，是非常接近「對人有害的失能」，這個疾病成立要件便是本書作者要強調的基本論點。[7]以DSM的疾病定義來看，就算當事人有特定症狀，也不一定就是生病了，因為要看症狀是否來自失能。DSM團隊也強調，不能光靠個人或社會喜好的喜好判斷疾病，就算是此人真的感到痛苦、有功能障礙或是其他有害的症狀，只有「內在失能」帶來的症狀，才能構成疾病；這一點非常實際。按照這定義來看，如果人對外在壓力事件的反應屬於自然回應，就算他的情緒或是其他反應符合DSM的憂鬱症準則，只要沒有失能，就不是生病。因此，根據DSM的疾病定義，再加上最說得通的失能定義：自然功能失靈，那我們就可以判定，重鬱症診斷項目是無效的，因為編輯團隊把天擇出來的強烈痛失反應分類為疾病。

品行疾患的前車之鑑

編輯DSM的這些精神疾病診斷專家，竟然可以討論出一套既沒有效度、又違背DSM精神疾病定義的診斷準則，聽起來匪夷所思。不過，這種錯誤是可以理解的。相較於在概念上區分正常與疾病、分析相關的定義與準則，臨床診斷是完全不一樣的工作，需要的技巧不一樣。打個比方，為「椅子」概念建立一套原則性定義，挑出所有椅子，不夾雜其他東西，這是一種能力；但是看到並認出椅子，則是完全不一樣的能力。想想看眾所周知的前車之鑑：「品行疾患」（Conduct Disorder，一種反社會行為疾患，只要滿足三個行為清單內的項目，例如偷竊、逃家，就符合診斷準則）。這是很重要的兒童與青少年精神疾病，第四版團隊在手冊裡說明，這項準則不僅無效，還涵蓋了一些不應該被診斷為疾病的狀況，儘管這些狀況符合DSM

準則。第四版團隊告訴我們，問題在於，用來診斷品行疾患的反社會行為，某些非心理失能的青少年也會做，那些行為純粹只是面對惡劣處境的正常反應。

以下為第四版DSM的品行疾患診斷準則：

> 已經有人提出疑慮。有些人會被誤診有品行疾患，但在特定背景下，做出偏差的行為是為了自保（例如與性命攸關、窮途末路或處於高犯罪環境）。為了符合第四版DSM的精神疾病，品性疾患要成立，僅當當事人的行為是失能的症狀表現，而不是對周遭社會環境的反應。來自於戰爭肆虐國家的青少年移民，過去有好鬥行為的紀錄，因為那是所處環境的必要生存之道，不一定能代表品行疾患。臨床醫師最好將偏差行為發生的社會與經濟處境皆納入考量。[8]

這一段文字指出，DSM品行疾患準則並不適用於個人因周遭處境而產生的正常反應症狀。例如，精神狀況正常的青少年在危險的生存環境，為了自保而拉幫結派，出現必要的反社會行為。因此，我們無法透過品行疾患準則準確篩選出失能的案例。回到重鬱症診斷準則，我們要提醒的重點也完全一樣，有時我們用它可以篩選出失能狀況，發現個案的病情，但與此同時，也會篩到那些因為艱鉅環境而產生的正常反應，數量還可能非常多。一如品行疾患，只要我們拿出清楚的例子，要看出重鬱診斷的問題不是什麼難事，但是這個問題影響深遠，讓人開始質疑晚近針對憂鬱所做的研究，這點會在後續的章節裡探討。

除此之外，品行疾患準則也跟重鬱症準則一樣，明列「臨床顯著性」條件。但是從編輯團隊自己的引述，我們可以看到，品行疾患準則無法幫我們恰當區分正常與病態，就算加上了臨床顯著性也沒有幫助。DSM團隊確實考慮到，疾病是否成立，要看對當事人是否造成嚴重傷害，但卻沒有想到傷害是否來自失能。以品行疾患來說，我們能用臨床顯著性能排除症狀輕微、不足以構成疾病的情況，但第四版團隊很清楚問題還沒解決，也就是得確認個案的症狀是否由失能產生，進而瞭解它們是疾病的徵兆，或只是處境引起的正常反應。重鬱症診斷也有一樣的問題，就算加入臨床顯著性條件也無濟於事。

DSM團隊如何理解引發悲傷的環境刺激因素

即使重鬱症診斷準則有我們發現的那些問題，但是還是會有人會護航，認為要從整體來討論DSM比較妥當。他們認為，DSM的其他疾病類別可以補足憂鬱診斷的不足，也有特殊篇幅能兼顧正常痛失反應，所以我們提出的批評都不是問題。因此，接下來我們要探討DSM中其他包含憂鬱症狀的疾病類別與其特性。我們認為，這些互補的疾病類別與特性完全沒有解決問題，在某些情況下甚至火上加油，讓越來越多的悲傷正常人被貼上疾病標籤。它們幾乎無法彌補重鬱症準則的不足之處。

DSM裡的正常悲傷

從重鬱症準則跟其他情感疾患的說明文字來看，DSM團隊也承認區分正常悲傷與憂鬱症有多困難，但他們的解釋卻是提油救火。在第四版DSM修訂版（DSM-IV-TR）中，他們先是花了大把篇幅指出要如何區分憂鬱症、其他精神疾病及喪親之慟（但只是重複了重鬱症準則裡的喪親之慟排除條款），接著在「鑑別診斷」（differential diagnosis）這一段裡，編輯團隊的說明如下：

最後，悲傷期是人類原有的經驗之一，相關症狀不應該被診斷為重鬱症，除非符合診斷準則中的嚴重程度（也就是九項症狀裡滿足五項）、時間長度（也就是症狀幾乎天天出現，持續至少兩個禮拜），還有具臨床顯著之痛苦及功能障礙。[9]

這一段只是重申了重鬱症準則，並再度強調，符合準則就足以構成疾病。顯然邊疾團隊認為，正常悲傷期出現的症狀，永遠也不會滿足診斷準則，但是一如我們先前所述，事實並非如此。各種不同的正常悲傷，其嚴重程度很容易就達到DSM的標準，特別是那些由重大痛失打擊以及危險處境引發的反應。相較於品性疾患的補充說明，團隊在解釋重鬱症時似乎只是敷衍了事，沒有準確區分憂鬱症與正常悲傷，把準則的錯誤又重複了一遍。

多軸診斷系統

為了觀察壓力源引起的症狀發展，DSM團隊採用的第二種方式就是多軸診斷系統（multiaxial system of diagnosis）。這套系統按照五大不同軸向評估患者，範圍比診斷準則大。重鬱症的診斷（以及其他精神疾病）屬於第一軸，人格障礙屬於第二軸，一般醫療狀況屬於第三軸，心理社會與環境問題屬於第四軸，整體精神功能評估屬於第五軸。為了要讓臨床醫師對患者的問題有更全面的脈絡觀察，以及彌補診斷準則的不足，才有了不同的軸向。特別是第四軸，涵蓋了患者陳述的心理社會及環境問題（包括激起痛失反應的壓力源），這兩者會影響精神疾病的診斷、治療與預後。

問題就在於，心理—社會壓力源綁在一起放在第四軸，跟精神疾病診斷分開，不在同一個面向。所以，醫師還沒評估到第四軸，症狀只要滿足重鬱症準則，就會先定義為疾病。第四軸呈現的資訊雖然有價值，但是我們無法用它說明，在壓力源與症狀反應之間正常與病態的關係，也就無法辨別個人的情況到底是精神失能，或是壓力源觸發的非病態反應。臨床醫師在判斷當事人的情況時，第四軸的確能讓他們一併考慮壓力源，但只要症狀一符合診斷準則，就無法辨別那是正常還是病態狀況。

代表非病態狀況的代碼V類別

DSM裡有短短的一節，名為「可能為臨床關注焦點的額外狀況」（Additional Conditions That May Be a Focus of Clinical Attention），當中包含了非病態的狀況，也都是患者常常尋求專業協助的問題。這些類別常常被稱為「代碼V類別」（V codes），名稱源自於此類別在第三版DSM裡數字診斷代碼前的英文數字。代碼V類別包括喪親之慟，其註解為「痛失事件引起的反應，有些哀慟的人會出現重鬱發作特有的症狀……一般而言不會診斷為重鬱發作，除非在痛失打擊之後兩個月症狀依然持續不退」。[10] 喪親之慟的類別中，團隊還註明，有種情況完全符合重鬱發作的診斷準則，但是這種情況並不是疾病。不過，此類別只限於痛失親愛之人的哀慟，只是重複了重鬱症準則裡的喪親之慟排除條款，沒有點出更多的非病態狀況。

代碼V類別之下，編輯團隊也根據學業、職業、認同、信仰、生命階段等面向將問題分門別類，但沒有對這些非病態問題提供症狀準則。他們只有說，如果問題「並非源自於精神疾病」，那麼就可以歸類在這個項目之下。雖然他們也同意，許多人生問題並非精神疾病，但卻沒有提供準則，以區分哪些症狀來自精神疾病、哪些是非病態的人生問題，也沒有提供排除條款可以推翻重鬱症診斷，讓某些滿足重鬱症準則的狀況可被歸類為正常反應。根據DSM，只有「非源自於精神疾病」的情況才屬於代碼V類別，也就是沒有達到DSM的精神疾病門檻，當然也達不到重鬱症門檻。因此，只要滿足重鬱症準則，就一定會被診斷為疾病，不能分類到代碼V類別之下；不到精神疾病門檻的狀況才可能被歸類為代碼V類別。然而，正常痛失反應經常符合重鬱症準則，所以我們無法用代碼V類別來說明正常悲傷。反而許多被診斷為重鬱症的狀況根本就屬於代碼V類別。

適應障礙症

針對壓力源引發的悲傷反應，第四版團隊主要的處理方式是設立「適應障礙症合併憂鬱情緒」（Adjustment Disorder with Depressed Mood）診斷類別。這個類別其實第一版與第二版團隊為了定義「反應性憂鬱」而設置，那是由處境引發的反應。編輯此定義的挑戰在於，大多數的正常悲傷也都是對處境的「反應」，所以不論如何，他們一定要讓這個準則能區分病態與正常反應。然而，設立這個準則沒有幫他們解決問題。除了原本就落在重鬱症準則的痛失反應，在適應障礙症準則之下，一大堆正常的痛失反應都被當成病理問題。

適應障礙症的設立，原本是要用來要區分壓力引起的正常反應與病理性的過度反應。此類別之下有一系列的亞型，每一種亞型皆涵蓋一種壓力源引發的明確症狀反應，包括沮喪、焦慮、反社會行為、混合症狀、各種難以解釋的生理問題、避世、工作能力減退、或其他負面的壓力反應等等。適應障礙症是次要的疾病類別，「如果當事人的狀況明確符合第一軸內的疾病（例如重鬱症），就不應歸為適應障礙症」。[11] 要明確滿足適應障礙症「合併憂鬱情緒」

這個條件，當事人的症狀要先達到適應障礙症的基本準則（於下文討論），也要滿足下列症狀準則：「主要的症狀表現為沮喪、容易掉淚或感到絕望時，當事人的狀況就符合此亞型診斷。」[12]不過，要滿足上述任一症狀實在太容易了，基本上所有正常的悲傷反應都可以達到這個門檻。原則上，憂鬱症狀準則確實不夠精確，只需要一種常見的悲傷反應，例如舉喪或哭泣，診斷就可以成立。

不過，診斷的成立前要先達到適應障礙症的基本門檻，適應障礙症合併憂鬱情緒的效度取決於下列通用準則：

（A）由明顯壓力源（可為多數）引發而發展出的情緒或行為型症狀，在壓力源出現後的三個月內發生。

（B）這些症狀或行為都具臨床顯著性，並由下列任一種情況佐證：

（1）個人在壓力源之下的痛苦顯著，程度超乎預期。

（2）個人的社會或職業（學業）功能出現顯著障礙。

（C）壓力產生之困擾不符合屬於第一軸或第二軸之特定疾病。

（D）症狀不代表喪親之痛。

（E）一旦壓力源（或其引發之後果）終止，症狀不會持續超過六個月以上。[13]

適應障礙症跟重鬱症不一樣，前者專指對特定事件產生的反應。條件C則明白顯示了這個診斷的「次要地位」，也就是說，當個人沒有達到重鬱症門檻，才能歸為適應障礙症合併憂鬱情緒。一如重鬱症準則，適應障礙症合併憂鬱情緒的唯一例外就是喪親之痛，否則任何痛失打擊引起的反應只要符合準則就算疾病。

人在適應（或是說「應付」）壓力源的過程中，可能會出錯，演變成病理問題。關鍵的問題在於，透過適應障礙症準則，團隊是否真有達成本意，成功區分病態反應以及正常範圍內的強烈調適反應，也就是伴隨壓力事件出現的反應。

根據這項準則，症狀一定要在壓力源出現的三個月內出現，也一定要在壓力源終止後的六個月內消失。問題就在於，絕大多數正常痛失反應的特點就是與壓力源的關係密切而短暫。一般來說，壓力源出現後，正常痛失反應就會迅速出現，壓力源減弱時，也會迅速消退。因此，依照準則的時間條件，絕大多數的正常悲傷都會被納入範圍，這樣我們就很難區分病態與非病態的痛失反應。此外，「壓力源（或其引發之後果）終止後的六個月內反應要停止」，這個條件也值得三思，當我們要判斷某些反應是否為病理性的，最佳的指標就是它在壓力源終止後「不會」逐漸消退，而是自顧自地發展。

除了時間條件外，在適應障礙症準則中，我們區分正常與病態反應的方法也過於簡化，只看狀況是否滿足條件B之下的「臨床顯著性」。也就是說，要判斷當事人的狀況是否為病態反應，就看是否「個人在壓力源之下的痛苦顯著，程度超乎預期」或者是「個人的社會或職業

（學業）功能出現顯著障礙」。

以「過度痛苦」這一條件來看，壓力源引發的正常反應本來就會讓人痛苦，當壓力源非常明顯，它引發的正常反應也會很明顯（比例原則），或至少可能變得明顯。所以，若要區分正常與病態反應，這條準則派得上用場的地方只剩下壓力源造成的痛苦「超乎預期」。問題就在於該如何詮釋它。我們不能將它理解為「症狀超過正常反應的預期範圍」，除非我們有辦法先區分正常反應與疾病呢？還有一個明顯的替代方法，就是用統計資料來定義「痛苦超乎預期」，但這麼一來，分布在正常區間前半部或前三分之一的人都會落在患病的類別中。但是，比平常劇烈或是超乎預期程度的反應，不一定就代表它們是因疾病造成的。舉例來說：（一）個人的意義體系與價值觀會使某項壓力源對此人造成的問題或威脅比多數人嚴重；（二）這個人可能生活在問題重重的環境裡，壓力源在這個環境下比平常更影響更大或是更持久；（三）比起其他人，這個人的文化或家庭背景使他的情緒表達更加外放；（四）面對生命事件，出於個性，這個人天生的反應就比大多數的人來得強烈。

我們也可以寬鬆一點來看，DSM列出的「可預期」反應指的是，考量壓力源的性質與脈絡、主觀與文化上的意義等等因素之後，當事人的「適度」反應。我們先前提過，比例原則是非病態痛失反應的特徵。如果我們將條件B的第一條理解為，超出適度範圍之外的反應即為「過度」，那它本身就能成為有效的失能指標，可以正確將某些病例歸類為適應障礙症，避免假陽性診斷。

但是這樣準則B的第二條就有問題了。第二條牽涉到社會或職業功能障礙，它本身就是充分的替代條件，可以用來分類當事人的狀況是否為疾病。問題是，第二條無法讓我們排除大量的正常痛失反應。不論何時，我們一面對重大壓力源，社會、職業或學業功能都可能發生障礙。一來，面對壓力源很耗時間與精力，讓人難以專注於日常事務，其次，當人迫於如此現實時，更容易想抗拒日常的責任與角色。重大壓力源造成的問題與挑戰，會讓某些角色功能相比之下顯得微不足道，使人動機不足，興趣缺缺。實際上，只要是低落的情緒都可能會造成這種情況。因此，就算我們放寬標準，接受第一條「痛苦顯著」的條件，但第二條所牽涉到的障礙要求有很大的漏洞，會使大量的正常痛失反應被診斷為適應障礙症。

總結來說，依據適應障礙症以及其亞型適應障礙症合併憂鬱情緒這兩個準則，我們可能會將大量的正常反應歸類為疾病，這些反應是由壓力源引發，在壓力源消失之後也會跟著消退，這是我們的生物設計機轉。根據適應障礙症準則，只要有一個症狀會削弱個人的角色功能，就會被歸為疾病。據此，任何會產生不良影響的正常痛失反應，如果沒被分到DSM重鬱症的類別之下，就會被放到適應障礙症合併憂鬱情緒，幾乎沒有例外。

適應障礙症準則的缺陷是如此明顯，以致於研究人員及流行病學家多半不想進一步研究。相關研究數量甚少，成果一直都不見成長。適應障礙症顯然提不起他們的興趣，直接反映在研究領域。與其他DSM疾病類別（特別是重鬱症）的研究數量相比，適應障礙症遠遠被拋在後頭。在一九八〇年，有八十份研究論文的標題包含「適應障礙症合併憂鬱情緒」，這個數字到了二〇〇五年跌至五十五。[14]至二〇〇五年，每出現一篇關於適應障礙症的論文，就有將近一百五十八份論文標題提到「憂鬱」。簡而言之，當我們要討論人的憂鬱狀態，重鬱症才是顯學，而不是適應障礙症合併憂鬱情緒。研究人員忽略後者也是有正當理由的。人盡皆知，這項診斷無法讓我們區分正常與病態狀況，又嚴重缺乏效度，根本無法成為嚴謹的研究目標。然而在臨床的領域內，適應障礙症還是有派上用場的時候，有些壓力源引起的反應，雖然不一定真的是疾病，但值得（也需要）臨床關注，這時我們就能用它來當補充說明的類別。

第四版DSM中與憂鬱相關的其他疾病與特點

閾值下診斷一：輕鬱

有些人的狀況沒有完全達到重鬱症準則的症狀數目或持續時間，但包含了裡頭的某些症狀，這時我們就稱為「閾值下」（subthreshold）狀況。第四版DSM有篇附錄標題為「尚待進一步研究的疾定準則及軸向」（Criteria Sets and Axes Provided for Further Study），當中就有「輕鬱病」（Minor Depressive Disorder）。重鬱症準則的九項症狀中，不用五項，只要符合兩項症狀就算是輕鬱病，而其中一項為憂鬱情緒或是興趣缺缺。此外，輕鬱病準則跟重鬱症一樣，症狀要有一定的持續時間，也明列各種排除條款。[15]

下一章我們會提到，近期研究人員提出各種看法，主張應該將閾值下狀況定義為真正的疾病。不過，他們完全沒有考慮到，一旦閾值下狀況納入疾病診斷，就等於大開方便之門，讓一點都不強烈、持續時間不久的正常悲傷反應被診斷為疾病。這種疾病類別可以一網打盡所有顯著的痛失反應，悲傷期或長或短都會被納入。不過目前DSM團隊還沒有把輕鬱病放入正式的疾病類別。

閾值下診斷二：其他未註明之情感疾患

DSM團隊明白指示，精神衛生專業人士可以自行判斷，將不符合重鬱症準則的閾值下狀況診斷為某種憂鬱症。如同其他科別的做法，DSM團隊也在診斷手冊裡加了一個「廢紙簍」類別，也就是「其他未註明之情感疾患」（Mood Disorder Not Otherwise Specified，簡稱NOS）。設定這個類別的主要目的之一，是為了診斷出「有情感症狀、但不符合其他明訂的情感疾患準則的疾病」。[16]

手冊前言裡有一節的標題為「如何使用其他未註明的疾病類別」，解釋NOS診斷適用於何種情況，第一種適用的情況如下：

> 有充足的資訊可以得知此狀況屬於哪個現有的疾病類別，但是無法做更進一步的判斷，因

為資訊不足以成立明確的診斷，或者是它的臨床特徵並不符合該類別下任何一個清楚的疾病準則。[17]

無疑地，這種情況非常合理，臨床醫師偶爾會發現當事人應該有病，但症狀達不到官方門檻，無法在現有類別中找到清楚註明的狀況，此時他們就有診斷上的彈性。但是，將NOS用到憂鬱症上，又沒有預防措施將憂鬱症與正常反應區分開來，臨床醫師就會把許多不夠強烈、達不到五大症狀與兩週時間門檻的正常反應都診斷成疾病。

根據手冊的規定，NOS適用的第二種情況為「患者的表現吻合一種症狀模式，此模式尚未被納入DSM分類中，但會造成臨床上顯著的痛苦或功能障礙」。[18]第二種適用情況一樣也問題重重，因為正常與病態的悲傷都會造成顯著痛苦及功能障礙。所以一談到痛失反應，NOS類別根本就像沒有上限的空白支票簿一樣，臨床醫師可以任意將正常反應分類為疾病。

低落性憂鬱障礙

第四版DSM的第二種憂鬱症類別為「低落性憂鬱障礙」（Dysthymic Disorder），建立此類別的部分原因是，編輯團隊對精神動力派臨床醫師的讓步。此疾病取代了傳統的神經症憂鬱類別（實際上已在第三版DSM以「低落性憂鬱障礙」〔或憂鬱性神經症〕的名稱出現過）。[19]不過此疾病準則與傳統的神經性憂鬱相當不同，前者包括特定壓力源引發的反應，而且持續時間有限。低落性憂鬱障礙的成立條件包括情緒困擾以及少少的兩種症狀，但症狀至少要維持兩年以上（兒童與青少年為一年），而且症狀幾乎是時時刻刻、天天存在。像重鬱症一樣，團隊定義低落性憂鬱障礙時，純粹以症狀為診斷依據，不參考其他的因素。不過如我們考慮到長期壓力源，就知道有些慢性憂鬱症狀是正常的。就像長年臥病、身體逐漸衰弱的病童的憂鬱心情是正常的。這個症狀準則也無法讓我們區分何者是憂鬱症、何者是正常範圍內的抑鬱人格特質或天生性情，後者早在亞里斯多德的時代就為人所知。這些問題嚴重挑戰了低落性憂鬱障礙準則本身的效度，雖然它納入了較輕微但慢性發展的憂鬱狀況，但還是解決不了問題，就如同我們無法透過重鬱症準則適當劃分正常與疾病。

抑鬱型重鬱症（Melancholic Major Depressive Disorder）

DSM內註明，有些符合重鬱症診斷的人屬於「合併抑鬱特性」的子類別，分到這個類別的個案不是對幾乎所有的活動都喪失興趣，就是對一般會讓人愉悅的刺激沒有反應，並且表現出三種以下清單內的症狀：與普通悲傷差異明顯的憂鬱情緒、早上症狀特別嚴重、清晨就會醒來、顯著的心理動作性遲緩、體重減輕與過度的罪惡感。

DSM團隊設立抑鬱子類別的本意，是為了要呼應傳統的「內因型憂鬱」類別，那算是特別明顯的憂鬱症。[20]但他們並沒有真的使用「內因型」一詞，因為根據傳統，這個詞也代表特定類型的「營生性」（vegetative）症狀，也就是看起來有生理基礎、卻沒有外在刺激事件的症狀，那些確實都是疾病的特徵，但卻隱含病因假設。DSM團隊反其道而行，只用症狀診斷抑鬱的子類別。因此，雖然許多以DSM準則來看為抑鬱的狀況，確實與突來的壓力有關，但在傳統上來說不會被當成「內因型」問題。

平均來看，由於DSM特別的症狀要求，比起其他類型的憂鬱，抑鬱型憂鬱確實為疾病的機率更高。但是它只佔DSM重鬱症的一小部分而已，因此就算區分了抑鬱與其他憂鬱狀況，也沒有辦法解決整體重鬱症準則的效度問題。[21]

如果DSM團隊制定的抑鬱型憂鬱準則能反映出傳統的「內因型」憂鬱觀念，那麼，將此對比於反應性憂鬱，是否有助區分正常與病態悲傷呢？一如我們在第一章提出的看法，就算能區分內因型與反應性憂鬱的差異，還是無法適當區分病態與非病態。雖然內因型憂鬱基本上都是疾病，但許多反應性憂鬱也是疾病，因為其症狀反應與造成痛失的刺激因子不成比例。DSM團隊拋棄這種區分是對的，但不幸的是，也沒有找到適當的替代方案。

結論

第三版及第四版DSM都以症狀為本，這個做法在許多方面都提升了前人為憂鬱分類所做的努力，克服了前幾版曖昧又模稜兩可的憂鬱定義。準則內容明確，改善了研究人員與臨床醫師的溝通問題，彼此更能掌握憂鬱的意義。研究人員可以建立同質性更高的研究對象族群，臨床診斷時也比較能找出同一種症狀類型。

這些改變絕對都是進步，然而也有代價。最主要的代價就是，診斷時以症狀為本，我們就沒有辦法有效區分當事人的憂鬱是疾病、還是脈絡之下人之常情的反應。DSM團隊用上許多重要篇幅在處理由壓力源引發的反應，但卻無法解決問題。從診斷手冊的精神疾病定義，再加上第二章引述的實證數據，我們就可以看出，憂鬱症準則是無效的。多軸診斷系統也無濟於事，因為團隊只把重要的心理社會壓力源軸向當作輔助資訊，而不是用於修正疾病的診斷。設立適應障礙症類別只是在火上加油，因為那些症狀少得出奇、壓力源消失時也會跟著消失的正常反應也都變成病理問題。加入代碼V類別也解決不問題，因為所有符合診斷準則的狀況毫無例外都被診斷成疾病。其實DSM團隊定義重鬱症時，可以比照喪親之慟排除條款，納入一組範圍更廣的排除條款。這個做法不難，但團隊連試都沒試，導致準則的效度搖搖欲墜，連強烈的正常悲傷都被當成了病理問題。

克雷佩林在概念上完全接受「有原因」與「無緣故」的劃分，雖然說當他在為住院患者進行疾病分類時，這個概念區分不在主要的實務考量之列。一九八〇年第三版DSM出版時，門診治療較為普及，因此人們至精神科尋求解決的問題就變得五花八門。這個時間點最適合深入探討「有原因」與「無緣故」之劃分，以避免假陽性診斷，但第三版團隊拋棄了這種劃分法，一不小心就把許多原本是人生問題的狀況再度劃到了精神疾病那邊。後續幾版編輯團隊並沒有解決這些問題，正常悲傷繼續被當成病理狀況處理。第三版與第四版ＤＳＭ都以症狀為本，當這套思維跨出臨床領域、成為研究基礎、用來理解社會中未接受治療的個人時，正常人的悶悶不樂就都變成精神疾病了。

第六章 將社會大眾病理化

在近代，精神醫學界將「正常的強烈悲傷感」轉變為「憂鬱症」，過程可區分為幾個階段。在一開始，針對各類精神疾病，費納診斷準則與研究用診斷準則都以症狀作為最重要的研究準則。過去我們重視脈絡，以避免錯將嚴重的悲傷感診斷為心理疾病，但上述準則缺少脈絡，導致假陽性診斷的可能性大大增加。然而，過去關於憂鬱症的研究皆針對住院治療的患者，以及某些明顯患有心理疾病且因而承受嚴重苦痛的人們。研究脈絡下，以症狀為本的準則的確有助於將精神疾病與其他類型的嚴重疾患區分開來，當時學界也尚未注意到有可能會因此而造成錯誤診斷。接下來，第三版ＤＳＭ在臨床實務中普遍應用診狀為本的思維，針對醫院門診與社區診所中急速增加的精神科患者，醫師皆以該項準則作為診斷依據。但實際上，他們所接觸到的求助者卻有各種不同類型的心情沮喪情況。若對各式各樣的門診病人皆採用去脈絡的準則，很可能會將正常悲傷的人都診斷為患有精神疾病。

不過，對醫院門診與社區診所的求助者來說，有一些因素會降低ＤＳＭ疾病準則對正常悲傷的錯誤診斷。通常來說，人們會自我選擇，也就是說，雖然許多人會出於正常的悲傷而尋求醫助，但會先判斷自身的症狀是導因於內在問題，而非生活中所遭遇到的外在壓力，才去尋求醫療協助。[1]醫師也許會受到誘惑，為了保險給付而將各種狀況都診斷為憂鬱症，但他們總是能運用常識判斷去修正DSM疾病準則中的錯誤，進而判斷患者並非真的患病，只要幫他消除心頭疑慮或給予心理支持，便足以緩和其正常、短暫的難過心情。

因此，「正常」與「疾病」混淆在一起，並非最常出現在臨床實務中。DSM原本是為了住院治療的個案而發展的疾病準則，本來就有其侷限性。當它被提升、脫離原本的臨床用途、應用到社會大眾（這些人並沒有因為自己的情況尋求專業協助）的憂鬱研究時，正常悲傷就很容易被徹底轉變成病理狀況。

近代的精神流行病學者，把DSM以症狀為本的準則視為某種契機，認定它或許能夠幫助學界實現長期以來追尋的目標，亦即使用較簡單、連外行人都能輕易上手的清單式問卷調查，去判斷出心理疾病在社會大眾中的廣泛發生程度。透過這種清單式問卷，我們不需要專業的心理研究者，即可對廣大的群眾進行診斷，研究的花費與工作量也大為降低。以DSM準則為本，學界認為流行病學的研究工具能挖掘出存在於社會大眾中的疾病情況，它們原本被認為只存在於接受治療的病患身上。但是，以下論述將顯示出，若將施行對象從醫院病患轉變到社會大眾身上，DSM準則中潛伏的假陽性診斷問題將大舉襲來。事實上，上述新式的流行病學研究工具會把病態的憂鬱症狀與廣泛存在於社會大眾的正常強烈悲傷混在一起。因此，這種研究方式相當粗糙，會過度高估未接受醫療協助的社會大眾中有憂鬱症的人數。

第三版DSM之前的社會研究

流行病學者對社會大眾做了多項研究，以探究究竟有多少人患有憂鬱症，而為了要瞭解DSM的憂鬱症準則對這些研究造成的巨大影響，我們可以暫時往回看、想想精神流行病學的發展史。在過往某個時間點，流行病學與DSM的研究目的有交集，DSM為流行病學提供了改良過的疾病診斷準則，並且似乎為後者面對到的問題找出了可行的解決方案。

大約在二十世紀的前半葉，亦即精神流行病學的發展初期，研究人員要估算罹患心理疾病的人口比例時，是針對眾多醫療機構進行普查，並且參考各項醫療紀錄中的診斷報告。[2]然而，學界立刻發現，只對接受治療的病患進行普查，不足以顯示出社會大眾之中有多少比例的精神疾病人口。並非所有患病的人都會尋求醫療協助（原因可能是精神病的汙名化、醫療花費、或者無法辨別出自己的問題就是精神疾病）。有些人曾經想要尋求醫助，周邊卻沒有適當的醫療服務機構。更且，有許多人為了各種問題尋求醫助，但那些問題在實質上很可能並不屬於精神疾病的範疇。因此，為了制定出更好的精神衛生政策、評估需要接受醫療的人口數量、妥善理解病因以及精神疾病的普遍程度等等，流行病學者便大規模地直接對社會大眾進行普查，希望解決上述各項問題。

有許多人雖然並未接受相關的治療，但若經過診斷，他們的狀況可能會很接近有接受治療病患的狀況。我們對社會大眾所進行的研究即在於探究這類潛在心理疾患的人數多寡。許多人並不認為自己患有精神疾病，也不會去尋求相關醫療協助，因此不曾接受過任何專業的醫療診斷。為了達成上述的統計目的，研究人員必須發展評量方法，以判斷這些人的相關症狀。然而，由於某些心理疾患只會發生於少部分的人們身上，因此普查的施行對象必須涵蓋相當大量的人口，以便準確地估算各類特殊心理疾患的人數。在精神流行病學的發展之初，研究人員所面臨的巨大挑戰，就在於如何在這類普查中制定出有效的疾病指標。[3]

學界之所以會試圖估算社會大眾中患有憂鬱症以及其他常見精神疾病的人數，背後主要的動力與第二次世界大戰有關。當時軍中的精神醫學家醫治並且研究他們稱之為「戰爭性精神官能症」（combat neuroses）的眾多患者，這類患者的症狀包含沮喪、焦慮以及其他因為戰爭經驗而導致的各種精神生理學症狀。在過往的戰事中，精神醫學家也遇到類似的戰爭性精神官能症（佛洛依德有時會用這些症狀作為研究創傷的範本）。然而直到二次大戰後，精神醫學界的專家才針對這類精神疾病做出重要的研究貢獻。

在二次大戰中，心理正常的軍人被迫面對高度壓力的戰爭處境，為數眾多的軍人後來便出現了各種心理問題。大約有將近一百萬美國軍人患有神經性精神衰弱：在戰鬥單位中，每一千位軍人中大約有兩百五十位因為相關精神症狀而前往醫院就診。[4]更且，將近有百分之七十暴露於長時間戰爭狀態下的軍人最終精神崩潰。一九四六年有份報告指出，身心健全的軍人如果持續經歷八十八天以上的戰事，就會出現精神衰弱的症狀。該份報告更指出，先排除其他會造成精神問題的情況，如果經歷兩百六十天的戰事，將會有百分之九十五的軍人會精神崩潰：

「實際上，在步兵隊伍中所有的軍人，若無其他原因造成肢體傷殘，最終也都會成為精神疾病的受害人。」[5]

再者，並沒有哪種性格的軍人比較會發生精神崩潰，而其他性格的軍人則比較不會發病。[6]戰爭性精神官能症之所以會出現，完全是導因於長時間處於高度壓力的戰事下。面對到一定程度的外在環境壓力源時，所有人都可能會發生嚴重的精神問題。軍事精神醫學家格林克（Roy R. Grinker）與施皮格爾（John Patrick Spiegel）於一九四五年時指出：「看來比較合理的問題不是為什麼軍人會出現焦慮症狀，而是為什麼他們不會出現焦慮症狀。」[7]精神醫學家戰時的研究經驗使他們逐漸忽視的特質，轉而關注外在環境的各種壓力因子。

在二次大戰期間，對於有精神問題的軍人，最典型的協助便是提供他們溫熱的食物與盥洗設施、給予充足的休息與睡眠、以及適當的安慰。「基本上就是讓這些軍人獲得喘息的空間，並且讓他們知道自己很快就能回到原單位。」但這些協助並沒有進一步引介精神專業治療。[8]二次大戰之後，有份相當嚴謹的報告指出，超過半數出現精神問題的軍人沒有治療就繼續參與作戰，更有超過三分之二的軍人在稍微休息與鎮靜之後，就在四十八小時之內重回戰場。[9]

事實上，在這些軍人當中，有許多人的精神問題依舊持續存在，進而發展成精神疾病。或許有人會想到：許多軍人未獲得實質治療就能快速且自己復原，他們是否有極度正常的壓力反應機制，可以回應十分異常的環境。[10]然而，在精神流行病學的發展史上，此間唯一受到重視的事實便是：精神醫學家將因戰爭而導致的精神問題，全部都當作是精神疾病。[11]

在二次大戰之後，有些精神醫學家轉而關注社會大眾的心理狀態。他們認為，可以將因戰爭壓力造成的精神疾病當作有用的範本，進而去研究一般大眾的精神疾病，並且將高度緊張的戰爭壓力源對比戰後生活中的一般壓力源。[12]學界逐漸出現這樣的主流想法：「每都有自己的精神極限。」這項觀點原本只適用於軍人身上，現在普遍應用在一般百姓之上。因此，「戰爭性精神官能症」成為往後數十年間的心理研究典範，其影響力留存至今。[13]戰後的精神醫學家忽視了這項事實：大多數因戰事而引起精神衰弱的軍人，其實都能在僅獲得少量相關治療（甚至沒有得到任何治療）的情況下自動復原。反之，這些精神醫學家只會強調，正常人若發生的任何壓力經驗，如果欠缺及時的醫療介入，就有可能發展成嚴重且持續性的精神疾病。於是，精神醫學家轉而致力於發展出各種理論與評估方式，以研究日常生活中許許多多的環境壓力源，並假設它們可能導致精神疾病。[14]

學界還有另一項發展也在磨平正常悲傷與精神疾病的區別。一九四〇年代到一九七〇年代間，在學界中相當流行的基本想法，是由佛洛依德與麥爾（Adolf Meyer）理論所引伸而來的精神動力學（psychodynamics）：心理健康與精神疾病並非各自獨立且毫無關聯，而是連續演進的心理狀態，從輕微到嚴重，程度不同而已。[15]只有極少數的人完全不帶有任何症狀，才能被視為完全的心理健康者。[16]大多數的人都處在連續發展的某一點，可以說有病，或至少並非完全的心理健康者。連續發展概念的重點在於，我們多少會因某種壓力源而出現輕微的症狀，若欠缺專業的醫療協助，就有可能發展成嚴重的精神問題。精神醫學家的關注對象是社會大眾，自然而然也深信，若能在相關醫療院所及早治療輕微的心理疾患，將能避免它發展成更嚴重的精神疾病。[17]因此，當時學界最主要的研究目標之一，即在於發展出各種方式，用以區辨哪些人較有可能演變成嚴重的心理疾患，並在狀況變得嚴重之前及時醫治。當時學界相當重視這種演進概念，也強調社會與文化的壓力源都會對正常人造成心理疾患，使得輕微的症狀演變成嚴重的精神疾病。換句話說，社會中每某種程度上都可被視為患有心理疾病，並且有可能轉變為更嚴重的情況。

如此一來，精神醫學界的研究中心慢慢轉向，只偏重於在未接受治療的社會大眾中，找出那些關鍵的病理風險因子。到了一九五〇與六〇年代，精神醫學家與社會科學家共同致力於探究，各種社會與文化因素如何導致社會大眾的苦痛情況。為了研究當代的城市居民的症狀，精神醫學家湯瑪斯．瑞尼（Thomas A. C. Rennie）以及社會學家李奧．斯羅爾（Leo Srole）與湯瑪斯．朗格納（Thomas Langer）等人共同策畫了「曼哈頓市中心研究計畫」（Midtown Manhattan project），針對超過一千六百位曼哈頓城市居民進行研究調查。[18]當時還有另一項由精神醫學家與社會科學家共同主持的大型計畫，亦即加拿大的「斯特林郡研究」（Stirling County study），試圖去探究在加拿大新斯科細亞（Nova Scotia）的鄉村居民身上，各種相關壓力源與症狀的分布情形[19]。

在二次大戰過後沒多久，這兩項針對社會大眾所進行的研究調查，有兩個最主要的目的：第一，探究社會大眾心理問題的嚴重程度；第二，為了驗證這項假設：「社會文化的壓力源會導致精神疾病」。[20]然而，想要滿足以上兩個目的，研究人員必須先解決一個問題，也就是如何在未接受治療的人找出精神疾病個案。在當時，官方所採用的精神醫學指導手冊（亦即第一版的DSM），並未提供任何明確的準則讓訪談人員能去區辨各種類型的心理疾病。臨床專業人員也只能使用籠統且模糊的標準，並依賴本身的經驗去做診斷。然而，針對社會大眾所進行的研究調查卻不能依賴這種判斷方式，訪談人員眾多，訪談結果判斷可能大不相同，那就無法確定，未治療人口中患病者的比例。這類大型計畫還會碰到另一項現實難題，如果要聘用心理專業人士去指導這麼多的訪談人員，會使成本過高而窒礙難行。基於這些實踐上的問題，大型研究計畫必須發展出一套制式標準，使得每位非本行的訪談人員都夠按表操作。

去脈絡且以症狀為本的疾病量測方法便應運而生，對於各種心理疾病調查計畫來說，它有令人無法抵抗的實用性。這麼一來就能得到標準的訪談結果，不會因訪談人員的不同而有各種差異。這種做法並不要求（也不允許）訪談人員去深入瞭解受訪者的壓力反應有什麼意義，因此訪談人員並不需要具備任何相關的醫療訓練或經驗。這樣做能大大減低執行成本，而這在大型的流行病學研究計畫是相當重要的考量。研究人員必須構想出問題清單，讓那些非本行的訪談人員能夠以標準化的方式進行訪問，之後就能受訪者的答案分門別類，進而判斷有無患病。採用去脈絡式的症狀調查，就是出於實踐上與成本上的考量，而不是因為有任何研究證據指出這種方法最準確。[21]

第一版DSM的憂鬱症定義，對大型研究計畫造成了額外的難題，使其無法順利地判斷出，社會與文化的壓力源對憂鬱症罹患比例的影響。第一版DSM將精神官能性憂鬱症定義為精神官能上的憂鬱反應：「這種反應導因於當下的生活處境，患者持續承受著痛失之苦……」[22]依據定義，外在環境因素會引發非精神疾病的憂鬱症狀，那麼研究人員就無法區別外在環境與內在因素的影響，因為社會因素一定是隱含在所有因素中。[23]

流行病學的相關研究人員試圖解決第一版DSM的問題，第一步便是在憂鬱症的定義中消除掉「病因」一欄，繼而認定所有症狀都是病態的。在第一版DSM的中，環境因素並沒有列入疾病定義的說明範圍，只是造成症狀的原因之一。但當學界決定刪除掉憂鬱症的病因時，便意味著由於痛失或其他脈絡因素導致的症狀，以及此外的所有症狀，都被歸到疾病的範疇了。這項解決辦法使流行病學家能達成目標，以明白看出社會與非社會因子各自對於的症狀。但同時，這種做法卻導致我們無法去區辨出哪些症狀是病態、哪些不是。學界將各種症狀從脈絡中抽離出來，並且認定它們的存在便代表精神疾病的存在，這些做法悖離了傳統上的認知：只有極度與不成比例的症狀才代表精神疾病的存在。後果是，依據定義，悲傷不是對壓力處境表現出的正常反應，而是代表你處於患病的狀態。

因此，去脈絡化，以及隨之而來的對於正常悲傷與憂鬱症的區分越來越模糊，都會隨著第三版DSM的問世而普遍存在於臨床領域中。但其實早在第三版DSM出現以前，就有其他獨立的原因使得流行病學的主流思潮中有這些傾向。誠然，上述那些社群研究的問題比第三版DSM還要嚴重許多，因為那些研究並未顧及到情況的嚴重度、持續時間以及其他條件（這些就是更廣的疾病判斷準則），而第三版DSM則努力將這些因素納入考量。結果，學界逐漸認定症狀就足以作為疾病的證據，但過沒多久，許多人就開始認為這種病理判定標準沒什麼道理。

早期的社群研究中不包含特定心理疾病的衡量標準（當時還沒這些研究工具），研究人員反而針對心理上的苦痛發展出廣泛、全面以及通用的衡量標準，可以用來理解與標記程度不一的疾病。[24]當時的精神醫學家將常見的症狀諸如沮喪、焦慮以及其他心理生理學上的問題集合在一起，建構出從輕微到嚴重的症狀程度表，發展出全面性的標準。[25]當中有許多項目，例如難以入眠、情緒低落、不能好好生活或者是懷疑一切事物是否真的有意義等等，一般人都把它們視為是正常的沮喪。但是，因為這些大型研究計畫將所有的症狀（包含日常生活中的不快樂）都當作是病理徵兆，研究者毫無意外地發現，在社會大眾中存在著相當大比例的患者。在曼哈頓研究計畫中，只有百分之十八點五的受訪者被歸類為「良好」，亦即沒有任何症狀。[26]相較之下，有百分之二十三點四的受訪者被歸類為「受損」（impaired），另外有百分之二十一點八的受訪者顯示出「中度」症狀，而有百分之三十六點三的人則被歸類為「輕微受損」。另外，斯特林郡研究計畫則顯示出更高的受損比例，研究人員宣稱有百分之五十七的受訪者近似於精神病患。[27]這兩項大型研究都顯示出，較低下的社經地位與較為貧窮的社會處境，都會導致較高比例的精神疾病人口。

上述大型研究結論是有高比例的人患病，為了證明正確性，便以接受過精神疾病相關治療的患者作為控制組，並且指出，當中大多數的患者也出現過類似的症狀，因此，他們以此判定症狀判斷法是有效的。然而，假設上述研究用沒有受過治療的人當作控制組，這些人沒有患病，只是在最近的生活中都經歷了某些難過的事件，例如喪親、失戀或失業等等，在這種情況下，研究者也會發現，他們大人也會有類似的症狀。這些研究者其實也可以很快地推出結論，他們檢測出的其實是有普通悲傷的人口比例，而非患病的人口比例。

在一九五〇與一九六〇年代，類似的社群研究皆顯示出，在社會大眾中，存在著相當高比例的潛在病患，這項結論在當年引發了不小的質疑聲量。著名的流行病學家瑞瑪・拉普斯（Rema Lapouse）評論道：「如果有咳嗽症狀的人全部都因此就被判定為肺結核，那麼肺結核的發生率與流行率肯定會迅速飆高。幸好，我們的研究室有辦法讓醫師們不會做出這麼誇張的診斷。但在精神疾病的領域中，還沒有辦法防止這種情況的發生。」[28] 即便是親身參與曼哈頓計畫的精神醫學家史坦利・麥可（Stanley Michael）也對結論提出質疑：「我們的研究發現，城市居民中有五分之四的人口有心理與情緒上的症狀。這是否表示，精神病理學上的嚴重程度可以作為人口統計學上的基準？抑或是，精神動力發展的心理機制，其實不是病理狀態，也許只是一種正常的調節功能？」[29]

上述大型研究有一項理論預設：不論人們有什麼樣的生活經驗，正常人完全不會有任何症狀。這項預設完全混淆了正常與疾病的意思。最大的問題在於，這些研究人員將所有的症狀都看成是病態的，而不去探究發生脈絡與持續時間。

這些研究採用了去脈絡的症狀評估法，儘管這種方法有問題，但後來的社群研究卻依舊沿用，把精神疾病當成從輕微到嚴重的線性發展過程。他們把發展中的每個狀態都當作病理狀態。當時有人對這類研究方法發出批評，但只針症狀評估表的不明確之處，對卻未試圖區分各種症狀，當中有些代表患病、有些只是對壓力源的正常回應。批評者認為，評估表的內容廣泛而不具體，無法看出評估結果與特定精神狀況的關聯。[30]正是因為此方法有這樣的缺陷（症狀評估法過於模糊，讓人無法做出真正的診斷），使得精神醫學界逐漸轉向DSM式的準則，以求能判斷出各式各樣的疾病。

把診斷納入社群研究

到了一九八〇年代，第三版DSM提出了嶄新的準則典範，以劃分各種的精神疾病種類。用高度概略的症狀發展表來判定受訪者的狀況，於是變得不合時宜了。但之前，社群研究早已開始使用與第三版DSM相同的理論預設：一定要以去脈絡化的症狀作為診斷的基礎。因此，精神醫學家以症狀為本的研究方式，與第三版DSM的以症狀為本的分類法不謀而合，這項事實說明了為什麼流行病學界如此輕易地接受了新版DSM的準則，並且將其應用於一九八〇年代新一波的社群研究中。[31]在一九五〇與六〇年代的社群研究中，以症狀為本的研究法是基於精神動力學，但卻能夠跟一九八〇年代的以症狀為本的社群研究無縫接軌，原因在於，進行研究的精神醫學家早已接受新的解釋模型，只要出現任何症狀，不論發生脈絡為何，都意味某種程度的病理狀態；反而在臨床工作的精神動力派醫師並沒有採用這種觀點。相較之下，第三版ＤＳＭ的出現，代表新克雷佩林學派（neo-Kraepelinians）與精神動力派爭論的結果，前者將病因排除於新版ＤＳＭ之外，但後者極力反對。[32]

第三版ＤＳＭ要求，臨床工作者判定具體的精神疾病之前，必須確定患者狀況符合各項延伸準則。因此，流行病學家期待，新版ＤＳＭ除了能夠提供具體的診斷範疇，還能更準確地評估在社會中患有精神疾病的人數。例如，ＤＳＭ的重鬱症五項必要症狀，似乎就比曼哈頓研究計畫採用的單一準則要嚴格許多，後者僅憑一項症狀就判定某人患有輕微的狀況。學界廣泛接受ＤＳＭ準則，也認為它有權威且合理有效，精神流行病學家因此採用這些準則作為問卷的基礎，而不去詳述他們的研究有效度有多高，也沒有獨自評估ＤＳＭ準則是否在各個社群脈絡中能得出有效的結果。但社群研究與臨床工作間有相當大的差異。

於是，從一九七〇年代後期開始，第三版ＤＳＭ便成為所有美國社群研究的主要理論依據，用以判斷社群裡的精神疾病流行情況。同時間，美國國家精神衛生研究院決定著手進行第一次大型研究，希望能評估社會中各種精神疾病的流行情況。[33]來自華盛頓大學的研究者（第三版ＤＳＭ的基礎理論「費納準則」也是從該校產出）製作出「診斷會談表」（Diagnostic Interview Schedule，簡稱ＤＩＳ），提供給新式流行病學研究之用。這項研究工具能夠量測出社會大眾的診斷狀況，內容近似於第三版ＤＳＭ的重要診斷項目，包含重鬱症與輕鬱症。

第三版DSM完全基於症狀，流行病學家不需更動太多，就可以把針對臨床患者發展出的診斷準則，轉換為一般大眾適用的普查問卷內容，其所採用的問題清單類似於早期的社群研究，只不過多出複雜的計算法以做出診斷。其最主要的理論核心在於，一份結構完整的診斷問卷，能夠讓研究人員獲得「堪比精神醫學家做出的疾病診斷」。[34]研究人員認為，這種做法能夠妥善估計出我們社會中有多少未受治療的心理疾病，評估結果能成為決策者的重要資訊，以判定我們的社會還欠缺多少心理醫療相關服務。

「診斷會談表」奠基於第三版DSM以症狀為本的基本思維，採用了封閉式問卷調查，一般人只要訓練後便能成為訪談人員，前去蒐集相關的症狀資訊。訪談人員必須以同樣的方式提出同樣的問題：「他們念出許多具體問題，如果得到的回答是肯定的，那麼就接著問規定好的其他問題。依序發問的目的在於區辨出受訪者是否有心理症狀，每個步驟都很具體，訪談員不用做出任何主觀判斷。」[35]這種制式流程有其必要性，因為提問過程中用字遣詞上的微小差異、訪談人員深入刺探或刻意引導問答，都會讓結果出現巨大的落差。

「診斷會談表」成為第一項國家級研究的基礎，也就是從一九八〇年代早期開始進行的「流行病學轄區研究」（Epidemiologic Catchment Area，簡稱ECA），目的在調查社會中各種心理疾病的流行度。[36]「流行病學轄區研究」總計訪問了超過一萬八千名一般成年人，以及在五個都市中相關機構裡的兩千五百位成員（包含紐哈芬、德罕、巴爾的摩、聖路易與洛杉磯）。調查完這五個城市的疾病數字，經過複雜的統計分析後，研究人員評估出疾病在全國的流行度。第二項針對具體精神疾病流行程度的社群研究名為「全國共病調查」（National Comorbidity Survey，簡稱ＮＣＳ），國家心理衛生研究所從一九九一年開始策劃，歷經十年籌備，最終於二〇〇一年展開研究。[37]「全國共病調查」以大約八千一百位民眾作為訪問對象，試圖以此作為全美民眾的代表性樣本，研究工具則為「複合性國際診斷調查法」（Composite International Diagnostic Interview，簡稱ＣＩＤＩ），類似於「診斷會談表」。訪查對象年齡介於十五到五十四歲之間，而「流行病學轄區研究」的訪查對象則介於十八到六十五歲之間。

從全國共病調查，我們可以看出，以ＤＳＭ作為基礎的社群研究，如何評估患有憂鬱症的人口。該項調查以第三版ＤＳＭ修訂版（ＤＳＭ-III-Ｒ）的準則作為基礎，採取了兩個步驟以確認憂鬱症診斷。[38]首先，受訪者必須先回答，訪談過程中會出現的第一類主要問題：「在你的人生中，是否曾經有兩週或兩週以上，當中的每一天你都會感到悲傷、憂鬱或沮喪？」、「你是否曾經有兩週或兩週以上，當中每一天你都覺得悶悶不樂、心情低落？」、「你是否曾經有兩週或兩週，每天都覺得對絕大多數事情毫無興趣，例如工作、嗜好或是通常喜歡從事的活動？」、「你是否曾經有兩週或兩週以上，在那期間你一直感到悲傷、憂鬱、沮喪、或是對原本相當關心或喜愛的活動失去興趣或無法從中獲得愉悅？」。這些問題相當粗略，並且沒有任何排除條款，完全不去考慮引發情緒的處境。因此，毫無意外地，有百分之五十六的受訪者對至少其中一項問題回答了「是的」。[39]第二步驟是詢問受訪者的相關症狀，諸如欠缺食欲、睡眠障礙、容易疲勞、以及是否感到悲傷、無價值、無希望等等，而這些在ＤＳＭ準則中等同於重鬱症患者有的症狀。最後，依據訪談結果，電腦程式會判斷出受訪者是否符合憂鬱症的診斷。

「全國共病調查」評估出大約有百分之五的人口（在受訪的一個月內）正在經歷重鬱症，有百分之十的人口在最近一年內患有重鬱症，有百分之十七的人口在人生過程中曾經患病，並且有百分之二十四的人口在生命歷程中曾經出現足以稱為輕度或重鬱症的精神症狀。[40]同樣地，「流行病學轄區研究」的前身、在紐哈芬所進行的研究調查，也評估出大約有百分之二十的人口患有重鬱症。[41]「流行病學轄區研究」的評估比例稍低，指出有百分之六點五的人口在最近一年內患有重鬱症，另外有百分之十一的人口在生命歷程中患有輕度或重鬱症。[42]「流行病學轄區研究」與「全國共病調查」的研究成果，如今成為了美國精神疾病流行程度的評估依據，在科學研究、政策報告與一般研究中上皆廣受引用。

迷思：將社群研究等同於臨床診斷

依據第三版DSM所進行的多項社群研究推斷出來的重鬱症患者，是否等同於醫療機構診斷出來的憂鬱症患者？如果是的話，這類研究是否有評估出正確的心理疾病患者數量，一如流行病學家們預期的成果？即便是那些親身設計與執行研究的學者，也都開始擔心報告所呈現的那些症狀，很可能只是人們對於壓力做出的過渡性正常反應。[43]這些疑惑非常合理，因為區分疾病與非疾病一直是DSM準則擺脫不掉的難題，而當前的流行病學界採用的研究工具皆承襲甚至放大了這樣的問題。此外，臨床診斷時的環境影響比較小，可以降低無效診斷的可能性，但訪談研究時就很難避免。

前文已經提過，會前往醫療機構尋求幫助的人，都已經先自行篩選，會依據自身的生活經驗，去判斷自己的狀況是否超過對壓力源做出的過渡性正常回應。社會學家大衛．卡普（David Karp）便指出，沮喪的人之所以會決定要去尋求精神科醫師的幫助，僅當他們認為自己的症狀是導因於內在的心理問題，而非外在的壓力處境：

當我們無法否認自己確實哪裡不對勁，嚴重到不能視為短暫或正常的反應，便會開始認真地想解決問題。這時，人們就會有意識地做出決定，急迫地想舒緩痛苦。當我們排除或解決設想的痛苦原因後，問題還是沒有解決，想法就會改變。例如，你解決了房地產擁有權的問題，終於可以不再受到住所問題的折磨，或者終於結束了某段毀滅性的人際關係等等，但卻依舊感到憂鬱。這時你就不再認為自己的憂鬱是來自於當下的處境，也不得不去想，它可能是長期問題，並且導因於自己內在的某個糾結。這時你就得想那可能是自己的問題，而非環境因素。44

因此，會選擇就診的患者，都是在自我判斷後，發現自己的問題超出對一般人對外界壓力做出的正常反應。

除了患者的自我篩選以外，在臨床工作上，精神科醫師通常都會探究患者的生活經歷。各個版本的DSM也都預設，醫師運用準則在進行診斷時，會加上自己的常識性判斷，只是精確程度不同而已。例如，醫師遇上極度憂鬱、婚姻有狀況的患者時，可以安撫他，問題主要是環境造成的，而非內在因素。在醫療院所中，醫師可以自行變通，不需要只以診狀來考量病人的情況。

相較之下，社群研究人員在使用以症狀為本的診斷法時，只要受訪者出現足夠的症狀，就會判定為有憂鬱症，因此無法區辨出他是真的有心理疾病，或只是出現合理的強烈反應。研究人員在判斷對方是否患病時，忽視了症狀的發生脈絡（除了慟失親友）與持續時間（超過兩週即可），也不考慮當壓力源消失時，症狀是否也隨之緩解。研究人員運用電腦評量受訪者的憂鬱症狀，卻沒有自主裁量，以確定那些症狀真的代表疾病存在。訪談人員不能做一些臨床判斷，也不能有彈性地深入討論受訪者的反應。事實上，訪談人員被禁止對回答內容的有效性做出任何判斷。即便受訪者看似誤解了問題，訪談人員也被規定只能逐字重複發問。[45]

嚴謹、標準化、有結構的訪談流程，有助於增加症狀評估的一致性，不會因為訪談人員或地點不同而導出不同的結果，因此能夠增加後續診斷的可信度。[46]然而，社群研究採用標準化流程與電腦評量後，研究人員就不可能自主裁量，因此不論脈絡為何，所有的症狀都會當成病理象徵。某些生活經驗的確會引起正常的悲傷反應，例如感情或婚姻關係的破裂、失業、嚴重的生理疾病、工作表現不佳等等，這些狀況在我們社會中十分常見。絕大多數的人都曾經在生命中失去重要的人事物，在某段時期經歷非病態的悲傷感，甚至會嚴重到符合重鬱症診斷，因此社群研究才會出現如此高比例的憂鬱症人口。[47]

簡單來說，在確認症狀與應用準則時缺乏彈性，就會大大增加假陽性診斷的機率。毫無意外，標準化評量所得出的憂鬱症診斷，與臨床診斷的結果有極大的落差。[48]標準化評量的確讓訪談人員找到更多憂鬱症狀，但其中很多都只是正常的悲傷反應。受訪者也會想起自己有許多持續超過兩週的症狀，例如沮喪、失眠、沒有食欲或對日常活動喪失興趣，但它們可能發生在某些事件之後，例如感情結束、親友被診斷出嚴重疾病或者是無預警被裁員。就算有了新戀情、親友的疾病突然好轉或是找到新工作後，症狀就會煙消雲散，這些人還是會被歸到數百萬計患有憂鬱症的人口當中。事實上，一般人面對普通的壓力源時，也會出現原本代表憂鬱症的那些症狀。因此，除非有新的研究結果，否則沒有心理疾病但卻被診斷為有憂鬱症的人必定相當多，甚至可能超過真正可歸為憂鬱症患者的人數。[49]

症狀取向的社群研究沒有辦法真的證明社會中有高比例的憂鬱症患者，也無法明白告訴我們，充滿壓力的社會經驗本來就會讓人沮喪，甚至嚴重到會符合疾病診斷準則。但是，沒有人進行適當的反思，思考研究本身的問題，就認為社會中有高比例未受治療的憂鬱症患者。各界還據此認為，憂鬱是流行度很高的公共衛生問題，當中只有少數人求助於適當的醫療協助，未接受憂鬱症治療的人將會造成嚴重的經濟損失，但相關醫療機構相當不足。最後，許多人都應該服用處方藥物以克服憂鬱症。[50]

退回一九六〇年代：DSM的症狀要求被社群研究剔除

不論DSM的缺點為何，但編輯團隊終究是出自善意，試圖去建構出一套診斷準則，以症狀為條件門檻，作為最主要的判斷工具，以區辨暫時心情不佳與憂鬱症的差別。事實上，DSM的確比早期的流行病學研究方式還更有說服力，後者僅以單一症狀就下判斷。不過第三版DSM的基礎成果近年慢慢被破壞，學界試圖以更為激進且徹底的症狀準則去判斷社會中患有憂鬱症的人數。當今學界所支持的新方法，看起來就像老調重彈，可說是退回到一九五〇年代的單一症狀準則。它逐漸出現於當代研究期刊、精神醫學研討會議以及對憂鬱病患人數的評估研究計畫當中。更重要的是，這個新方法是奠基於新的流行病研究，雖然也是從診狀準則出發，但學者主張，疾病成立的症狀數目要少於DSM的重鬱症診斷要求。這種新方法會大舉拋棄DSM準則立下的門檻限制，將低於門檻的狀況也判定為疾病。

如前文所述，在一九五〇與六〇年代的社群研究中，研究者依照症狀的數量，排列出從輕微到嚴重的心理疾病。他們沒有參照具體的疾病類別，也沒有區分一般的悲傷感受。相較之下，八〇年代後的社群研究便依循DSM的疾病分類來歸納其研究成果。根據重鬱症的診斷要求，當事人有五項或五項以上的症狀才能確診，若僅有四項以下的症狀，便不會被判定為患者。當時的流行病學家不採用症狀程度排列法，就是希望避免過度膨脹的患者數量評估。

然而時至今日，作為DSM憂鬱症診斷核心的症狀數量門檻，卻被學界視為是有問題的。

即便是對DSM重鬱症分類最認同的支持者也改變想法，認為區分患者與非患者時所依據的症狀數量，只是隨機歸納出來的，頂多只是臨床診斷時的經驗。[51]在臨床實務中，明確制定客觀的基準點，有助於醫師做出診斷，決定治療方式以及獲得醫療給付。然而，為什麼重鬱症得滿足五項症狀，而不是四項或六項，DSM團隊並未提出令人信服的科學證據。甚至在DSM中，編輯也隱然同意，出現四項以下的症狀也有可能患病，或許可歸類到「非特定的情緒疾患」（Affective Disorders Not Otherwise Specified）。[52]

相較於社群研究，任意制定憂鬱症診斷的症狀基準，在臨床診斷問題不大，因為醫生可以自行判斷患者的狀況是否為病理性的，此外，在進行各種侵入性篩選或病例追蹤前，症狀不多、狀況輕微的人就比較不會尋求專業協助。絕大多數會去接受醫治的憂鬱症病患，都有長期的症狀、慢性病以及頻繁的復發情況，假陽性的案例就不太可能出現，也就是症狀卻符合診斷準則，但卻沒有心理疾病。[53]

對照之下，從未求診的社會大眾中，也可能有不同程度的症狀，可能是輕微或嚴重，可能是少少幾項也可能有多重症狀。各項社群研究皆指出，宣稱自己有少量症狀的受訪者，數量遠超過宣稱自己有多重症狀的受訪者。[54]「流行病學轄區研究」指出，有百分之八點七的受訪者表示，自己在過去的一個月出現問卷裡的其中一項憂鬱症狀，而只有百分之二點三的受訪者表示自己完全符合重鬱症的全部症狀準則。[55]同樣地，接受過醫治的門診病患身上，症狀延續期平均來說都在六個月到九個月之間，而社群研究的診斷標準，僅詢問受訪者的症狀是否有持續兩週或兩週以上。[56]

針對社會大眾，社群研究排列出程度不同的症狀，大多數的症狀都分布於較為輕微的那端，但這對憂鬱症的分類是極大挑戰。首先，症狀的分布曲線相當平緩，沒有出現特別的高低起伏，因此研究者難以合理標記出症狀分類的基準點，畢竟症狀本身也不能拿來區隔不同種類的疾病。再者，不同程度的症狀造成的傷害（例如在社會、工作或健康問題），似乎也會隨著症狀數量的增加而有平緩且等比例的成長，目前研究人員也在分析這現象。[57]如果我們沒辦法找出清楚的分界點，依不同程度的症狀標記出各種失能狀態，就難以用症狀數量的多寡來證明分類是合理的。否則，輕微的症狀就會代表輕微的心理疾病，而不是反應出正常的心理狀態。[58]將失能狀態當作有效的疾病準則，無可避免地，研究者必須把憂鬱症當成疾病線性發展的某一階段，而不是特定分類的疾病。

這種想法造成的後果是，從一九九〇年代後期開始，大量的相關研究紛紛出現，支持擴大憂鬱症的涵攝範圍，希望降低憂鬱症診斷的症狀門檻。實際上，這種新研究只是重複了一九五〇年代社群研究的觀念基礎：我們可依症狀的數量（最低少於第三版ＤＳＭ的五項症狀門檻），依序排出不同的憂鬱狀態。這個觀念的轉變肇始於，有多項研究皆顯示出，在基層醫療機構中，有憂鬱症狀的非憂鬱症患者，都有某種程度的失能情況。[59]確實，有憂鬱症狀（但不是患者）的失能程度，遠高於其他八項常見的慢性病，例如高血壓與糖尿病等等。然而，第三版ＤＳＭ的重鬱症準則卻將這些為數眾多且有失能情況的社會大眾，摒除於患者之列。這些研究讓人們逐漸懷疑，任意劃出分類範圍與標準，可能會造成許多假陰性診斷：實際上有病的人被判定為沒病，只因他們回報的症狀低於五項。[60]

學界開始擔心，流行病學研究的分類準則，實際上可能低估了患有憂鬱症的人口數量，所以越來越多的憂鬱症研究都從這個前提出發。新研究方向的第一個重點是，我們可從輕微到嚴重程度一系列地排出不同的憂鬱症。精神醫學家彼得．克拉馬（Peter Kramer）指出：「如果要將憂鬱視為一種疾病，就得從最輕微的況狀中找出病理因子或風險。」[61]這時我們就有輕微或低於門檻的憂鬱情況，也就是當事人回報說有二到四項症狀，但還不符合ＤＳＭ輕度或重鬱症的診斷標準。[62]有不少研究更進一步拓展輕微憂鬱情況的範圍，只要有一項憂鬱症狀（包含心情不佳），都可視為失能。[63]最極端的情況是，只要有任何一項憂鬱症狀就判定為有病。[64]他們認為，依照診斷分布圖（當中沒有任何明確的疾病與非疾病界限），少量的症狀即代表某種輕微的憂鬱症。許多研究將克雷佩林研究住院病人得出的結論，應用在未受治療的社會大眾之上，最終歸納出：「嚴重、輕微、輕度憂鬱以及低於ＤＳＭ門檻的憂鬱症狀，全部都是重鬱症的長期病症中的一個階段。」[65]任何的悲傷都是整體憂鬱症進程中的一個面向。[66]

新研究方向的第二項重點，則是強調症狀分布表中每一個點都是心理疾病，因為它們與不斷提高的失能風險有關。為了把憂鬱症的基準點降低，他們提出的理由是，症狀越多，失能的程度就越高。[67]新研究指出，低於門檻的憂鬱狀況與許多處境有關，如家庭關係緊張、與人相處時易怒，或是經濟拮据，也會影響到生理機能與工作能力，以及活動度減低、健康情況不佳等等。[68]「全國共病調查」則顯示出，症狀二到四種、五到六種、七到八種，三者的失能程度依序增加。為了改善症狀，當事人也會視情況改變生活作息，或求助於醫師、相關專業人士或是服用藥物等等。[69]某些研究者更進一步指出：「輕鬱症與重鬱症是有關聯的，我們不應該忽視輕鬱症，不應該將其視為面對外在壓力的正常反應，也不該將重鬱症當作完全不一樣的疾病。」[70]人們的各種失能情況，諸如社交問題或工作能力不佳、生理疾病以及住院治療的可能性等等，都會隨著症狀的增加變得更嚴重。[71]與完全沒有症狀比較起來，即使只有一項症狀，都可能會演變成更嚴重的後果。[72]因此，我們必須密切留意所有種類與各種程度的症狀，而不僅僅只關注符合DSM重鬱症準則的那些情況。

新一波社群研究的第三項重點是，輕微的情況有可能在未來轉變為更為嚴重的疾病，因此，我們應該將診斷門檻降低。「流行病學轄區研究」指出，比起回報少數症狀的受訪者，在生命中出現過兩項或兩項以上症狀的受訪者，隔年演變成重鬱症的可能性更大。[73]報告還指出，在重鬱症首次發作的患者裡，有超過一半的人先前便曾出現過症狀。該研究結論道：「就目前為止，我們的研究顯示出，如果能夠在重鬱症首次發作之前，就先區辨出所有的症狀並且予以適當治療，便能夠防止許多重鬱症的發生。」[74]「全國共病調查」的研究結果也顯示出，較為輕微的早期病症，其實已經預告了後續將會出現更為嚴重的病症。[75]該研究指出：「依照疾病發展的連續性，若能夠在早期進行醫療介入，就能避免情況惡化，降低重度疾病的流行率。」[76]

毫無意外，降低憂鬱症門檻的結果，就是讓疾病流行率大為提升。在「流行病學轄區研究」中，幾乎有四分之一（百分之二十二點六）的受訪者指出，自己在最近一個月內曾經出現過至少一項憂鬱症狀。[77]大約也有四分之一的受訪者，雖然情況並未達輕鬱症或重鬱症的標準，但卻有足夠的症狀可以診斷為次級綜合性憂鬱症（subsyndromal depression）。[78]同樣地，因為學界將輕微憂鬱情況定義為帶有二到四項症狀，使得憂鬱症的流行率從早期報告顯示的百分之十五點八暴漲到二十五點八。[79]甚至，在某些族群中，尤其是年長族群，輕微憂鬱情況的患者比例更超過百分之五十。[80]輕微憂鬱情況廣泛流行，可能伴隨有害後果，更可能發展成完整的情緒疾患，導致社會越來越多失能者。這些擔憂綜合起來，讓我們不禁覺得「這實在是一個潛藏且難以確認的公共衛生問題，每年的流行率都很高」，因此應該努力去研究，防止它繼續惡化。[81]

這些二十一世紀初精神流行病學的主要觀點，幾乎完全雷同於一九五〇與一九六〇年代的早期社群研究。唯一的不同之處在於，早期研究傾向於將疾病的成因歸於外在的環境壓力，當前研究則傾向於是生物功能失常導致精神疾病。可整理為以下四個重點：第一，心理疾病是連續發展的過程，可依照嚴重程度排列。處在任何一個點都是有問題的狀態；第二，某時出現的輕微情況，很可能之後會發展成嚴重的病症；第三，即便只有單一一項症狀，也會應該要擔心，未來可能會因此失能，最後也有可能形成重鬱症；第四，因為憂鬱症有如此廣泛的流行度，制定公共政策時，應該盡力防止它在社會中蔓延下去。精神流行病學已經掉入迴圈，關注焦點又回到最輕微的心情沮喪。

輕微憂鬱情況的謬誤

擴大疾病的範圍，納入那些低於DSM規定的症狀數量的輕微憂鬱，這種做法的優缺點為何？先說優點。在某些情況下，我們的確應該留意某些低於DSM門檻的症狀，它們有助於我們預測未來會出現的問題。但即使某個情況可能會導致後續問題，也不該視為問題，後文將會詳細討論。

其次，更重要的是，DSM的疾病基準點是任意設下的，不是某種魔術般的分水嶺，能夠疾病與非疾病一分為二。毫無疑問，某些低於DSM門檻的症狀的確應該被判定為疾病；另外，DSM的憂鬱症準則也很可能導致不少的假陰性診，以及我們在前文所提到過的假陽性診斷。比起對疾病進行分類，若將心理疾病視為連續的症狀發展狀態，理論上的優點較多。[82]許多心理疾病（如憂鬱症）在本質上應該是潛在、連續的演進過程，無法以二分法區分疾病或非疾病。因此，比起階段分明的診斷法，若將心理疾病視為連續過程，似乎能夠帶來更為豐碩的研究與理論成果。

但是，斷定症狀數量與失能之間有線性發展的關係，認定過程中的每一個點都是疾病，這樣的主張有嚴重的問題。如果將所有的症狀都當作疾病，就必然會把正常的悲傷與真正的失能狀態混淆在一起，統計出來的精神疾病流行率就會高到不合理的程度。例如，依據「流行病學轄區研究」，最常見的症狀為「難以入眠、睡太久、或很早就起床」（百分之三十三點七）、「隨時都感到疲倦」（百分之二十二點八）、以及「想到很多與死亡有關的事」（百分之二十二點六）等等。[83]考試期間的大學生（尤其是主修存在主義哲學的那些學生）、必須超時工作的人、擔心重要時刻即將到來的人，或者訪問期間正好有名人過世，很自然地都會有上述那些症狀。但不論是精神科醫師或受訪者本身，都不會認為在這些情況下出現這類症狀就代表必須去尋求相關的醫療協助，但社群研究卻將這些症狀也包含在心理疾病之列。更且，後者所採用的準則僅要求症狀持續兩週或兩週以上，會將許多短暫且能夠自癒的症狀都當作疾病。

憂鬱症狀相當普遍，持續時間也很短，有些人天生就比較不會有強烈的悲傷起，但我們很難想像，有多少人終其一生未曾在某個時間點上經歷過短暫、輕微或低於DSM門檻的憂鬱情況。當我們降低了疾病判斷的門檻，就會得出高比例的疾病流行率，那麼就必然會低估曾有過憂鬱症狀的人口。原因在於，受訪者不一定會完全記得生命中出現過的憂鬱症狀。「流行病學轄區研究」要求受訪者回報經歷過的憂鬱症狀，但絕大部分的受訪者都沒有提到超過十二年以前所發生的症狀。[84]他們單純只是忘記那麼久遠的憂鬱情況。如果所有的受訪者皆清楚記得自己經歷過的憂鬱症狀，「流行病學轄區研究」得出的憂鬱症流行率將會超過百分之五十。另一項造成低估的原因在於，受訪者往往會不顧訪談人員的指示，自行將症狀發生的脈絡也考慮進去，進而歸因於生活問題或生理情況，因此不會回報那些症狀。[85]對於二次大戰後進行的社群研究，流行病學家瑞瑪．拉普斯批評：「如果有咳嗽症狀的人全部都因此就被判定為肺結核，那麼肺結核的發生率與流行率肯定會迅速飆高。」同樣的道理亦可應用在當代的精神流行病學，後者以連續性的概念去看待憂鬱症，當中沒有任何規則能夠讓人區辨出正常的悲傷與輕微憂鬱症的差別。[86]

將所有症狀都視為病態，最主要理據在於，它們很可能會導致當前或未來的失能情況。也就是說，任何會造成有害後果的心理狀況，一定就是精神疾病。但是我們很容易想到，如果某人的個性本來就比較容易悲傷情緒，當他面對到生命的無常時，總是會出現正常的沮喪，就也比較容易有憂鬱症。即便這種情況相當常見，我們也不會認定情緒容易起伏就是一種精神疾病。除非正常的悲傷不會造成任何失能狀態，我們才能以失能作為疾病標準。然而，不論是疾病或非疾病的憂鬱症狀，都會在許多面向上發生變化，包含嚴重程度、持續時間以及失能，也都會使當事人無法正常生活。哀慟是最典型的例子，還有較溫和的正常悲傷，都會使人容易退出社交互動、變得較不關心平常在人際關係扮演的角色、甚至會出現其他失能情況等等。[87]雖然，這些悲傷會對人際關係與生產力造成困擾，但不等同於精神疾病。

除了失能以外，許多流行病學者還提出其他理由，要把低於DSM門檻的症狀全都視為疾病。他們認為，發生在某個時間點上的輕微症狀，很可能會在未來的演變成更嚴重的症狀，進而符合DSM的診斷門檻，因此，輕微的症狀是整個病程的一部分，如果能夠早期發現與治療，就能防止繼續惡化。[88]這個說法也不完全錯。然而，跟輕微憂鬱有關的普遍性論證有一個基本問題，在絕大多數的情況下，正常的悲傷根本不會演變成重鬱症，就算某些低於診斷門檻的狀況演變成完整的症狀，我們還是不清楚這個情況是否就真是精神疾病，也不清楚它與其他狀況的關係。例如，有人工作上遇到瓶頸、婚姻觸礁或是其親友發生嚴重的生理疾病而感到沮喪，他說自己有兩到三項症狀，若這些麻煩事造成痛失的經驗，就會引發強烈的反應。但是，他最初的沮喪，與後來更為嚴重的反應，都可能只是面對外在壓力的正常反應，而流行病學家卻會詮釋為由輕微憂鬱演變為重鬱症的連續狀態。即使某些悲傷症狀之後會出現強烈的悲傷症狀，我們也無法證明早期輕微的症狀或晚期較嚴重的症狀究竟是不是精神疾病。在這些情況底下，疾病的有效準則還要包含症狀以外的其他事情。

低於門檻的症狀不必然會導致DSM準則下的重鬱症，我們幾乎沒有證據指出會發生這種情況。在社群研究中所發現的症狀，絕大多數都受到發生脈絡影響，發作時間短暫且持續時間有限。依據「流行病學轄區研究」，在有輕微憂鬱狀況的社會大眾中，有半數的人在症狀發生後的數年之內會變得毫無症狀。[89]只有百分之十有輕微憂鬱症狀的人會心情不佳，只有百分之二有輕微憂鬱但未感到心情不佳者，在後續的一年內變成重鬱症。然而，由於「流行病學轄區研究」採用DSM相同的診狀為本準則，因此我們不知道當中有多少人真正患有精神疾病。相反地，在出現重鬱症狀者當中，有超過三分之一的人最後變成毫無症狀，超過百分之十四的人轉變為輕微憂鬱。[90]

這些研究結果皆指出，嚴重狀況轉變為輕度狀況，發生機率遠大於反過來的情況。每個案例中都有極大程度的症狀發展不確定性，人們的症狀嚴重度往往會在不知不覺間有所轉變，因此我們根本沒辦法區辨出哪些症狀會變得較為嚴重，哪些症狀卻不會。雖然，比起完全不帶有任何症狀的人來說，帶有輕微症狀的人比較有可能演變成重鬱症，但絕大多數帶有少量憂鬱症狀的人們卻不會發展成重鬱症患者。實際上，研究指出，在沒有任何醫療行為介入的情況底下，超過三分之二的憂鬱症狀最後都會自行減退。[91]例如，在「流行病學轄區研究」最初所進行的訪問調查中，有一百一十四位受訪者被診斷有憂鬱症，但後續調查卻發現其中有百分之九十七人已經自動康復。[92]在生活中遇到問題而出現的憂鬱症狀，會隨著問題解決後消失，即便它們最初會被判定為疾病。

有的人認為，某些低於門檻的狀況很有可能是疾病而非正常悲傷，所以我們應該將所有的症狀都視為精神疾病。這種邏輯令人費解。將輕微狀況都視為憂鬱症，似乎否定了DSM的症狀門檻，但卻難以擺脫DSM的基本預設：最能夠診斷出憂鬱症的方法就是，排除掉發生脈絡、完全以症狀作為基礎。結果我們把憂鬱症的診斷準則延伸更廣，納入所有低於門檻的症狀皆。這或許能夠減少某些假陰性診斷，但代價是導致了眾多假陽性診斷，將非疾病的正常悲傷都當成了病。然而，將輕微狀況都視為憂鬱症，這一派的支持者似乎都刻意忽視這些問題，不在意將正常的悲傷診斷為憂鬱症。若想要將輕度憂鬱納入疾病，必須提出合理且有效的論證，能夠區辨疾病與非疾病的差別。

當前學界將精神疾病視為從輕微到嚴重的發展過程，進而將所有的輕度狀況都視為憂鬱症。這種理論預設大有問題，隨之而來的政策也都有問題。良好的公共政策的最高指導原則在於，要讓社會上最需要的人能夠獲得相關的心理衛生服務。當發展概念出現於一九六〇年代的社群研究時，結果將為數眾多的社會大眾病理化，影響當時的社會政策，擴大了醫療單位對心理問題的服務範圍，以致於減少了照顧與醫治嚴重精神疾患的醫療資源。[93]當前學界推廣的輕度憂鬱觀念，也會對政策結構造成相同問題。

擴大憂鬱症範圍的支持者、國家精神衛生研究院以及精神病研究人員，都欣然接受社群研究針對社會大眾所做的高比例重鬱症研究報告。他們認為，這些研究報告有助於降低心理疾病患者的汙名化標籤，讓社會大眾與立法當局支持心理衛生的相關政策與設施。[94]但是，社群研究下修了疾病準則，讓更多的社會大眾成為心理疾病患者，這種做法就如同基與DSM準則所做的高流行度重鬱症研究報告一樣，會帶來反效果，削弱人們去處理相關問題的政治意願，因為社會大眾與私人贊助者會擔心必須付出龐大的成本，才能為如此龐大的患者提供醫療服務。[95]精神醫學家詹姆斯．科因（James Coyne）便指出：「改善已知的憂鬱症患者，應該優先於找出更多的憂鬱症患者。」更且，如果被尋找出的人根本就不是憂鬱症患者，科因的說法就更有說服力了。[96]我們應該注意到流行病學家瑞瑪．拉普斯在發展概念剛出現的時候所提出的警告：「在各項患者比例的研究報告中，如果包含為數眾多的不確定與輕度案例，或甚至包含根本沒病的人，將會對社會造成更大危害，因為那會讓有限的醫療資源被迫使用在最沒有疾病風險、以及擁有最好未來展望的人身上。」[97]

結論

在憂鬱症的相關研究與理論中使用症狀發展概念，本身沒什麼錯。然而，這種概念並不能取代對於疾病與非疾病的區分。假陽性診斷的問題根源乃來自於沒有考慮到各項症狀與失能情況的發生脈絡，症狀發展表的每一種病都有這項問題。如果我們用越來越少的症狀數量去定義精神疾病，假陽性診斷的問題就會越來越嚴重。如果我們完全不去考量症狀的發生脈絡，任何正常的悲傷反應都會被當作潛在的病症；人們不再有單純的正常悲傷。

至此，我們詳盡探究了DSM去脈絡化的症狀準則，以及社群研究將該準則應用在未受診治的社會大眾身上，因而做出了研究報告，認定社會中有相當高比例的病態憂鬱，當然這一發展並不是刻意操作出來的。但是，如此誇大的疾病流行率評估報告並非只停留在抽象的科學研究層次。相反地，它們將全面地影響到與憂鬱症有關的各項新社會政策，下一章節將會進行探究。

第七章　嚴密監視每個人的悲傷感受

如果你是典型的紐約市居民，我敢打賭你在未來一年內一定會因為某種原因而去你的基層醫療醫師那邊求診。然後，如果你的醫師遵守紐約市心理健康委員會（New York City Commissioner of Mental Health）的指示，他（或她）將會要求你填寫以下這份問卷：「在過去的兩個星期之內，你在多大的程度上受到以下各個問題的困擾？」。[1]你必須針對下列九個症狀，逐一地回答出受困擾的頻率，零分代表完全沒有，一分代表有少數幾天，二分代表超過一半的日子，三分代表幾乎每天。以下是這九個症狀的：

一、對日常生活事物感到興趣缺缺。
二、感到心情低落、沮喪、絕望。
三、難以入眠或整天都昏昏欲睡，或是睡得太多。
四、容易感到疲倦，或是覺得體能驟減。
五、欠缺食欲或是吃得過多。

六、對自己感到惱怒、感覺自己是個失敗者、覺得讓自己或家人感到失望。

七、做事難以專心，例如看報紙或看電視的時候等等。

八、說話或行動變得緩慢，甚至連他人都察覺出來；或正好相反，變得煩躁與坐立不安，跟正常時候相比，更加無法安靜下來。

九、會覺得自己可能死了會比較好，或甚至真的以某種方式傷害自身。

收回問卷後，醫師會對你的回答進行評分：如果九個症狀中有五個或以上（必須包含前兩個的其中一個）你回答二分或三分，總分數加起來超過十分，你就會被診斷為重鬱症患者；如果你對九個症狀中的其中兩個（必須包含前兩個的其中一個）回答二分或三分，總分數至少四分或以上，你將會被判定為輕鬱症患者。如果你在過去兩週內（也就是過去八天或八天以上）常常感到心情低落與容易疲倦，將符合輕鬱症的診斷標準；如果在過去兩週內常常感到心情低落、容易疲倦、對自己失望、難以入眠與無法專心做事，就符合重鬱症的診斷了。

紐約市規定，如果你的問卷評分結果足以顯示憂鬱症，將會被轉診去接受更專業的醫療評估。然而，這些症狀實在是相當常見，我們很難想像如何會有足夠的醫療資源，能對如此大量的轉診病人進行專業評估。更且，絕大多數回答自己有這些症狀的患者，很可能只是近期的生活中遇到某些問題或失去了某些人事物，而感到憂心忡忡或心情沮喪、心煩意亂等等。但醫師卻相當願意開立處方藥物，即使只有輕微憂鬱況狀也行，絕大多數求診於基層醫療的患者也都會願意接受這樣的診斷。如此一來，在完全不考慮生活經驗的前提下，許多人就暫時被貼上憂鬱的標籤，而後續的臨床處置就奠基於這些不充足的資訊。

紐約市所採行的方案屬於全國性醫療計畫的一環，致力於對成年與未成年者進行憂鬱症篩檢，總統委員會（Presidential Commission）的研究報告也全力支持。[2]在本章中，我們將會探究憂鬱症的篩檢，以及它造成的問題，尤其是它判定憂鬱症患者時，採用了去脈絡且以症狀為本的診斷準則。

憂鬱症篩檢運動

如同我們在第六章所論述的，流行病學家無法在社群研究中區辨出正常悲傷與憂鬱症的差別。在他們提供給心理衛生政策制定者的資料中，顯示出有相當高比例的社會大眾患有憂鬱症，且尚未得到相關的醫療診治。政策制定者擔心社會上有許多人無法獲得適當的心理衛生醫療服務，甚至有許多人尚未意識到自己患有相關疾病，因此將以下列為優先政策：想辦法在社會大眾之中找出未受診治的憂鬱症患者，讓這些人獲得醫療協助。他們決定，如果社會大眾不會主動接受診斷，政府就應該主動出擊。結果美國就出現一大堆憂鬱症篩檢計畫，對每一個美國人進行診斷式評估，以找出潛在的憂鬱症患者。

他們試圖找出潛在的憂鬱症患者並給予適當治療，其預設的理論如下：在社群研究中符合症狀式準則的潛在患者，如果沒有適時給予治療，將會發展成慢性、一再復發、且逐漸惡化的憂鬱症。[3]其次，不知道自己有憂鬱症的人，其實正經歷著不必要的痛苦，其實可以透過各種藥物與療法而改善病症改善。[4]政策制定者相當關心未受診治的憂鬱症患者可能會出現各種不良後果，例如自殺，因此更加認定相關治療有急迫性。另外，未受診治的憂鬱症患者也會造成相當嚴重的社經代價：沒有診斷出憂鬱症的患者會過度使用醫療資源、進行各種不必要的身體健康篩檢、因而導致醫療服務的價格攀升。[5]

篩檢未獲診治的憂鬱症患者，最大問題在於，究竟該如何去找出這些患者並與之聯絡。有某些方式可以讓全國百姓知道這類篩檢，例如公共服務宣導、教育活動以及直接針對消費者進行廣告宣傳。製藥大廠與其他相關組織相當迅速地採取這些方式。ＤＳＭ所列出的憂鬱症狀實在過於常見，這些宣傳便在社會大眾心中留下這種想法：即使你自己一無所知，還是可能患有憂鬱症，應該尋求醫療協助。如此的呼籲，多少鼓勵人們去檢視自身與家人是否有憂鬱跡象，並且應該依據廣泛的憂鬱症定義，把它們當成值得憂心的狀況。無疑地，這些篩檢方案的確使某些潛在的憂鬱症患者接受治療而獲益。但也可能在過去二十年中，間接地提升了接受憂鬱症治療與抗憂鬱症處方藥物的人口比例。[6]總體來看，這些做法僅有相當有限的成果，因為必須依賴個人認定自己的憂鬱症狀已經達到了需要醫療協助的程度。

新的憂鬱症篩檢運動的重點，就放在擴充醫療管理當局的權力，希望涵蓋對象不只限於自發性的求助者。這是新運動非常關鍵的目標，因為他們採用的診斷標準，並不符合一般社會大眾對心理疾病的認知。[7]因此，許多人即便會被DSM準則歸類為有病，但他們自己並不認為自己有任何心理疾病的跡象、不會對醫師提出相關問題、不會主動尋求幫助，不會認定自己是需要相關醫療服務的患者。正因如此，新篩檢運動必須主動走入社群，透過外在力量影響個人，並且必須以患者的利益為優先考量。

現在，讓我們來探究這種新的篩檢方式，以及各種具體的篩檢計畫如何將社會大眾的強烈悲傷感重新定義為疾病。在深入探究新篩檢的運作方式前，必須先提出一個重要的但書，以說明我們討論的界定範圍。本章節分析的主要重點放在正常悲傷被重新定義的過程，也就是在篩檢計畫中以DSM準則將它們（以及低於診斷門檻的狀況）重新定義為疾病。有人可能誤解我們是要反對任何形式的憂鬱症篩檢計畫。然而，篩檢的必要性是另一個議題，端賴於它們（不論是當前採行的方式或未來可能出現的其他方式）是否真的能為社會大眾帶來益處，是否能預防與減輕憂鬱症帶來的痛苦，以證明它的成果大於代價。截至目前為止，我們找不到相關的經驗證據可以證明，全面性的憂鬱症篩檢能有效地獲致重要的心理衛生成果。因此，本章的論證並非針對篩檢本身的必要性，而是著重於，完全依據症狀準則進行的憂鬱症篩檢，將正常悲傷視為心理疾病，會衍生出問題。

針對憂鬱症所進行的初步篩檢與診斷性篩檢

憂鬱症篩檢的目的在於，在廣大的社會大眾裡找出不知道自己患有憂鬱症的人，以及基於某些理由並未尋求醫療協助的人。如果要對社會中的每一個人都進行最專業的憂鬱症臨床診斷，將會耗費過多的社會成本，也太浪費時間。因此，必須使用較為簡單的測驗或篩檢方式，以判定出哪些人有較高的罹患憂鬱症之可能性，只針對他們進行更為完整的診斷。

篩檢是個模糊的字眼，可以指涉兩種不同的過程（在後文中我們將會發現，這兩種不同過程通常都會結合在一起）。首先，篩檢可以代表對每一位社會成員進行某種檢測，它本身就能對特定疾病做出相當準確的診斷。例如，許多公司行號都會對雇員進行定期健康檢查，檢測血壓與膽固醇，這類健檢使用的檢測方式能相當準確地診斷出高血壓與高膽固醇。同樣地，篩檢肺結核病時，醫療團隊只要有移動式X光機與其他必要設備，即可進入社群替那些未受到政府足夠關心的百姓進行篩檢，並且能準確地檢測出某人是否患有肺結核。我們將這類篩檢稱之為診斷篩檢（diagnostic screening）。診斷篩檢的一個重要特質在於，陽性檢測結果代表受測者的確患病，足以證明他應該接受相關治療。

然而，篩檢一詞也可能指涉某種大規模的檢測方式，它只能初步地指出受測者可能患病，只能判斷受測者是否需要轉診到更專業的醫療單位去進行更詳盡的診斷。這種篩檢本身無法做出準確的診斷，檢測結果為陽性的大多數人，經過更詳盡的診斷篩檢後，會發現並未患病。以結核菌素貼布測試為例，陽性檢測結果只代表受測者有某些跡象可能患有肺結核，並非最終的確診，後續還必須進行較為詳盡的篩檢，以確定受測者是否患病。許多貼布測試中呈現陽性結果的受測者，最終都被診斷為並未患有肺結核。同樣地，在乳房X光攝影中若被檢測出胸部有腫塊，只代表該受測者還需要進行更為詳盡的檢測，例如切片篩檢，才能做出最終診斷，而其中大多數人都屬於良性腫塊。這類非診斷篩檢可稱為初步篩檢（prescreening），算是診斷的前置階段。初步篩檢不像診斷篩檢，無法證明受測者是否需要接受專業醫療。

不同的初步篩檢判斷疾病的效果有好有壞。研究人員設計初步篩檢時，經常要面對複雜的取捨過程。一方面，他們希望透過初步篩檢盡可能地區辨出正常人，以盡量減少需要接受進一步診斷篩檢的人數。診斷篩檢成本較高，有時還侵入性篩檢，受測者必須承受一定程度的風險。因此，他們希望透過初步篩檢盡量減少假陽性人數。也就是說，有些人會在初步篩檢中呈現陽性，但在後續的診斷篩檢中卻被確診為並未患疾。但另一方面，他們卻又不希望錯失任何一位潛在的真正患者。理想狀況是，初步篩檢能將所有真正有疾病者都轉診去進行第二階段的診斷篩檢。

初步篩檢有這兩個目標，篩檢方式的重點便在於，不錯過任何一個真正有憂鬱症的個案。結果，研究人員設計初步篩檢時，便把檢測問題的數量減低，以查出任何可能的患者。我們將發現，這種檢測導致不良的後果，許多人在初步篩檢中得到陽性結果，沒有心理疾病的人也被要求去進行進一步的診斷篩檢，成為假陽性個案。

憂鬱症篩檢並不像其他的生理疾病篩檢，後者能為受測者提供自己並不知道的資訊，但在憂鬱症初步篩檢列出的問題，都在詢問受測者的感受，類似「你感到憂鬱嗎？」。在針對憂鬱症檢測的大型研究顯示，第一階段初步篩檢中，有三個問題最有可能讓受試在第二階段的診斷篩檢中符合DSM的準則，分別是：「你感到憂鬱嗎？」、「在過去一年內，你是否曾經有兩週或兩週以上的時間感到悲傷、沮喪或憂鬱？」、「在你的整個生命歷程中，是否曾經兩年或兩年以上的時間，大多數的日子裡都感到憂鬱或悲傷？」。[8]幾乎所有有憂鬱症的人都有這些症狀，所以這些問題能確保真正的患者在初步篩檢中會得到陽性結果。

但這些問題太過廣泛，導致許多人在初步篩檢中得到陽性結果，必須接受更進一步的診斷篩檢，但之後卻又被判定為沒有憂鬱症。會讓人感到悲傷的情況無所不在，這種後果是可預料的。心理疾病檢測並不像其他生理疾病檢測，前者沒有強而有力的「黃金準則」（例如生物性檢測等等）能指出哪些情況底下的悲傷症狀意味著真正的憂鬱症，以確保正常人不會在初步篩檢或最終被診斷為憂鬱症。

例如，早期有個研究報告顯示出，基層醫療機構以八個問題作為憂鬱症的初步篩檢，陽性個案在第二階段以DSM準則進行的診斷篩檢後，疑似有重鬱症的只有百分之二十九確診，疑似有輕鬱症則是百分之二十五確診。[9]換句話說，初步篩檢後的大量陽性個案中，有超過百分之七十的人最終確診為沒有患病，更遑論第二階段使用了DSM準則，本來就會得出過多的假陽性結果。

針對憂鬱症篩檢所進行的多項研究皆確認了上述事實。依據針對基層醫療機構所進行的研究，我們發現，在現有百分之五的憂鬱症流行率底下，每一百位接受初步篩檢的病患中，有三十一位被判定為可能患有憂鬱症，但進行第二階段的診斷篩檢後，僅有四位被診斷為重鬱症患者。[10]可預料的結果是，如果初步篩檢的問卷問題很少，重鬱症假陽性診斷比率會飆高許多。最近有個研究指出，只使用兩個問題（在過去一年內是否有兩週或兩週以上的悲傷感，以及是否對平時樂在其中的事物感到興趣缺缺）的初步篩檢導致大量的憂鬱症陽性個案，但其中會有百分之七十三到八十二的人在後續篩檢中確定並未患有重鬱症。[11]這麼多的正常人被轉去進行第二階段的診斷篩檢，不僅大規模地干擾了社會大眾的日常生活，也會造成無法預期的連帶後果。

相關研究顯示出，不同憂鬱症的初步篩檢，陽性結果有極大的落差，從百分之十五到五十都有。有一個大型研究比較不同基層醫療機構使用的三份篩檢問卷，憂鬱症陽性初步檢測結果分別為百分之二十、二十五與三十六。[12]有些研究發現，只列出兩個問題的初步篩檢，會有將近一半的受測者被判定為陽性。[13]此類誤診情況的最大問題在於，現行的初步篩檢（不論實際功效為何）並無法在第一階段的篩檢中，預先剔除掉第二階段篩檢中可能會出現的任何假陽性患者。

本章之所以檢視憂鬱症初步篩檢，原因有三。第一，初步篩檢的檢測結果，會將正常的情緒釋放當作病理徵兆，因而造成各種負面後果，例如受測者被貼上標籤、汙名化或自我懷疑等等。初步篩檢的問卷通常只有少數問題，而且只針對常見的悲傷症狀，因此一定會將所有的強烈悲傷都當作心裡疾病的警示訊號。於是，社會大眾開始擔心自己有憂鬱症，每個出現過強烈悲傷的人都變成潛在的患者。即使在初步篩檢中被診斷為陽性、但稍後在DSM準則下被診斷為陰性的人，也會懷疑，自己有什麼心理問題，為什麼會被專業人員判定為可能患病，而需要進行診斷篩檢。初步篩檢本對社會造成負面影響，讓我們懷疑自己可能患有心理疾病，而這種情況以往並不存在。目前還沒有任何研究去評估初步篩檢對社會造成的負面影響。

我們會關注初步篩檢的第二個原因在於，在公眾場所進行初步篩檢，例如基層醫療機構或學校機關等等，會將出現過強烈悲傷的人們全都轉去進行第二階段的DSM篩檢，而無視這些人是否覺得自己有病。於是，第二階段的診斷篩檢會以DSM準則診斷所有的第一階段陽性個案。這種做法的負面影響在於，我們不再能將DSM的缺陷當作特殊的理論問題，也不能用它們來質疑研究的效度，或是看成醫療制度上的漏洞，讓那些想要治療的人能獲得保險給付。相反地，以最低少症狀數量作為準則的初步篩檢，實際上會將有概念缺陷的DSM準則轉變為情緒的篩檢工具，讓社會中每一個人都有被誤診的可能。

第三個原因在於，肇因於時間與經費上的壓力，原本在初步篩檢中使用的檢測方式，實際上會被當作成完整的診斷篩檢。流行病學界常常在探討，有哪些可行的方案，讓我們能對社會大眾進行憂鬱症篩檢。他們原本的主張是，在初步篩檢中判定為陽性的所有個案，都要再接受臨床的診斷評估，因此不會立刻就做出明確的診斷。但是在實際情況中，一旦計畫開始，執行單位就會逐漸減少或取消成本較高的第二階段診斷篩檢，僅以較陽春的初步篩檢作為診斷與醫療決定的依據。後續章節將會探討在兩種公共場域——基層醫療機構與學校單位所進行的初步篩檢與診斷篩檢，並且深入探究初步篩檢所使用的檢測方式，為什麼會在這些場域變成完整的診斷工具。

針對門診病患的憂鬱症篩檢

在基層醫療機構中進行的憂鬱症診療

基層醫療機構一直以來都是憂鬱症篩檢計畫最主要的施行之處，負責找出患者並給予適當治療。這類機構看起來是理想的診療之處。基層醫師必須設法在社會大眾之中找出潛在的憂鬱症患者，並給予適當治療。他們在篩檢計畫中扮演相當重要的角色，因為大多數的人每年都會因為某些原因去基層醫療機構。[14] 況且，有憂鬱症狀的人更有可能常常去看醫生：研究顯示，比起一般民眾，有憂鬱症狀者前往基層醫療機構的次數大約是二到三倍。[15] 因此，許多專家相信，在基層醫療機構的求診者當中，有相當大量的潛在憂鬱症患者。許多研究皆指出，在基層醫療的求診者當中，有百分之十到三十五的人患有此類心理疾病，而在求診次數較為頻繁的患者裡，則躍升為有一半的人有憂鬱症。[16]

基層醫療機構也相當適合進行後續的追蹤與治療，因為大多數的人若被確診為憂鬱症患者，也只能在這些單位接受治療。[17]被社群研究判定為憂鬱症患者的社會大眾，其中四分之一到二分之一的人，基層醫療機構是他們僅有的醫療資源。[18]尤其對於收入低微、教育程度不高、年紀較長者，以及處在社會邊緣的少數種族而言，基層醫療機構更是實施預防措施的最佳場所，這些人不太可能因為精神方面的問題去求助專業醫師，只會因為生理疾患而求助於基層醫師。

許多人在基層醫療機構中被診斷為憂鬱症患者，基層醫師則是最理想的醫療提供者。但是，在憂鬱症的確認與治療效果上，基層機構普遍被認為是相當貧瘠的。[19]各個研究紛紛指出，基層醫師往往只能區辨出三分之一到二分之一的憂鬱症患者。[20]其中一個原因在於，患者往往不太會對醫師說出自己所面的心理症狀，而只願意表達身體上的不舒服。還有，基層醫師所接受的訓練讓他們自然地會優先處理身體上的問題。他們的診療工作相當忙碌，無法花費過多的時間去找出心理疾病，只能針對生理疾患進行相關治療。許多研究也顯示出，對於他們診斷為憂鬱症的患者，基層醫師給予醫療行為也往往是不適當的。在這些患者裡，只有不到一半的人能得到適當的抗憂鬱藥物，或是其他標準的具體治療，即使開始接受治療了，往往也是拿到錯誤的藥物或不適當的劑量。[21]

我們的社會中，仍有許多未能得到醫療服務的憂鬱症患者，基層醫師在處理相關問題的能力也不足。因此，政府才要推動新方案，試圖在基層醫療機構中改善憂鬱症的診斷與治療方式。[22]改善診斷篩檢，就必須仰賴新的篩檢方式，讓基層醫師能找出潛在的憂鬱症患者。由於實際診療時的時間壓力，篩檢方式若要有效，一定要簡短、簡單，不能讓醫師與病患花費太多時間。[23]於是，這類篩檢在實質上變成精簡版的DSM診斷準則，包括簡化且患者能自行填寫的問卷，當中常見憂鬱症狀則大致上符合標準的DSM準則。

針對基層醫療的憂鬱症篩檢，研究者希望提出新方案，但面對到兩個重大抉擇。第一，多大範圍的社會大眾應該接受篩檢？是否應該盡可能地對基層醫療中的所有患者都進行篩檢，還是只針對那些有較高風險的潛在患者。第二，在初步篩檢與診斷篩檢這兩種不同階段，各自應該採取甚麼樣的準則以找出陽性個案。針對這兩個問題，當前學界的趨勢在於，盡量擴大接受篩檢的社群範圍，並且採用較不嚴格的方式去找出憂鬱症患者。

從一九八七年由國家精神衛生研究所資助的「憂鬱症察覺、辨識與治療」（Depression Awareness, Recognition, and Treatment）計畫開始，出現了許多新的憂鬱症篩檢方案，特別針對基層醫療機構中未被檢測出憂鬱症且未接受治療的患者。[24]最初的幾個方案有可取之處，因為它們的篩檢過程相當審慎，也都不傾向在基層醫療機構實施大規模篩檢。[25]策劃第一個方案的學者重點指出：「我們的研究結論是，憂鬱症篩檢問卷不應該例行化地施行於所有非臥床的門診病患，應該針對以適當方式篩檢過後的社會大眾。」[26]

早期新方案所關心的問題，不只在於準確找出真正有憂鬱症的人，更要解決太多人被誤診所造成的社會問題。[27]為了修正這個問題，研究人員認為，憂鬱症的診斷基準點應該提高，得超出社群研究中所採用的準則。[28]他們指出：

> 總體而言，根據本研究所收集到的各項數據，目前的憂鬱症檢測方式尚無法取得有利的平衡點，一方面要敏銳地找出患者，但又要減低假陽性個案的比例，兩者無法兼顧。因此我們並不建議在基層醫療機構中進行廣泛的情緒疾患篩檢[29]

然而，到了一九九〇年代，新憂鬱症篩檢的設計者忽視了上述警告，還敦促政府應該盡可能地對多數人施行例行性的憂鬱症篩檢。[30]例如，世界衛生組織就主張，每一位前往基層醫療機構就診的患者都應該接受憂鬱症篩檢。[31]在廣泛施行篩檢的同時，疾病準則也變得更不嚴格。為了在未曾接受治療的社群中檢測出潛在的患者，許多新方案的標準還遠低於ＤＳＭ準則，因此大大增加憂鬱症陽性個案，甚至包含經歷過短短幾週強烈悲傷的人。美國預防性服務特別委員會（U.S. Preventive Services Task Force）建議道，為了在初步篩檢中辨別出可能的憂鬱症患者，醫師只需要詢問患者以下這兩個問題：「在過去兩週內，你是否曾感到心情低落、沮喪或絕望？」以及「在過去兩週內，你是否對日常事務感到興趣缺缺或無法從中獲得樂趣？」。[32]同樣地，世界衛生組織也主張，基層醫療機構中的醫師應該詢問所有的求診患者：「你在過去的一年內，是否經歷過兩週或兩週以上的悲傷、空虛、沮喪等感受，或是對你原本相當喜愛的活動變得缺乏興趣？而在過去的一個月內，這些症狀是否曾經持續一週或一週以上？」[33]

在這種最低標準的初步篩檢中得到陽性結果，接下來便應該要接受更為完整的診斷篩檢。診斷篩檢以DSM準則為本，一般來說，基礎醫療患者中會有百分之十到二十的人完全符合重鬱症的準則。[34]以當前趨勢來看，我們傾向於放寬初步篩檢的標準，只有二到三個的心理症狀（遠低於DSM診斷門檻），因此大大增加第二階段篩檢的陽性診斷個案，導致大約有四分之一的基層醫療患者被診斷出患有某種程度的憂鬱症。例如，使用第三版本DSM的密西根州憂鬱症研究，便發現有百分之十三點五的基層醫療患者有重鬱症，另外有百分之二十三的患者有其他不同程度的憂鬱症。[35]

然而，從務實性的角度來看，基層醫療機構使用的兩階段的憂鬱症篩檢，似乎並不是最為合適的方式。在真實的醫療環境中（相對於學術研究），大有四分之一到三分之一的病患在初步篩檢中得到陽性結果，若要對這些病患全部都進行第二階段的診斷篩檢，代價相當昂貴。基層醫師平均每小時要看診四到五位病患，並沒有足夠的時間去解讀初步篩檢的結果，也沒有時間進行完整的後續診斷篩檢。此外，在絕大多數的基層醫療機構中，也沒有專業的心理衛生人員負責第二階段的診斷篩檢。[36]因此，憂鬱症篩檢的發展逐漸變成將篩檢與診斷統合為單一階段，僅只使用相當簡單的問卷調查。

羅伯．史匹澤研發出的「基礎醫療的心理疾病評估」（Primary Care Evaluation of Mental Disorders，簡稱PRIME-MD），是第一批專為基層醫療機構設計出的心理疾病篩檢工具，目前為止仍廣受使用。學界首次將兩階段的篩檢程序統合在單一的問卷調查，如果患者在初步篩檢中得到陽性結果，醫師便會做出完整的診斷，過程大致上仍依據DSM準則。[37]評估過程中，醫師會要求受測者先自行填寫一份只有一頁的問卷，必須分別回答過去的一個月內是否出現過常見的二十六個精神疾病症狀。其有兩個問題是針對憂鬱症所進行的初步篩檢，患者過去一個月內是否常常因為這兩種原因而感到困擾：「對日常事物提不起興趣」與「感到心情低落、沮喪與絕望」。如果受測者對這兩個問題的其中之一給出肯定的回答，院方就會展開標準的憂鬱症臨床診斷，以確定是重鬱症、輕鬱症或低於門檻的心理狀況。這種評估方式乃依據DSM準則，所以完全不考量初步篩檢出現的症狀的發生脈絡，光是症狀存在，就足以讓院方啟動第二階段的診斷篩檢。整個評估過程大約僅需時八分鐘，因此對於忙碌的基層醫師來說，似乎是檢測出潛在憂鬱症患者的高效率方式。

這一整個評量過程檢測出的症狀很常見，透過一連串的測試，一千位基層醫療的患者有百分之八十一的人得到陽性結果，只有百分之十九的人不需要接受第二階段診斷篩檢。實際上，基層醫師必須對幾乎全部的患者進行第二階段的篩檢。結果顯示，在基層醫療機構中大約有百分之二十五的患者（不同醫療機構做出的結果都介於百分之十九到三十五之間）被診斷為患有重鬱症、輕鬱症或兩者皆有。[38]

然而，即使是上述的八分鐘評分法，對於一般基層醫療來說仍舊是相當耗時的事。在基層醫療機構之中，平均每人每次的看診時間只有十五分鐘。因此，史匹澤後來又發展出了患者健康問卷調查（Patient Health Questionnaire，簡稱PHQ），當中有九個問題與憂鬱症有關，依舊以DSM準則為本，但這個問卷並非兩階段篩檢中的初步篩檢而已，而是直接判定受測者自行回報的症狀是符合重鬱症或低於門檻的其他狀況。[39]這九個問題就在本章開頭列出的那份清單中。若受測者回報至少自己有其中五個症狀（必須包含心情沮喪或對日常事物失去興趣），根據患者健康問卷調查的標準，便會診斷為重鬱症患者，如果只有二到四個症狀（同樣必須包含心情沮喪或對日常事物失去興趣），便會被診斷為其他憂鬱狀況。交叉比對的研究顯示出，比起基礎醫療的心理疾病評估，患者健康問卷調查對憂鬱情況的評估較低，八個機構依據此問卷得出的陽性結果分別為百分之十一到二十八，平均值為百分之十六。如今，基層醫療機構已經普遍施行這種單一階段的憂鬱症篩檢。這種精簡化的篩檢過程，透過患者健康問卷調查便能做出診斷，醫師甚至沒機會重新評估假陽性診斷的可能性。

將DSM準則轉變為這類篩檢工具，簡化內容、易於執行與評分，很可能會減弱了DSM的效力。例如，DSM要求，大多數的症狀必須在最近的兩週內「幾乎每天都發生」，但患者健康問卷調查卻放寬標準，支持診斷成立的症狀「大多數日子會發生」。在其他幾個問題裡，DSM會使用與發作程度有關的形容詞，例如「相當顯著」，但患者健康問卷調查卻沒有。雖然患者健康問卷調查中有包含臨床顯著性問題，類似於DSM的臨床顯著準則，但前者並未將這個問題納入最終計分標準。

此外，患者健康問卷調查只採用兩個症狀作為其他憂鬱症的準則，顯示出學界逐漸接受，使用低於DSM門檻的症狀學就足以讓醫師做出診斷。使用簡單的準則來找出憂鬱症，這種趨勢會有非常深遠的影響，特別是如果政府真的打算全面篩檢所有基層醫療患者。二〇〇一年當中，大約有百分之八十四的美國人至少一次求診於醫療機構與急診室，或是由醫師前來家中看診。[40]如果這些醫師都遵循政府的建議，對每一位基層醫療病患每年至少進行一次憂鬱症篩檢，[41]那麼，每年將近會有六千萬的人被判定為重鬱症或其他低於門檻的憂鬱症！更且，當病患更加頻繁地接受篩檢，就會有更多人因為有短暫的正常悲傷感受，而被錯誤地判定為憂鬱症患者。[42]事實上，重複進行憂鬱症篩檢，許多社會大眾就可能會在某次篩檢中，錯誤地被判定為憂鬱症患者，並且會因為事實上根本沒有的心理疾病去接受治療。

基層醫療機構中假陽性診斷的問題

我們有理由相信，許多基層醫療機構中的病患有符合DSM憂鬱症準則的症狀，但這並不代表他們就真的患有重度或輕鬱症。我們在生活中會遇到許多外在壓力，造成嚴重的悲傷感受，我們會因此前往基層醫療機構求診。近幾年來，尋求專業心理醫療的人數雖然倍數成長，但大多數的人在遭遇到生活壓力時，還是會將基層醫療醫師視為第一線求助對象。[43]比起精神科的病患，嚴重的生活壓力（諸如喪親、婚姻觸礁與失業）造成的症狀，在家醫科病人中更容易出現。這個事實顯示出，比起精神診療單位，基層醫療的患者大多是經歷正常的悲傷。[44]當然，生理症狀通常也會引起憂鬱症狀。當人們有正常的悲傷感受時，很可能會表現出類似憂鬱症的症狀，包含沮喪或是對日常事物失去興趣，同時也會出現許多生理問題，例如倦怠、睡眠問題、缺乏食欲等等。因此，許多人在遭遇到生活上的壓力時，會去求助於基層醫療，他們沒有憂鬱症，但症狀卻很可能符合DSM重鬱症準則。（要留意的是，假如心理症狀是直接來自於生理或物質使用問題，就不應該診斷為重鬱症或輕鬱症。適當的診斷應該是：此憂鬱症是因生理狀況或物質使用產生。這個區分對醫師來說並不容易，要獨立於任何篩檢做出判斷，尤其是那些用來找出憂鬱症狀的篩檢。）

在基層醫療的憂鬱症篩檢中，問題不只有假陽性診斷。那些被診斷有病的患者，相關單位的治療與醫療決定過程也非常不適當。在今天，大約有百分之四十的基層醫療患者在篩檢後被判定為有憂鬱症或其他行為問題。[45]但是在一般的醫療行為中，被診斷為有憂鬱症的人，被轉診去接受專業治療的不到四分之一。[46]基層醫師多半樂於開立處方藥物，而不是施予其他形式的治療。但他們卻負責處理最多被診斷為憂鬱症的患者。[47]因此，最典型的處理憂鬱症的方式便是投以抗憂鬱藥物。結果，相較於一九八七年的研究，在一九九七年，被判定為憂鬱症而接受抗精神疾病藥物的人口，暴增四點五倍。[48]在這些患者裡，許多人事實上沒有任何憂鬱症，很可能只是遭遇嚴重的生活壓力而已。

許多學者認為，經歷正常悲傷的人跟真正有憂鬱症的人一樣，都能因為接受治療而改善情況，也不會有負面後果。研究指出，對於有嚴重憂鬱症的人來說，相較於服用安慰劑，真正的藥物治療的確比較有幫助。然而，對於基層醫療中大部分的患者而言，憂鬱症狀並沒有那麼嚴重，因此沒有證據能指出，藥物治療比安慰劑更有效。[49]對於基層醫療的憂鬱症篩檢有深入研究的維恩．科東（Wayne Katon）便指出：

根據研究，在基層醫療機構中，服用抗憂鬱藥物的人中有一半是輕微憂鬱症患者。但對他們來說，積極的藥物治療其實並沒有比安慰劑更有療效，各種治療方案也不會比日常關懷更有助益。[50]

更且，近年來的研究發現，被基層醫師投以精神科處方藥物的人們，逐漸減少了預約看診的次數，有不少人從未再去看診，或只回診少數幾次。[51]也就是說，經歷正常悲傷的患者若服用藥物，可能會失去尋求協談與支持的動機，但這卻是他們的處境中最需要的。在任何情況下，醫師若要做出服藥的判斷，除了得準確了解患者狀況的特性以及預後可能有的情況，也最好能考慮到其他所有可能的治療選項。若是草率地診斷為憂鬱症，就會排除其他的治療方式，以為藥物治療是最佳的因應之道。但是，經歷正常悲傷的人真正需要的可能是較有彈性的其他治療方式。

即使有些基層醫療的患者的確有嚴重的憂鬱症狀，也符合DSM憂鬱症準則，但我們還是應該考慮，他們為什麼不會針對憂鬱狀況而主動尋求醫助？針對憂鬱症療法的有效性所進行的研究，研究對象通常都是自願接受治療的人，而患者對於治療的態度，多少也會影響到治療的有效性。事實上，患者若對抗憂鬱藥物抱持著排斥態度，那麼藥物治療效果比完全不治療還要糟。也就是說，藥物治療若要有療效，患者本身必須自主地願意服用藥物。[52]但在實際情況中，大約有半數的患者並不願意服用藥物。[53]有那麼多基層醫療的患者只是被動地服從醫師指示而服藥，而不是自發性地為了自己不明白的憂鬱症服藥，這樣的治療很可能是無效的。

另外，我們也必須考慮到，若將正常的悲傷當作憂鬱症來治療，不僅會造成醫療資源浪費，還可能會對患者造成負面影響。對於沒有憂鬱症的人進行憂鬱症篩檢（甚至做出陽性診斷），可能加深其憂鬱感，使其無法正常地自行走出悲傷，甚至有可能破壞他的調適能力，無法從人際網絡中找尋非醫療的支持。[54]完全不覺得自己有憂鬱症的人，若被篩檢出有病，就會變得緊張起來，還會被汙名化。或許這可以合理解釋，為什麼會有許多人被判定為憂鬱症患者之後，卻不願意接受相關治療。[55]有某部分的患者在接受藥物治療一段時間後，就不再接受相關治療。[56]這種不合作的心態在有些個案中的確應該關注，有時也是因為他們清楚知道自己的狀況乃導因於日常生活的壓力源，並且選擇其他方式去解決問題。

在基層醫療機構中進行的憂鬱症篩檢，其實立意良善，研究人員希望發展出適當的心理疾病檢測方式，讓社會大眾能預防潛在、未獲治療的憂鬱症可能帶來的嚴重傷害。針對這些憂鬱症篩檢，我們在這裡提出了實踐上的侷限與問題，如果篩檢方式能更為完善，各界投入的研究心血與宣導工作就能得道越來越多的成效。特別是，在基層醫療機構中進行篩檢時，如果能到列入導致正常反應的脈絡因素，醫師就比較能準確找到真正的患者，篩檢也就更有價值了。除了脈絡因素，我們還應該檢視患者的症狀是否一再復發，是否為慢性或異常嚴重，這些狀況比較可能真的心理疾病造成的。如果將醫療資源投注在這些患者，而不是對所有的基層醫療病患都進行憂鬱症篩檢，才是更有效的公共政策。[57]在發展出較佳的篩檢方式與醫療資源分配模式之前，我們應該改善主動求診者的醫療條件，而不是將有限資源投注於大範圍的篩檢計畫。[58]最重要的是，當基層醫師在進行憂鬱症篩檢時，不應該遵照現行的指示，只注意症狀評分，也應該關注症狀的發展脈絡，善用常識性判斷與觀察性等待（watchful waiting），而不是盲目地遵從DSM準則做出的問卷調查結果，反射性地開立處方。

對青少年所進行的憂鬱症篩檢

學校是憂鬱症篩檢的第二大目標。我們有充分的理由對青少年進行篩檢與防治工作，因為在這個族群中似乎有相當高比例的憂鬱症患者，卻鮮少獲得相關的醫療協助。[59]進行憂鬱症篩檢的另一個理由在於青少年的自殺問題。每年大約有四千位美國孩童與青少年自殺身亡，是十五到二十四歲者的第三大死因，以及十到十四歲者的第四大死因；每年有超過五十萬人自殺未遂，造成的傷害嚴重到需要醫療救援。[60]再者，為數不多但相當震撼的青少年校園槍擊事件引起社會相當程度的關注，而犯下罪行的青少年往往有憂鬱症狀，各界都在督促，該對青少年進行預防性的憂鬱症篩檢。除了這些即時性的問題外，我們也相信，青少年的憂鬱症若未獲得適當治療，將會延續到成年時期，並且轉為慢性疾病，因此更應該進行廣泛的憂鬱症篩檢。[61]研究者也認為，早期發現與治療有助於扼止問題加速惡化，避免憂鬱情緒向下探底。此外，所有的青少年都必須上學，而所有的成年人曾經都是青少年，所以學校是一個現成的好場所去篩檢社會大眾，長期執行下來，幾乎每個人都會受過篩檢。因此，相關單位便主張：「如果大多數青少年都會有這些困擾，那麼採取預防措施是當務之急。從輕微到嚴重各式各樣的青少年憂鬱問題，我們都要注意。」[62]

由於青少年普遍存在的憂鬱問題以及高自殺率，政府決定啟動大型的防治政策。二〇〇三年美國新自由委員會（New Freedom Commission）在報告中建議，全國每一位青少年都應該「有權利獲得及時且適當的心理健康篩檢、評估與轉診治療」。目前美國已經有好幾個州以此為立法目標：「每個幼童在成長期都應該接受一次心理疾病篩檢，以找出成年後會有的心理疾病，並防止青少年自殺事件。」[63]到了二〇〇四年，小布希總統簽署了一個法案，將八千兩百萬美金投注於針對六年級學童所進行的心理健康篩檢計畫，希望能降低青少年的自殺率。[64]

對這些立意良善、想幫助青少年的大型計畫，筆者所擔憂的問題，類似於前文對基層醫療篩檢的檢討。這些計畫都傾向於忽視疾病與正常痛失反應的差異，因此，醫療單位往往會將資源花在經歷正常過度性悲傷的人身上，而且只著重藥物治療，而不是去處理青少年在自身環境面對到的真實難題，那些正是導致嚴重憂鬱心情的壓力源。更且，為了篩檢出青少年的憂鬱症與自殺傾向，他們採用去脈絡的篩檢方式，導致大部分的未成年族群都被判定為有潛在風險，需要進一步的詳細評估，但這根本就是將正常的情緒起伏與心理困擾混淆在一起。雖然第二階段的診斷篩檢能排除掉不少誤判情況，但依舊採用DSM準則去評估青少年不穩定的情緒起伏，因此還是很可能得出大量的假陽性憂鬱症診斷結果，以及錯誤的自殺風險評估。截至目前為止，還沒有任何一個科學研究能提出證據以支持青少年憂鬱症篩檢計畫的有效性。

將青少年的情緒起伏病理化

在各級學校中推行憂鬱症篩檢與防治工作，最主要的理據是青少年族群中憂鬱症狀的高度流行率。有一份統合報告指出，根據在二十多個國家所進行的五十二個研究成果，以DSM準則來看，大約有百分之二十的青少年患有憂鬱症。[65]在一九九〇年之後所進行的相關研究顯示出更高的流行率，大約有百分之二十六的青少年患有程度不同的憂鬱症。有些研究者更依此評估，大約有三分之一的青少年到了二十歲的時候將會罹患重鬱症。[66]另外有一個大型研究指出，將近有半數的青少年有低於DSM門檻或甚至是完整的憂鬱症。[67]對大多數的研究者而言，這些統計數據指向的結論相當明確：「顯而易見的是，對青少年來說，憂鬱症是相當普遍且越趨嚴重的問題。」[68]

然而，就好像基層醫療的憂鬱症篩檢一樣，對青少年所進行的篩檢可能會檢測出為時短暫且能自行痊癒的正常悲傷，而不是真正的憂鬱症。這些篩檢並未深入探究症狀的起因與發生脈絡。因此，它們無從區分疾病與因常見的青春期鴨立源導致的正常憂鬱感，諸如與父母親發生爭執、遭到好友背叛或者沒被選入重要的活動、社團與運動團隊等等。舉例來說，許多青少年可能在接受篩檢的近期內剛與男友或女友分手，他們沒有憂鬱症，但回報自己有某些心理症狀，因而符合篩檢與量測標準，被判定為有憂鬱症。[69]事實上，在全國性大型憂鬱症篩檢中，針對青少年憂鬱症得出的統計數據本質上會造成誤解，特別是我們會把他們遇到的情感問題當成為最明顯的憂鬱症徵兆。[70]

青少年的憂鬱症狀與典型的患者症狀極為不同，因為它們的發作期非常不穩定。從研究中我們常看到，青少年若在自評中回報有多項的心理症狀，不久之後再篩檢一次，狀況都會有變化。[71]大約只有三分之一的青少年憂鬱症狀會持續一個月。[72]青少年在情緒變化上有相當大的易變性，比起其他族群，這會讓他們有更高比例的短暫性負面情緒，而如果針對青少年所採用的憂鬱症篩檢方式並未將症狀發生脈絡考量在內，將會造成更嚴重的誤判問題。青少年的情緒變化比較不穩定，就比例上而言，心理症狀多半是因生活壓力處境而導致的過渡性反應，而不是內在失功能所造成的。

然而，並沒有任何研究結論支持，在某個時間點下的輕微症狀將來會演變成嚴重症狀。回答說自己有輕微憂鬱症狀的青少年裡，絕大部分在一年之後會回答症狀依舊或變成極輕微，意思是症狀維持不變或減弱。相反地，回答說自己有嚴重憂鬱症狀的青少年裡，絕大部分在一年之後會回答說症狀已減輕，而不是維持嚴重的程度。[73]有輕微症狀的青少年當中，少數人後來變得較嚴重；症狀嚴重的人中也有少數人一年之後程度依舊沒有減弱。我們或許能推測，這些少數個案可能真的患有憂鬱症。因此，憂鬱症篩檢計畫應該著重於發展出更為有效的方式以區辨出這些少數個案，進而使其能接受相關治療。

哥倫比亞大學青少年憂鬱症篩檢計畫

政府之所以希望針對青少年進行全面性的憂鬱症篩檢，最主要的目的之一在於防治自殺。因此，學界近期以來的努力目標，都是在調整篩檢問卷的設計，以便檢測青少年潛在的自殺傾向與相關的心理疾病。直屬於美國總統的新自由委員會便將哥倫比亞大學設計出的「青少年憂鬱症篩檢計畫」（Columbia University Teen Screen program）視為範本，希望將其普遍應用於國內各級學校。本章節試圖探究此計畫，以檢視當前青少年篩檢計畫的技術發展現況。

哥大相關團隊發展出兩個評估法，作為青少年心理疾病的初步篩檢。這兩個評估法的問卷皆來於一項兒童診斷調查，亦即「兒童診斷訪談表」（Diagnostic Interview Schedule for Children，簡稱DISC）。這兩個評估得出的陽性診斷個案也都必須再以兒童診斷訪談表作為第二階段的診斷篩檢。第一種評估法稱為DPS（DISC Predictive Scale，簡稱DPS），試圖檢測出八種不同的心理疾病。當中與憂鬱症有關的項目，類似於前面提到基層醫療的初步憂鬱症篩檢。它對受測者提出的問題相當籠統，諸如「在過去六個月內，你是否曾經感到非常悲傷？」或者是「在過去六個月內，你是否曾經感到對任何事物都失去興趣，並且在大多數時候中都覺得無聊或無所事事？」。[74]受測者若對這類問題給出肯定的答覆，就必須繼續回答其他幾個與具體症狀有關的問題，例如「是否對所有東西都覺得無趣，即便是你原本相當喜愛的事物」、「心情相當低落，完全不想去做功課」或是「變得愛抱怨或脾氣暴躁，即使是微不足道的東西都會讓你抓狂」等等。

DPS雖然是設計為初步篩檢所使用的問卷，但後來被視為能獨立運作的診斷工具。哥大青少年篩檢計畫的執行幹事羅瑞．費林（Laurie Flynn）在美國國會聽證會報告：「在二〇〇三年，我們能對大約一萬四千兩百名青少年進行篩檢。在受測學生之中，我們能檢測出大約有三千五百名青少年有心理健康問題，並且安排其接受適當治療。」[75]費林將初步篩檢中得出的陽性診斷個案，視為等於有「心理健康問題」，因而推導出在學生族群裡大約有百分之二十五的人有類似問題。然而，經過DISC確診後，我們發現當中DSP會得出四到五成的假陽性個案。更且，作為第二階段篩檢方式的DISC，其也只是單純將DSM症狀準則應用在兒童與青少年。我們在前面章節已經探討過，這類準則的有效性相當令人質疑。如果DPS廣泛被當作初步篩檢或甚至是診斷篩檢的工具，結果可能把許許多多正常悲傷與沮喪的青少年病理化。

哥大青少年篩檢計畫中的另一個評估法為「哥大自殺篩檢」（Columbia Suicide Screen，簡稱為CSS），其中包含十一個問卷項目（有時候只有八個，端視版本不同而有差異），由學生自行做答，設計目的在於初步檢視可能導致自殺風險的各種因素，也包含憂鬱症。為了避免問卷明顯與自殺有關，相關問題皆隱藏在較為廣泛的心理健康問題中，研究人員也將此問卷標示為「健康調查」。CSS會詢問受測者：

是否曾經試圖自殺
過去三個月內，是否想過要自殺
否曾感到需要找專業人員進行面談
過去三個月內，是否有過憂鬱症狀（例如不快樂、悲傷或退縮）
過去三個月內，是否有過焦慮症狀
過去三個月內，是否有物質濫用問題

只要前三個問題有一項肯定、後三個問題有一項肯定，便會被評為陽性結果，並被轉診到專業機構去進一步的診斷與治療。

CSS究竟在多大的程度上成功地區辨出有自殺風險的學生？如果其做出的數字統計有任何實質意義的話，我們也會認為成效「實在不怎麼樣」。由CSS的發起人親自執行的大型檢測顯示出，在九到十二年級的學生中有百分之二十八的人，在自殺風險上得到陽性的初步篩檢結果，而針對全校學生進行的篩檢更得到高達百分之四十四的陽性比例（幾乎是全校半數的學生）。[76]其中有百分之十七的學生表示自己曾經在過去三個月內動過自殺念頭，或有試圖自殺的實際經驗。將近有五分之一的青少年宣稱自己曾經試圖自殺或有過自殺念頭，並有超過百分之十的青少年表示過去三個月內想過要自殺，這背後所代表的事實或許真的值得擔心，但是，較有可能的情況是，篩檢的問題沒有切中預期目標，找到的青少年並非真正有自殺風險，只是偶爾會有負面想法與感受，卻因此被貼上自殺標籤。

CSS與作為第二階段篩檢的DISC都有同樣的問題，青少年對於DISC列舉的問題的答覆，可信度低到驚人。第一次訪談後隔八天再對同樣的學生問同樣的自殺傾向問題，當初肯定答覆的學生裡，只有大約半數的學生在一週之後仍給出相同回答！對於自殺傾向問題的回答如此不可靠，哥大青少年篩檢計畫的設計者也承認：「檢測結果的可信度過低，可能是因為青少年的憂鬱感受與自殺幻想其實是瞬息萬變的。」[77]可信度過低，意味著我們無法確定是否應該認真看待CSS與後續DISC篩檢所做出的評估結果。前文探討過DISC所採用的DSM去脈絡化準則的缺陷，若將它應用在有高度情緒反應與性情不定的青少年，是否真的能找出真正的憂鬱症患者？畢竟他們只是出於正常原因而有短暫憂鬱感受。DISC的確能將陽性結果降低為總學生人數的百分之四，但我們還是沒有理由相信這百分之四的青少年真的就有心理疾病或自殺風險。我們或許能比較DISC做出的評估結果與臨床診斷，藉以核對DISC的有效性。但令人困擾的是，儘管臨床診斷也是奠基於DSM準則，但各個研究卻顯示出，DISC的評估結果與臨床診斷的一致性很低，這更加削弱了兩階段哥大青少年篩檢計畫的效度。[78]

哥大青少年篩檢計畫的研究者雖然有意識這些問題，但仍然認為，即使第一階段CSS得出大量的假陽性個案（尚未經過DISC的複檢），但這並非全然是壞事。這些研究者指出：「重要的是，我們不應該忽視，許多假陽性個案本身可能正承受著痛苦的憂鬱症狀，他們的社交與學校生活也可能困難重重。相關治療應該對他們有幫助。」[79]也就是說，不需要第二階段的DISC，我們也可以把CSS當作獨立運作的自殺傾向篩檢，讓沒有心理疾病的青少年也能從治療中獲得好處。同樣的想法亦可應用在DISC的假陽性個案。但是，對於那些假陽性個案的青少年而言，相關治療並非全然無害。

心理疾病篩檢計畫的目的（現已明訂於法律條文之中）在於針對「美國每一位兒童」進行篩檢，以找出潛在的憂鬱症患者以及有自殺傾向者。[80]

透過篩檢推斷出這兩種疑似陽性個案時，接下來最常見的步驟便是投以抗憂鬱藥物，這似乎便是整個計畫的目標：「為了讓抗憂鬱藥物能發揮適當效果，我們首先必須找出憂鬱症患者，所以這個篩檢計畫就更重要了。」[81]有許多心智正常、陷入困境的青少年，透過心理諮商就能改善現況。但該計畫卻會讓為數眾多非精神疾患的青少年服用抗憂鬱藥物，他們只是對外在壓力有正常、過渡性的反應，可以透過其他方式獲得緩解，但服用抗憂鬱藥物卻會延伸出其他問題。例如，抗憂鬱藥物是否真的對青少年有實際療效。[82]大多數研究皆顯示出，對青少年而言，抗憂鬱藥物並不會比安慰劑還能帶來更大效果。[83]有些研究發現，藥物能改善有憂鬱症的青少年，但僅限於自願接受治療的重鬱症患者，且病情已經持續一段時間以上。然而，在這些個案中，服用藥物與安慰劑之間的效果差異依舊相當微小。[84]就如同前面提到的基層醫療憂鬱症篩檢計畫，篩檢計畫找出的憂鬱症患者與自行前往醫院求診的患者，這兩群人不同，對治療的反應也不同。事實上，美國預防性服務特別委員會並不建議主動對兒童與青少年進行憂鬱症或自殺傾向的篩檢。[85]

有越來越多的證據顯示，藥物治療對兒童所帶來的風險，比成年人還嚴重許多。[86]目前雖然尚未有的臨床實驗指出，藥物治療（相較於服用安慰劑者）會導致自殺行為，但的確有許多研究指出，藥物治療較有可能導致自殺傾向與其他嚴重後果。[87]在某些案例中，例如校園槍擊事件（這類事件往往被用來支持大型篩檢計畫的必要性），行兇者在行兇之前就已經定期服用重鬱症治療藥物「選擇性血清素再回收抑制劑」（ＳＳＲＩ），許多專家認為這類藥物可能導致某些青少年心中出現謀殺傾向。[88]如果我們透過大型篩檢計畫，將數百萬青少年判定為憂鬱症患者，並對施以藥物治療，自殺傾向的人數反而會增加，人數大於透過藥物成功減低自殺傾向的人。諸多研究帶來警訊，讓英國管理當局警告醫師不能對十八歲以下的青少年開立大多數的抗憂鬱藥物。同樣地，美國食藥局（ＦＤＡ）也要求相關藥物都必須在瓶身上註明可能會對青少年產生的副作用。這個領域的研究尚有相當大的爭議性，但由於無效的篩檢而導致服用藥物的青少年可能會大量激增，使得這個問題越來越受到重視。至少，我們已經知道抗憂鬱藥物對青少年與兒童的療效相當有限或甚至可疑，還有副作用，可能會對青少年造成負面影響。許多未患病的青少年還在成長，卻得承受長期吃藥帶來的副作用。這些事實都再三提醒我們，必須小心面對大型篩檢計畫，直到更多有效資訊出現。篩檢計畫所提供的藥物治療訊息，也應該謹慎地重新檢視。

回到我們所關注的憂鬱症誤診問題。任何受測者若在CSS中回答說自己有少量的憂鬱症狀，即便完全沒有任何自殺傾向或行為，都還是會被送去進行第二階段的DISC篩檢。CSS的創立主旨就是社會積極地想預防自殺事件，但對廣大的青少年進行全面性的憂鬱症篩檢，結果造成前述過多的假陽性診斷。哥大青少年篩檢計畫得到的假陽性結果，並不像流行病學研究得出的假陽性診斷，前者並非只是作為理論數據與統計數字。前者得出的假陽性診斷，會嚴重影響青少年的自我認同，將自己視為有嚴重心理疾病，甚至擔心病情會惡化，進而走上自殺一途。青少年與自己、父母親與學校人員的關係本質上也會改變。父母親與校方會變得很緊張，一直記得這孩子有心理疾病。如果青少年未拒絕接受治療，服用的藥物或其他療法可能會造成未知的影響，但他只是還在發展中的孩子。

各項轟動社會的報導皆提醒我們，我們的孩子與班上同學可能有潛在的心理疾病，儘管機率不大但卻有真實的可能性，會造成自殺或殺人等駭人後果。我們可以理解，家長會希望政府做點努力使孩子遠離這些威脅。但問題在於，當今的科學尚無法精準地預測與防堵這類悲劇事件。雖然篩檢計畫的主事者再三保證，醫療機構會審慎評估檢測結果，以大量減低假陽性診斷，但結果這些篩檢還是被拿來當成關鍵的診斷工具，並作為後續醫療行為的依據。

然而，當前對青少年進行的各種憂鬱症篩檢，皆未將憂鬱症狀的發生脈絡納入考量。因此它們完全無法區辨出真正的心理疾病與正常青少年的情緒反應。孩子們的心靈發展因此被嚴重干預，被貼上有效性很可疑的診斷標籤。

結論

在學校與診所這些機構對大眾進行全面且例行性的心理疾病篩檢，已經是目前各大政策的重要目標，我們也認定它必然對社會有好處。然而，它將會影響到數百萬人的日常生活，因此我們必須認真地去考量其社會成本，並且嚴密地去檢視其所包含的理論預設。就流行病學來看，各時期的篩檢計畫都犯下同樣的錯誤，當它們將DSM準則轉換為新式社群篩檢工具時，都沒有做到認真評估效度。透過這些篩檢，我們監視著成年人、青少年與兒童身上的細微情緒波動，但那些情緒反應可能只是導因於生命的無常，但在篩檢計畫中，我們完全不考慮發生脈絡，就把許多人病理化。這類篩檢如果成為日常生活中的一部分，可能會對我們的自我認知以及對他人的評價造成嚴重影響，也會成為一種新的社會控制，滲透到我們個人的情緒。我們很難研究量化這些影響，但它們確實存在。最終，整個社會可能得重新定義正常悲傷，並擴張精神醫學的權力，使我們情緒被監視、歸類與控制，但只是為了去預防成為短暫的受傷角色

（role impairment）。

篩檢計畫或許有好處，但也許沒有。截至目前為止，我們尚無法做出定論。但當前學界顯然沒有十分嚴謹的科學報告，足以顯示出這些全面性的篩檢與後續治療能改善社會上的憂鬱症與自殺事件。也沒有證據指出，這些計畫為整體社會帶來的好處，大於不適當的診斷與治療造成的社會代價。當我們去探究青少年篩檢計畫的適當性時，更應該注意到這些面向。

當今社會大規模監控正常人的悲傷，深入到我們私密的生活，鼓勵專業人士與家人時時警覺日常生活的一舉一動。回顧歷史，這股風潮各方面都類似維多利亞時期對性方面的恐懼，特別是對於青少年的自慰行為。當時的人性觀念錯誤，因此控制並扭曲了青少年性方面的自然發展，還以為這樣能預防並治療疾病，正如當前社會推行的憂鬱症篩檢。我們有時的確透過篩檢找出真正的患者，但卻可能扭曲了正常人對悲傷事件的正常反應，並破壞正常悲傷能帶來的正面意義。

篩檢要達到有效的預防成果，最大挑戰在於，如何使篩檢方式能考慮到症狀的脈絡，讓我們在非自發性求診的社會大眾之中，分辨出真正的病患與正常的悲傷者。政府應該推動先導計畫，努力發展新的篩檢方式，能夠考慮症狀的發生脈絡與持續時間，以區別出正常悲傷與憂鬱症，更準確地找到需要專業醫療協助的人。

第八章 DSM與生物學研究對憂鬱症的看法

許多科學家試圖探究憂鬱症在生物學上的肇因，諸如神經化學、受體、基因以及大腦的結構與運作等方面，這些研究讓我們越來越理解人類行為，並帶來嶄新且更有效率的治療方式。這些研究廣泛，包含利用「磁振造影」檢視憂鬱症患者的腦部活動、探究神經傳導物質在憂鬱症中扮演的角色（當前許多藥物能成功地改變神經傳導物質的多寡，使這方面的研究更具說服力），以及研究遺傳基因對憂鬱症所產生的影響。

第三版DSM於一九八〇年出版，大約同時間，對憂鬱症進行的生物學研究逐漸開始主宰精神病研究的理論與實踐，而心理社會學的研究則逐漸式微。[1] 許多建構DSM準則的科學家，同時也主導生物學取向的精神病研究。因此，我們可以認定這兩個領域在概念上是有連結的。然而，如前文所見，DSM的憂鬱症定義實際上並沒有打算包含具體發生原因。相反地，編輯團隊要讓它保持理論中立，無論是社會學、心理學或生物學的症狀成因，都不會跟它的定義有衝突。

不過，DSM準則在生物學的憂鬱症研究中扮演著極為重要的角色。一體適用、理論中立的準則為研究者提供了適當的溝通平台，對各種取向的精神病研究有利，當然也對生物學有利。但有利就有弊，我們提過，DSM準則將正常悲傷與真正的憂鬱症混為一談，這也會對生物學研究形成阻礙，其造成的概念混淆可能會使得研究者依研究數據做出錯誤的結論。

我們第一個要面對的問題是，人類的所有特性，不論是正常或病態的，下都有生物基礎。無疑地，生物機能失常會導致病態的悲傷。但正常人與患者所表現的悲傷症狀是一樣的。因此，我們得區分出與精神疾病有關的生物過程，以及與正常悲傷有關的生物過程。例如，多項研究指出，人類許多正常的情緒與態度（內向、宗教性或政治信念）都會受到基因的影響。[2]基因甚至能解釋當我們摯愛的親友過世時，為什麼會自然地感到哀慟。[3]但是，即使我們的哀傷反應是基於基因，但不代表它是一種病。相反地，就基因遺傳來看，喪失親人之慟是正常的生物反應，而不是有缺點的。因此，即便有研究指出人的悲傷狀況與生物或基因成分有關，但無法說明悲傷是否就是心理疾病。

同樣地，腦部掃描的研究亦顯示出，正常人出現悲傷感受時的生物過程，在憂鬱症患者身上也能看到。[4]也就是說，如果對一位剛經喪親之慟的正常人進行磁振造影掃描，結果會類似於憂鬱症患者，最可能的原因在於，兩者都有類似的主觀感受。[5]因此，症狀的大腦活動模式無法作為疾病的推斷基礎，除非我們能考量出現這個腦部活動的外在脈絡。同樣的論點亦適用於神經傳導物質的相關研究，當人們經歷正常的悲傷時，神經傳導物質會在數量上發生變化，而憂鬱症患者亦然。另外，有些與神經傳導物質相關的複雜且深層的過程，不會隨時對外在環境有反應，但是在患者身上都能看到。如果科學家只考慮生物基礎與DSM準則的關係，卻忽視實際的發生脈絡，便可能得出錯誤結論，錯將某個指標當成疾病，其實那是正常悲傷與疾病都會有的現象。

本章將探討某些最常見與精神病相關的生物學研究，看看它們如何將憂鬱症歸因於異常的大腦運作。這些研究的對象包括雙胞胎、被領養者、在神經化學上異常者、基因缺陷者以及在器官組織有損傷者。我們認為，在區辨正常悲傷與真正的憂鬱症患者時，若能適當地考量到症狀的發生脈絡，將有助於提升生物性研究的實際成果。

雙胞胎與領養案例研究

在二十世紀泰半的時間裡，生物學家致力於以雙胞胎與領養案例作為研究對象，試圖探究基因與憂鬱症的關聯。這類研究的核心目標在於，區分出基因與外在環境各自對精神疾病形成的產生影響。雙胞胎案例研究奠基於以下事實：我們知道有兩種雙胞胎，分別有不同程度的基因相似性。異卵雙胞胎就好像一般的兄弟姊妹一樣，雙胞胎有百分之五十的相同基因，而同卵雙胞胎者則有完全一樣的基因。在一般情況下，分屬這兩種雙胞胎的手足都會有相同的家庭成長環境。如果基因真的會影響憂鬱症的發生，那麼都有或是都沒有憂鬱症的比例，同卵雙胞胎應該是異卵雙胞胎的兩倍。相反地，假如外在環境才是憂鬱症的主要肇因，那麼兩種雙胞胎應該有同樣比例的憂鬱症一致性。

領養案例研究則奠基於以下事實：傳遞基因的父母不是撫養的父母。孩童的生母有憂鬱症，但由沒有憂鬱症的父母養育長大，若孩童出現高比例的憂鬱症，便意味憂鬱症與遺傳有關。相反地，被領養孩童的發生憂鬱症比例如果很接近養父母有憂鬱症的比例，就代表環境因素會比基因更會導致憂鬱症。

雙胞胎與領養案例的研究數量龐大，但基因是否會導致憂鬱症，各家結論有大的落差。有些雙胞胎案例顯示基因影響較強、環境影響很微弱，也有不少研究得出相反結果。多項研究指出，同卵雙胞胎的憂鬱症一致性比例，僅僅稍微高於異卵雙胞胎的比例。[6]領養研究也出現相同的紛歧現象，有些研究指出，被領養兒童與親生父母的憂鬱症一致性比例，遠高於與撫養父母的一致性比例，[7]但又有許多研究得到完全相反的結果。[8]整體來看，我們可以合理地推估憂鬱症的遺傳率大約介於百分之三十至四十。[9]

即便我們能從這些研究中得出明確的結論，依舊無法確知，由基因或環境因素導致的心理狀態，究竟屬於正常的悲傷或是憂鬱症。並沒有研究證據顯示，憂鬱症比「易於感傷的個性」有更高的遺傳機率。事實上，遺傳到易感的個性，與遺傳到憂鬱症的機率大致相同。有多項雙胞胎研究指出，憂愁善感、內向的個遺傳比例大約介於百分之四十到五十，與憂鬱症的遺傳比例接近。[10]因此，就算我們能證明有些個性遺傳機率較高，但也無法說明那是疾病，或只是正常的性格特質。科學家試圖憑生物學研究去證明，某些基因的確會導致心理疾病，但他們必須先找出憂鬱症的定義，才能適當地把研究對象區分為憂鬱症患者以及正常悲傷的普通人。

化學物質失調導致的憂鬱症

雙胞胎與領養案例研究焦點在憂鬱症的特定成因，當前的生物學研究則直接探索基因與腦部活動，也許更有機會發現事實。然而，這方面的研究卻與上述其他研究一樣，都會遇到相同的概念區分問題。有一項典型的生物學研究便是在探索與憂鬱症有關的神經化學物質的分泌程度。[11]但為了得出適當的結論，我們必須先探究體內各種化學運作發生的脈絡。即使腦部的某種化學狀態與憂鬱症狀有關，也不能證明該症狀是對外在壓力處境做出的正常反應，或是真正的憂鬱症。當前對於神經化學物質與憂鬱症的關聯所做的研究，往往無法適當地解釋兩者的因果關係，因為研究者並未做出上述區分。

有個理論很常見，許多人都認為，腦部的化學物質失調（尤其欠缺足夠的神經化學血清素）會導致憂鬱症。據此，對血清素進行藥物治療（亦即使用選擇性血清素再回收抑制劑）就能平衡腦部化學物質的失調情況，適當地治療憂鬱症。各界持續不斷地以各種方式宣傳這種理論。藥品廣告不斷地強調，只要平衡化學物質失調，憂鬱症是可以治療的。各服務機關也強力宣導，憂鬱症乃導因於大腦中的化學失調，而非個性使然。心理衛生倡議團體也試圖教育社會大眾，憂鬱症其實是與大腦狀態有關的生理疾病，就好像糖尿病與氣喘一樣。[12]諸如此類的訊息在當前社會中無所不在，導致社會大眾廣泛地有這樣的認知，科學研究已經證實化學物質失調就是憂鬱症的原因。因此，藥物治療有效，它能適當地修正體內的神經傳導問題。依此，想要對區分憂鬱症與正常的悲傷，檢視大腦中的血清素分泌程度即可。

化學物質問題導致憂鬱症，這種理論起源於精神醫學家喬瑟夫．希爾德克勞特（Joseph Schildkraut）在一九六五年提出的一項假說：體內胺類化學物質過少與憂鬱症的發展有關。希爾德克勞特的論文至今仍然是精神醫學史上最廣受引用的文獻之一。[13] 有趣的是，他認為與憂鬱症有關的腦內化學物質並不是血清素，而是去甲腎上腺素（norepinephrine）：「兒茶酚胺（catecholamine）的多寡與情感疾患有關。從這項假說來看，我們認為某些（甚至可能是全部的）憂鬱症案例，乃導因於體內兒茶酚胺的分泌異常，尤其在大腦某些特別需要腎上腺素發揮作用的區域裡，去甲腎上腺素會分泌異常。另外，相對於憂鬱症，過度興奮則可能導因於胺類化學物質的分泌過剩。」[14]

化學物質缺陷導致憂鬱症，最有力證據來自於，當前醫界在藥物治療上獲得不小的成功。藥物提高體內胺類的分泌，進而減輕憂鬱症狀。然而，希爾德克勞特也承認：「即便藥物能有效地治療憂鬱症，並不代表這種治療模式矯治了潛在的異常問題。」[15] 儘管如此，後續許多與血清素有關的討論都依賴這項前提：如果提高血清素的神經傳導程度能改善憂鬱症，那麼，血清素分泌缺陷就可能是憂鬱症的原始肇因。

這類理論面臨到不少問題。首先，選擇性血清素再回收抑制劑雖然會立即改變體內的血清素含量，但卻需要數週以上的時間才能改善憂鬱症狀。因此，此藥物之所以能改善憂鬱症狀，可能並不是因為它改變了體內的神經傳導物質，而是來自於胺類含量變化所引發的其他生理運作。另一項問題是，其他藥物不會改變體內的血清素或去甲腎上腺素含量（亦即上述化學物質缺陷假說所希望改變的最主要胺類），還是能緩和憂鬱症狀。[16]事實上，在選擇性血清素再回收抑制劑之後，醫界發展出許多抗憂鬱藥物，並非針對體內的血清素含量，而是試圖改變多巴胺與其他胺類。第三項問題是，抗憂鬱藥物對於其他疾患也有療效，諸如焦慮、食欲不振、注意力缺失、物質濫用、性格丕變以及其他許多與憂鬱症不一定有關的狀況。也就是說，這些藥物不只會改善憂鬱症背後的神經化學異常狀態，還會廣泛地影響大腦運作，包含情緒與行為系統。目前沒有理論能證明，大腦化學物質的單一異常現象，竟然與這麼大範圍的問題有關。另外，目前各種檢測也顯示出，只有四分之一的憂鬱症患者實際上有過低的去甲腎上腺素或血清素含量。[17]因此，即便化學物質缺陷假說是正確的，也僅只適用於某部分的憂鬱症案例，希爾德克勞特在論文中亦承認此點。[18]

還有一個關鍵問題是，血清素（或其他的大腦化學物質）含量過低，可能是憂鬱症的後果，而不是原因。截至目前為止，沒有任何證據能證明大腦中的化學物質失衡狀況，是發生在憂鬱症之前，並且直接導致憂鬱症。[19]相反地，憂鬱症本身以及相關治療藥物，反倒會造成患者體內的化學物質失衡情況。畢竟，絕大多數研究受試者，都有長期服用藥物的病史，研究者根本無從得知他們在開始服用抗憂鬱藥物之前的大腦化學狀態究竟為何。

在我們看來，化學物質缺陷假說在概念上最嚴重的問題在於，對於「正常」與「異常」的血清素（或其他胺類）含量，欠缺一份適當的脈絡性評判標準。各種神經化學物質的含量高低變化，本身都不是異常狀態，都與我們面對的外在環境有關。就生物設計來說，大腦原本就要對不同環境做出各種反應。血清素（以及其他神經化學物質）的含量高低，也會因身處不同環境而變化。正常人經歷嚴重的痛失經驗時，腦內的血清素含量自然就比較低。各項胺類含量的正常與否，端視於個人當時所處的整體環境。

我們在第二章中也提到，各項研究都顯示出，靈長類動物體內的血清素含量會依身處的社會處境而發生實質變化。當個體獲得或喪失社會地位，血清素含量會隨著升高或降低。[20]因此，血清素含量變低，可能只是正常反映出，當事人近期因社會地位變動而情緒上有變化，但不代表有憂鬱症。同樣地，野生狒狒在面對喪慟、喪失社會地位或其他壓力處境時，體內也會出現高漲的醣皮質激素（亦即壓力荷爾蒙）。[21]當這些狒狒重新開始與社交圈中的其他狒狒相互理毛時，體內的化學物質含量也會回復正常狀態。在這些情況下，體內的神經化學物質若出現高度變化，並不代表患病，只是顯示出大腦對於外在壓力處境做出了正常反應。

病症並非只與體內神經化學物質的極端變化有關，我們還得注意到變化比例是否符合外在環境。原因在於，因憂鬱症導致的大腦化學物質變化，類似於壓力處境導致的變化。[22]事實上，壓力處境導致的血清素或其他胺類含量高度變化，會隨著處境不同而調整。[23]若要判斷神經化學物質含量是正常或異常，關鍵不在於含量是否有變化，而是它是否超出平常的標準，脫離原本的發生脈絡，變成長期的含量異常。

許多人認為，憂鬱症是化學平衡問題，因此它是生理疾病，但這種說法並不完整。認知、心理動力、社會以及其他因素都會持續改變我們天生的悲傷反應。這些因素不一定都與大腦異常狀態有關，但卻有可能導致某些類型的憂鬱症。心理學家艾略特・瓦倫斯坦（Eliot Valenstein）說道：「事實是，我們真的不能確定藥物如何減緩心理疾病的症狀。因此不應該認定這些藥物之所以有效，是因為矯治了內因性的化學物質缺陷。」[24]然而，為了使未來的研究能有較佳的立足點，以判定某項神經傳導物質的缺陷是否為憂鬱症的成因，研究者應該找出判準，區分體內神經化學物質的各種含量變化，才能知道那是導因於面對壓力處境時的正常大腦運作，或是有某種異常現象導致大腦功能運作失常。

憂鬱症的基因層面

憂鬱症的基因研究已經進入了新的紀元。一九九〇年代在基因研究上出現的各項重大突破，讓研究者能直接標記特定基因，檢視它與病症發展的具體關聯。[25]然而，儘管出現了許多重大發展，但當前憂鬱症的基因研究仍舊是有缺陷的。我們還無法區分，哪些情況下基因與我們對痛失的正常反應有關，而在哪些情況下基因會導致心理疾病。當前學界採用ＤＳＭ症狀判準去界定憂鬱症，但它並無法適當地區分出正常悲傷與憂鬱症的差別，但許多重要的基因研究都仰賴以DSM準則進行的憂鬱症人口普查，當中大多數被定義為有憂鬱症的人可能其實都是正常無病者。因此，研究者很容易錯將那些會導致正常悲傷的因素，視為憂鬱症的肇因。

為了說明這種錯誤如何造成的，我們將探討心理學家艾芙沙隆．卡斯皮（Avshalom Caspi）與同事共同撰寫的論文〈生活壓力對憂鬱症造成的影響：五羥色胺基因的基因多型性調節功能〉。[26]相較於目前為止其他所有對心理疾病進行的基因研究，這篇論文對當前學界的影響力最為巨大。《科學》雜誌指出，它與另外兩篇針對心理疾病進行的基因研究論文，是二〇〇三年第二重要的科學突破（僅次於另一篇對宇宙本質提出嶄新洞見的論文）。在官網上，國家精神衛生研究院也將這篇論文視為自己對心理疾病進行的重大生物學研究成果之一。研究院主任湯瑪士．殷索爾（Thomas Insel）表示：「我們推翻了過去的理論典範，讓世人重新認識基因與心理疾病。」[27]研究院中另一位精神醫學家認為：「這篇論文是目前精神醫學最重大的進展。」[28]美國與各國傳媒都有介紹這篇論文，當中的研究發現因而廣為流傳。[29]

這篇論文奠基於龐大的縱向追蹤人口研究。研究人員追蹤八百七十四位出生於一九七〇年代初期的紐西蘭高加索人，從出生、青春期一直觀察到成年。研究人員的主要任務，就是要檢視這二十六年來，受試者生活上遇到的壓力事件、憂鬱症與五羥色胺基因的關聯性。之所以挑選五羥色胺基因作為研究焦點，因為它控制著血清素在大腦細胞間傳遞訊息的方式（許多憂鬱症的基因研究都專注於血清素）。透過腦部造像，先前的研究顯示出，老鼠、猴子與人類如何對壓力刺激做出反應，都跟基因有關，但沒有任何一項研究能指出基因與憂鬱症的直接相關性。

五羥色胺基因有三種基因型：在上述紐西蘭高加索人的研究當中，有百分之十七的研究對象有兩條短的對偶基因；百分之三十一的研究對象有兩條長的對偶基因；百分之五十一的研究對象有一長一短的對偶基因。透過十四種不同的生活經驗，研究人員測量受試者對壓力處境的反應，包含他們在二十一歲到二十六歲間經歷到的工作、財務、居所、健康與人際關係等壓力因素。研究人員亦使用依「診斷會談表」（DIS）做出類似DSM的診斷，藉以判定研究對象在這幾年間是否經歷過重鬱症。他們記錄下研究對象的憂鬱症狀數量、自殺傾向以及主動回報的憂鬱症狀。此研究的核心假說在於，有一條或兩條短的五羥色胺對偶基因的人，較容易受到高度壓力處境的影響，而有兩條長的五羥色胺對偶基因者，比較能抵抗負面的外在環境壓力源。

研究對象到了二十六歲時，當中有百分之十七的人的憂鬱症狀，已經達到重鬱症的標準。不過我們看不出來，他們變得憂鬱與五羥色胺基因有直接的關聯。換句話說，沒有證據指出基因會直接導致憂鬱症，無論是有兩條長的對偶基因、兩條短的對偶基因或一長一短的對偶基因，最終變得憂鬱的機率其實都是一樣的。受試者所經歷的生活壓力事件的數量，對比不同五羥色胺基因型的人群，研究人員也找不到任何關聯。這意味著，不同的基因型無法用來說明我們對不同壓力源的反應。受試者回報的生活壓力事件數量，與他是哪種基因型一點關係也沒有。

不過，研究人員的確發現，經歷較多的生活壓力與憂鬱症的發展有強烈的正相關。經歷到零到四項或四項以上的壓力事件時，產生重鬱症的機率是百分十、十三、十五、二十以及三十三。換言之，比起完全沒有壓力經驗的人，經歷四項或四項以上壓力事件的人，出現憂鬱症的機率高出三點五倍。

此研究最重大也是引起最大關注的成果在於，研究人員發現基因與外在環境有明顯的交互關係。百分之十五的研究對象在二十一歲到二十六歲的生日經歷過四項或四項以上壓力事件，這些人當中，相較於有兩條長對偶基因的人，有一條或兩條短五羥色胺基因的人罹患重鬱症的比例較高，也比較會回報自己有憂鬱症狀。另外，在遭遇到四項以上的壓力事件的人當中，有兩條短對偶基因者有百分之四十三的人最終出現憂鬱症，有一條短對偶基因者有百分之三十三的人出現憂鬱症，有兩條長對偶基因者裡面只有百分之十七的人出現憂鬱症。

總結來說，此研究並未發現五羥色胺基因與憂鬱症有任何直接關聯。研究人員發現，生活的壓力事件與憂鬱症有強烈的因果關係，經歷到較多壓力事件的人變憂鬱的機率也比較高。另外，若能考慮五羥色胺基因與壓力事件數量的交互關係，就能預測憂鬱症的發生。在高度壓力處境下，有短的五羥色胺基因者較有可能罹患憂鬱症。

研究人員認為，這些新發現能支持憂鬱症的壓力素質理論（diathesis-stress theory of depression），也就是說，我們若經歷高度的壓力事件，罹患憂鬱症可能性就會提高，有高度基因風險的人又比有低基因風險的人更可能罹患憂鬱症。[30]短的五羥色胺基因可能會讓人對於壓力處境較為敏感，而長的五羥色胺基因則會使人較不易受到壓力處境的影響。因此，短羥色胺基因是使我們易受壓力影響的基因型，與憂鬱症的發生也有關。

然而，以上述方式去理解短五羥色胺基因，依舊有問題，至少無法解釋意義最嚴格的憂鬱症——內生性憂鬱症（endogenous depression）。研究發現，在二百六十三位研究對象中，有百分之十的人在過去五年未經歷過任何負面的壓力處境，卻還是出現了憂鬱症。這百分之十的人明顯有憂鬱症，而非只出現正常的悲傷，然而五羥色胺基因型態會對他們回應壓力的方式沒有造成任何影響。就算基因真的會導致內生性憂鬱症，但處我們並無法看見其間的關聯性。因此，這種特定的憂鬱症似乎與五羥色胺基因無關，至少與卡斯皮等人的研究與各地延伸出來的觀點無關。

卡斯皮等人對自己研究結果的詮釋，當中有更根本的問題：他們沒有指出這個基因到底怎麼作用於憂鬱症。他們採用DSM的憂鬱症診斷準則，但它無法系統性地區分出正常的悲傷與憂鬱症。在研究中，年輕族群有憂鬱症的人口比例高得異常（在二十六歲的研究對象中，有百分之十七的人符合DSM的重鬱症診斷），這現象就足以說明，在那百分之十七的人當中，許多人只是經歷正常的悲傷，並非罹患了憂鬱症。我們也看不出來，有什麼異常環境能合理解釋這麼高比例的憂鬱症。研究進行的國家繁榮又現代化，社會安穩，沒有戰爭、嚴重的經濟衰退、或文化驟變。[31]而且，研究人員把毛利人排除在外，那是受到剝削的少數族群，他們還比較有可能有高比例的憂鬱症人口。還有一個根本問題，即使有這些研究數據，他們採用的憂鬱症評斷方法卻不一定有效，不能確定觀察到的憂鬱現象是正常悲傷或是疾病。但研究人員沒有正視或回答這些問題。

直接下結論，判定短的五羥色胺基因會導致憂鬱症，這是不成熟的論調。卡斯皮研究中列出的各類壓力事件是有問題的。在十四項壓力事件當中，絕大多數跟財務與資源問題有關，諸如欠債、缺錢去購買食物與負擔日常開銷、無法擔負醫療費用、無法支付帳單等等。整體來看，這些壓力事件其實只是單一壓力源可能導致的不同後果而已，例如失業或長期處於貧困。因此，若研究對象表示自己遇到四項以上的壓力事件，不代表壓力事件持續增加，他只是經歷單一種財務問題，研究中的其他問題只是延伸。如此來看，短的五羥色胺基因對我們造成的影響，與我們遇到的的壓力事件數量無關，只有與特定種類的壓力源有關，也就是經濟拮据，那才特別會讓人產生正常的悲傷。

研究人員並未提及社會地位與壓力事件的關聯，但其他研究發現，同年齡層的青少年若社經地位較低，就更有可能經歷較多的重大壓力事件。[32]事實上，卡斯皮進行的研究，應該只是呈現出經濟資源有限的人會暴露在哪些壓力處境之下，例如債務、社會不平等以及貧困等等，這些處境自然會讓人出現正常的悲傷症狀。如果這樣的理解是正確的，就會對社會的預防與治療措施有重大影響，畢竟，超過三分之二的人口都有一條短的五羥色胺基因。卡斯皮等人的論文專注於藥物治療的可能性，他們指出：「當我們對五羥色胺基因的功能特性有更深入的理解時，就能對已經有憂鬱症的人進行更適當的藥物治療。」[33]但是，如果與五羥色胺基因有關的憂鬱症狀大部分都是正常的悲傷感受，而且導因是社會不平等而非憂鬱症，那麼我們應該採取的預防措施便是改善社會環境，而不是聚焦於用藥物治療假定的內在基因缺陷。

無論怎麼看，卡斯皮等人的研究意義都不明確。就算他們沒有要找出憂鬱症背後的基因，只是要顯現出五羥色胺基因與某些壓力源的互動關係。但我們還是可以認為，研究成果只是顯現出正常的基因差異性，尤其是面對高度壓力時哪些人容易變得悲傷。就卡斯皮的研究數據來看，我們也可以認為，五羥色胺基因或長或短，只是代表兩種差異不大的環境適應力，在面對正常的痛失經驗時反應模式與程度不同而已。後來還有許多研究人員想複製卡斯皮的研究模式，但這些研究不是彼此矛盾，就是與卡斯皮的結論不吻合，不但沒有形成一致的科學觀點，還讓人越來越困惑。[34]我們認為，卡斯皮的研究結論有這麼多歧義，全導因於他無法區分自然與失功能狀況，把正常與病態的悲傷這兩個異質性的狀態混在一起，再與各個決定性基因混雜在一起討論。找到方法區分正常的悲傷與病態的憂鬱，才會有助於釐清問題。

大腦結構異常與憂鬱症的關聯

最後，還有一些生物學者專門研究大腦各區域的結構異常，尤其是前額葉皮質、海馬迴與杏仁體，希望找出憂鬱症的生物基礎。前額葉皮質的功用是評估自己行為的獎賞與懲罰、找出讓人恐懼的情況以及轉換心情，也包含人們會出現正常悲傷的情況。[35]因此，這個大腦區域的異常狀況，應該會影響到與憂鬱症有關的腦部活動。海馬迴的主要功能是學習與記憶，若出現異常，人的認知能力就會出問題，這也能解釋憂鬱症的出現。[36]最後，杏仁體在處理負面情緒上扮演著重要的角色，顯然也對悲傷與憂鬱等感受有關鍵影響。[37]

早在十九世紀時，人類大腦解剖學的研究已經指出，重要的大腦區域與許多不同的腦部功能有關。[38]當前，對大腦進行的磁振造影已經能精確地指出哪些區域與憂鬱感受有關，往後的精神病研究期刊裡應該都是這些論文。有了磁振造影與其他掃描技術，再加上電腦分析，我們就能活生生的腦部運作影像化，精細程度可達細胞內的分子活動、神經細胞與基因物質等等。許多延伸研究都指出，特定部位的腦部損傷，很可能就是憂鬱症患者情緒失調的原始肇因。[39]

在前面檢視卡斯皮的研究時，我們已經發現，依賴DSM準則進行基因研究，可能會錯將正常的悲傷當作是憂鬱症的特徵。[40]進行生物研究時若依賴DSM憂鬱症準則，還很容易犯一種錯誤。腦部損傷研究對象，都是確診為真有憂鬱症的臨床患者。但我們會錯把研究成果一體適用到所有滿足DSM憂鬱症準則的人，把他們當成患者，結果許多經歷正常悲傷的人都會被錯判為有腦部損傷。

解剖學家葛瑞齊納．羅傑考斯卡（Grazyna Rajkowska）及同事研究大腦運作後，提出一份有前瞻性的研究報告：〈透過前額葉皮質神經細胞與膠質細胞的形態量測資料，找出重鬱症的病理原因〉（Morphometric Evidence for Neuronal and Glial Prefrontal Cell Pathology in Major Depression）。我們將檢視這項研究，以指出前述第二項錯誤的可能性。羅傑考斯卡的研究報告刊登在一九九九年的《生物精神醫學》（*Biological Psychiatry*）期刊，還是當期的「重要消息」。彼得．克拉馬在著作《如果梵谷不憂鬱》（*Against Depression*）中，稱此研究為當今學界對憂鬱症的最重要研究成果，「徹底改變了醫師對待病人的方式」。[41]

羅傑考斯卡及同事檢驗了十二位有慢性憂鬱症且突然死亡的患者的大腦組織，以及另外十二位同樣突然死亡的正常人的大腦組織，將二者進行對照比較。他們發現，有憂鬱症的那十二個人有明顯的病理特徵，也都與大腦結構異常有關。尤其他們的神經膠質細胞數量異常。這個細胞在前額葉皮質中負責腦神經元與外在環境的訊息傳遞。若在這方面發生缺陷，會對該區域的大腦功能造成不少病理變化。另外，偏高的糖皮質激素則會傷害海馬迴，因此，相對於正常人來說，憂鬱症患者的海馬迴容量明顯地變小許多。[42]

其他研究發現，相較於雙極性疾患與思覺思調症患者，亦或是相較於作為控制組的正常人，在重鬱症患者身上，我們會發現神經膠質細胞的密度較低、神經元較小，這事實顯示出，特定部位的腦部損傷可能代表特定種類的精神疾病。[43]即使症狀消失，我們還是可以在大腦看到與重鬱症相關的改變。多項研究發現，病況緩解後，重鬱症患者的腦部結構就變了，代表精神疾病會對大腦的特定部位造成永久性的傷害。[44]某些研究甚至顯示出，憂鬱症患者有偏大的杏仁體，這可能與海馬迴的容量降低有關。[45]這些研究證據意味著，重鬱症會破壞人類大腦特定區域的正常運作。[46]

這些證據都指出腦部損傷與憂鬱症有關，但憂鬱症的肇因是什麼，卻仍然莫衷一是。許多研究者都認為，就目前所知，腦部型態改變較有可能是憂鬱症的後果，而非其成因，不過這項說法目前尚有爭議。[47]如同羅傑考斯卡所強調的，並沒有證據能指出腦部結構異常是出現在憂鬱症之前，或者會誘發憂鬱症；目前所有的證據只能顯示出腦部損傷與憂鬱症有某種關聯。[48]當前各項研究通常都以已知的精神病患作為研究對象，因此，在有憂鬱症的患者身上所觀察到的大腦異常變化，有可能是長期服用抗憂鬱藥物導致的後果，而不是憂鬱症本身造成的。[49]我們根本不清楚這些憂鬱症患者在大量接受藥物治療之前的腦部狀態究竟為何。

再者，即便不考慮這些疑慮，就算我們最終能證明，在羅傑考斯卡的研究對象身上，神經解剖學上的基質真的與憂鬱症有關，甚至就是憂鬱症的肇因，但是，這個結論的適用範圍又有多大？對羅傑考斯卡的研究工作，克拉馬提出許多討論。克拉馬猜想，羅傑考斯卡的研究對象是重鬱症患者，因此得出的結論可以廣泛地應用在幾乎所有符合重鬱症診斷的人身上，甚至低於DSM憂鬱症門檻的人也適用。克拉馬這樣解釋後，就可以進一步主張，所有的憂鬱狀態都有深層的病理成因。依據克拉馬的看法，由輕微到嚴重各種憂鬱狀態，「病程開始走下坡時，人會感到衰弱、狀況會惡化且持續不退」。[50]所有的疾病判準，包含症狀數量、嚴重度以及持續時間，都對應到病症發展的某一階段，都代表著某種程度的病理發展。[51]許多輕微的憂鬱狀態本身就有一定的危險性，其他狀態則可能會惡化成較嚴重的憂鬱症狀，在病程發展中的每一個階段都有高風險，會發展成羅傑考斯卡在重度憂鬱案例中顯示的腦部損傷情況。克拉馬認為：「若要將憂鬱症視為疾病，就必須把所有輕微症狀當作病態或有致病風險。」[52]

若要評斷卡拉馬的論點是否正確，我們就必須深入瞭解羅傑考斯卡的研究對象，這些人的腦部都有病理狀況。這些患者因為本身的狀況而接受了長期治療。儘管接受治療，但十二個患有憂鬱症的研究對象中，七人死於自殺。而在五個沒自殺的患者中，有三人在死亡之前依舊持續服用抗精神病藥物。在這十二個研究對象中，只有兩個人並非自殺身亡，也沒有受到精神症狀侵擾。也就是說，這群研究對象幾乎都由極端案例所組成，這些人可能真的都是憂鬱症患者。

究竟能把研究成果普遍應用到多廣的範圍？症狀的異質性很高，除了程度輕微或嚴重，也有正常的悲傷與病態的憂鬱，但現在通通被放進重鬱症的診斷準則中。羅傑考斯卡的研究結論不太可能應用到全部的重鬱症案例，當然更別提那些低於診斷門檻的狀況。沒有任何證據能證明，除了少部分符合DSM準則並且明顯患有憂鬱症的患者外，大腦的異常狀況還會對哪些病症造成哪些影響。例如，在絕大多數經歷過符合DSM憂鬱症狀的人裡面，沒有研究指出這些人也都有偏低數量的大腦神經膠質細胞。因此，克拉馬的論述就無法用在符合DSM憂鬱症判準但實際上只是經歷到強烈正常悲傷的人身上。[53]至於他提的風險論，事實上也沒有任何研究指出，經歷過正常悲傷的人比其他人更容易發展出人體組織上的病理症狀。克拉馬的論點已經超出了現有的研究證據，因此會造成臨床上的錯誤觀念，誤判那些經歷過強烈悲傷的人。

雖然截至目前為止，大腦研究尚無法證明大多數的憂鬱症案例都有腦部結構異常的狀況，但對於正常悲傷的人的大腦結構倒是有幾分發現。在一項重要的研究中，研究人員找來多位完全沒有憂鬱症病史的自願者，要求他們寫下自己最近經歷的悲傷經驗。[54]接下來，研究者要求他們用寫下的內容喚起悲傷情緒，同時對這些人進行正子斷層掃描。在感受到正常悲傷的受試者身上，研究者發現，成功喚起悲傷感的受試者的大腦中，邊緣系統區及周圍出現血流增加的情況，前額葉區域的血流也降低，而臨床憂鬱症患者也有同樣現象。[55]結果顯示出，不管是正常悲傷或憂鬱症，都跟這些大腦區域有關聯。

透過實驗引發的正常悲傷，多少能反應出，我們在一般環境下經歷嚴重痛失引起的悲傷感。後來的研究也發現，當正常人接觸到悲傷刺激時，若對他們進行與憂鬱症有關的生物性診斷或篩檢，也會非常接近合格標準，代表正常悲傷症狀與憂鬱症底下的生物標記是很非常相似的。

結論

本章的重點在於，如果大腦研究者無法考量悲傷的出現脈絡，就可能會錯誤地將正常的悲傷判斷成憂鬱症，並且在挑選研究對象的過程中，將正常人與憂鬱症患者隨意混雜在一起。正常悲傷與憂鬱症一樣，都與大腦狀態有關，都有可能出現強烈的悲傷症狀。經歷正常悲傷的人與真正有憂鬱症的人一樣，都有相同的生物標記。因此，對於各種符合ＤＳＭ準則的強烈悲傷症狀，若只是看出背後伴隨的生物基質或狀態，並不足以指出這些基質與狀態是正常或是病態的。要確知某種大腦運作方式是正常或異常的，先決條件是要探究它的發生脈絡。如果能充分理解正常的大腦對各種情況（包括痛失）的回應方式，就能提供必要的基準點，用來比較於可能與憂鬱症有關的大腦失功能狀態。因此，較為周全的大腦研究，必須能有效地區分與闡明對痛失經驗的正常與異常回應。

第九章 抗憂鬱藥物治療的興起

第三版本的DSM對於心理疾病的病因理論抱持中立的態度，這意味著各種治療取向的支持者，都可以援引這個以症狀為本的疾病分類系統。然而實際上，DSM如此強調症狀，最能善用它優點的，其實是各大藥廠。DSM的特性讓藥廠能全面地將各種強烈的悲傷感受都解釋為憂鬱症，大大增加了抗憂鬱藥物的潛在市場。近年來，還有幾項發展也有助於藥物市場的爆炸性增長，包含一九八〇年代晚期出現的選擇性血清素再回收抑制劑、九〇年代美國政府透過健保制度大力推行的管理式照護（managed care）、以及一九九七年食藥局准許藥廠直接對消費者進行藥品廣告（direct-to-consumer advertisement，簡稱DTC）。本章將探討DSM造成的重大變革，與於同時期抗憂鬱藥物治療成指數性暴增的關聯。

以藥物治療悲傷與憂鬱症的發展史

最先出現的鎮定劑

數千年來，醫師都使藥物治療憂鬱症。遠從古希臘與羅馬帝國時期開始，醫師便普遍開立瀉藥或嘔吐藥讓患者清除體內穢物。[1]第三章提過，十七世紀納比爾醫師便提到，治療病人時，他的處方藥物會混合鎮定劑、止痛劑與瀉藥。[2]納比爾會先準備鴉片類藥物，以治療十分之一有鬱結狀況的病人。到了十九世紀，鴉片、嗎啡以及其他生物鹼類藥物已經廣泛用於治療憂鬱症。在二十世紀早期，醫師還會在處方中加入巴比妥酸鹽類鎮定劑。[3]

到了一九五〇年代，有些特殊的藥物問世了，專門用來治療與生活問題有關的難過悲傷。最先出現的是安寧片之類的鎮定劑「眠爾通」（Miltown）。眠爾通有鎮定與肌肉鬆弛等藥效，能有效緩解日常生活中的緊張與焦慮感。它很快便成功打入市場，依據歷史學家艾德華・薛特爾的研究，市場它與其他類似藥物的需求程度「大於美國市場上出現過的其他藥物」。[4]美國精神醫學協會依舊有疑慮，擔心民眾過於誤用它來減輕「日常生活中常有的緊張感」，但在一九五六年，每二十個美國人中就有一人經常服用這類鎮定劑。[5]

到了一九六〇年代早期，醫藥界發展出了苯二氮類藥物「利眠寧」（Librium）與「煩寧」（Valium），迅速取代了眠爾通，成為製藥史上銷售最成功的藥物。這兩種藥物在藥效上與眠爾通相近，但卻更加強效。到了一九六九年，煩寧已經是美國醫學界最廣泛開立的處方藥物。當年各項調查指出，有百分之十五到二十五的美國人至少使用過其中一種鎮定藥物。[6]研究人員發現，醫院開立的處方中，大約只有三分之一是針對確診為有心理疾病的人，絕大多數都是開給精神上受苦、生活有危機以及有心理社會問題的人。[7]

在當時（今日社會亦然），這類處方藥物的使用情形有性別不平衡的情況，大約有三分之二的處方是開立給女性的。[8]社會大眾還戲稱它們是「媽媽的小幫手」（Mother's Little Help，因為滾石樂團的名曲而家喻戶曉）。這個現象指出，這類藥物與家庭主婦得面對的日常困境習相關。「雖然她不是真的生病了」，但藥丸可以幫助媽媽冷靜下來，好處理日常的忙碌事務、滿足先生的種種要求，因而「減輕她的痛苦」。[9]在許多暢銷女性雜誌中，許多作者都將這類藥物視為仙丹妙藥，能幫助婦女面對各種日常問題，諸如性冷感、丈夫出軌、兒女不聽話或者是無法吸引男人等等。[10]

這些藥物的使用率在一九五〇與六〇年代出現爆炸性的成長，但在那之後，社會上逐漸出現反對抗憂鬱藥物的聲浪。某些批評指出，這類藥物會降低服用者面對社會問題的反應能力，特別是婦女會用它來逃避自己受壓迫的人際處境。[11]還有人擔心，大家會用這些藥物解決日常各種問題，有位精神科醫師寫道：「當前有個危機：大多數的人會利用各種精神藥物，讓自己有辦法面對日常生活中想得到的各種問題。」[12]國家精神衛生研究院主任史坦利．尤利斯（Stanley Yolles）對此現象感到相當不安，他擔心，用化學途徑來緩解焦慮，是否會對人體造成其他傷害，以及「整個西方文化是否會因為人們廣泛使用鎮定劑而發生改變」。[13] 還有其他人擔心這類藥物的成癮性、不良副作用以及過量使用等潛在問題。

在當時，美國國會針對精神藥物的危險性與錯誤使用等問題，舉辦了許多的聽證會，起始於一九六〇年著名的基福弗聽證會（Kefauver hearings），一直持續到整個七〇年代。受到特別關注的議題，包括使用苯二氮類藥物去治療我們日常生活中常會遇到的問題。在一九七一年某次聽證會上，參議員蓋洛德．尼爾森（Gaylord Nelson）質問食藥局專員：「開立處方藥物，就竟是為了幫助病患對付嚴重的憂鬱問題，還是要幫助他們面對日常生活中常見挫折？這兩者不是應該有明顯的區別嗎？」[14] 食藥局專員查爾斯．艾德華斯（Charles Edwards）的回應則強調：「食藥局也越來越關切這類藥品的廣告。藥商宣稱，這些藥物可以用來治療日常壓力引起的各種症狀，但是，這些症狀根本不應該被界定為是病態的。」[15]

在一九六〇與七〇年代期間，食藥局制定法案，禁止藥廠宣稱藥品能治療日常生活的種種問題。例如在一九七一年，食藥局要求精神疾病的藥品廣告，不得宣傳有減緩日常生活緊張情緒的效用。該項法案明顯地有效果，七〇年代出現的藥品廣告就不再有藥效宣傳。[16] 另外，食藥局也在一九七五年將眠爾通以及其他苯二氮類藥物列為第四級管制藥物，限制它們作為慢性處方，規定給患者使用時要回報。[17] 在一九八〇年，食藥局在管理辦法中明確指出：「因日常生活壓力導致的焦慮與緊張，通常不需要接受抗焦慮藥物的治療。」[18]

當時，輿論風向也出現了極大轉變。這些藥物問世之初，公眾欣然接受這些藥物，但後來也開始吸收明確的批判觀點。在通俗刊物中，對鎮定藥物採取負面態度的文章成長了兩倍以上，從一九五〇年代的三分之一轉變為七〇年代超過三分之二的比例。[19]社會氛圍明顯變了，大家開始反對苯二氮類藥物的廣泛使用，當第三版DSM於一九八〇年出版時，社會大眾對於抗焦慮藥物的瘋狂熱愛已經逐漸減退。雖然煩寧依舊是最暢銷的處方藥物，但鎮定劑與苯二氮類藥物的使用程度已經急遽降低，其使用高峰出現在一九七五年，全美國醫療院開出了超過十億份處方，在一九八〇年稍微減少為七億份，接下來十年仍持續降低。[20]

抗憂鬱藥物的興起

最先出現的鎮定類藥物被稱作抗焦慮劑（antidepressant），因為治療的症狀為焦慮症而非憂鬱症。明確針對憂鬱症的治療藥物亦出現於一九五〇年代，包含單胺氧化酶阻斷劑（MAOIs）以及三環類抗憂鬱藥物，例如鹽酸伊米胺「妥富腦」（Tofranil）與安米替林「依拉維」（Elavil）等藥物。一九八〇一整年開出了近三億份的抗憂鬱藥處方，但抗焦慮藥的處方數量更多。[21]當時，人們並未將憂鬱症視為廣泛存在的心理問題，各種正常的悲傷都被當作緊張與焦慮等問題。[22]更且，當時的三環類抗憂鬱藥物以及單胺氧化酶阻斷劑（尤其是後者）有大量的副作用，使用上有諸多限制。因此在當時，抗憂鬱藥物僅有微小的市場商機，但是，在接下來的十年間，情況卻迅速轉變。

選擇性血清素再回收抑制劑

並沒有明顯證據指出，各大藥廠實質上有影響第三版DSM的憂鬱症診斷準則。然而，湊巧的是，新診斷準完全有利於藥廠去推廣自家的藥品療效。自從一九六二年起，食藥局就已經要求藥廠在行銷藥品時，只能註明對特定疾病有療效，但不能廣泛地宣稱能緩解日常生活大小問題帶來的緊張或憂鬱感（然而正如前文所指出的，不少廣告偶爾還是會違反規定）。但是，第三版DSM所有的診斷準則都可以化為具體的疾病種類，藥廠因而能針對不同的疾病逕行推銷產品。[23]重鬱症的診斷準則中包含許多常見症狀，諸如悲傷、精神倦怠或失眠等作為診斷指標，尤其適合精神科藥物拓展市場，但無可避免地會將許多患者都判為有重鬱症，他們原本都被當成受到日常問題困擾而已。過不了多久，各大藥廠都開始充分利用第三版DSM的特性。

第三版DSM也不經意地幫助了藥廠脫離困境，解決抗焦慮藥物的銷售問題。如前文所述，過去許多年來，社會普遍認為，因生活壓力導致的各種精神問題中，最常見的是焦慮症而非憂鬱症。因此藥廠通常會宣稱其產品能有效治療焦慮症，社會亦普遍將這類藥品視為抗焦慮藥物。然而，焦慮症與憂鬱症有許多症狀是重疊的。[24]我們在第三章提過，從傳統的臨床理論來看，焦慮是憂鬱症的症狀之一，但第三版DSM卻試圖找出一種不包含焦慮的典型憂鬱症。但哪一種疾病需要特別關注，多半取決於當時的診斷風潮、各個專業與倡議團體的關懷焦點以及經濟上的損益評估等等。[25]到了一九八〇年，這些考量都逐漸倒向憂鬱症一方，當時的社會也開始有人強烈抵制抗焦慮藥物。在這種氛圍下，比起各種焦慮症，DSM的重鬱症診斷準則更有吸引力，促使有悲傷感受的人前去求助基層醫師與精神科醫師。結果，重鬱症逐漸取代了焦慮症，成為醫療機構中最普遍的診斷選擇。[26]

到了一九八〇年代，這種轉變更為快速。當時學界開始研發治療方法來改變體內的血清素分泌系統，發於是推出選擇性血清素再回收抑制劑，以增加大腦內的血清素含量。[27]這類新式藥物有較少的不良副作用，比起之前的抗焦慮劑與抗憂鬱藥物更加安全，因此使用者較不需要持續性地接受驗血監測。它的藥效並非針對某種特定疾病，而是廣泛地作用於體內的神經化學系統，不管是健康者與患病者，許多腦部功能都會受到影響。[28]選擇性血清素再回收抑制劑被用來治療多種問題，包含焦慮、恐慌、強迫症、食欲問題、藥物濫用問題以及注意力缺失症，也被用來緩解健康者的憂鬱與一般苦痛。除了憂鬱症以外，此藥物似乎還能改善性情、不快樂以及意志消沉等情況，儘管這方面的藥效仍然有爭議。[29]

食藥局規定，藥品必須對特定疾病有療效，才能獲得允許上架販售，因此不能把擇性血清素再回收抑制劑叫作「精神興奮劑」、「性格改進劑」或「憂鬱抑制劑」，儘管這些名稱多少準確地描述了它的效用。藥廠可以輕易地把選擇性血清素再回收抑制劑稱為「抗焦慮劑」開始販售，但它在八〇年代晚期通過檢驗上市時，卻是以「抗憂鬱藥物」之名，原因在於之前社會對抗焦慮藥物有負面觀感。[30]到了二〇〇一年，使用選擇性血清素再回收抑制劑的人口大約是使用抗焦慮類藥的二點五倍，使用率的成長速度更是後者的五倍之多。[31]「抗憂鬱藥物」這個標籤有許多正面優勢，藥廠便將憂鬱症（而非焦慮症）視為藥品推銷的主要市場。

彼得．克拉馬在一九九三年發表的專書《神奇百憂解》（*Listening to Prozac*）大肆鼓吹，我們可以把日常問題系統化，當作憂鬱症問題，並以抗憂鬱類藥物進行治療。克拉馬親自觀察到，選擇性血清素再回收抑制劑的效用遍及多種狀況，他的結論是：「這類藥物能有效緩解恐慌性焦慮，稱作是抗焦慮藥物也很恰當。不過，抗憂鬱藥物一詞則讓我們有更大自由去選擇它能適用的情抗。」[32]克拉馬使用「抗憂鬱藥物」來指稱選擇性血清素再回收抑制劑，書的內容也都著重於憂鬱症，等同於把這類藥物及其具體療效與憂鬱症連結在一起。

克拉馬的著作也替「百憂解」創造出神話般的地位。他在書中以「百憂解」來通稱選擇性血清素再回收抑制劑類藥物，宣稱它不僅能緩解多種特定症狀，對於一般狀況也有幫助，因此能讓人們「變得更好」。克拉馬認為，比起先前用來對付日常問題的各種藥物，例如眠爾通、煩寧、利眠寧等等，選擇性血清素再回收抑制劑有更多不同的效用。儘管這些藥物都有讓人放鬆與鎮定等效果，但百憂解能讓使用者更有活力與提升自尊感。比起緩解人們對外在世界的負面情緒，百憂解更能直接改善性格。原本個性較為憂鬱的人會變得更有活力、喜好交際、外向以及有較佳的適應能力。對克拉馬而言，百憂解對於改善性格的效果，甚至大過其治療疾病的藥效。

依據歷史學家薛特爾的說法，克拉馬的著作廣獲好評的後果便是：「這本書變成了瘋狂馬戲團，間接地傳達各種訊息，讓百憂解與其競爭對手變得廣為人知，即使是完全沒有精神疾病的人也都將它當作解決生活問題的萬靈丹。」[33]人們通常不會以批判性眼光去看待新藥物，並且往往會給予過高評價，就像我們當初對眠爾通（以及後來的利眠寧與煩寧）瘋狂熱衷。人們對於抗憂鬱類藥物的使用量激增，尤其是選擇性血清素再回收抑制劑，而抗焦慮類藥物的使用量則驟降。[34]到了一九九四年，百憂解已經成為全世界銷售量第二高的藥物，緊追在後的則是同類藥物「克憂果」（Paxil）與「樂復得」（Zoloft）。雖然克拉馬與其他許多人都認為，人們能藉由服用百憂解及相關藥物來改善生活品質，但它們是否真的讓人「變得更好」，只有一些小道消息可以證明。[35]實際上，絕大多數的證據都指出，相較於早期的抗憂鬱藥物，選擇性血清素再回收抑制劑類藥物並未較有療效，只是藥物耐受性較高、副作用較溫和，並且沒有抗焦慮類藥物常有的成癮性與潛在致命性。[36]更且，各項證據尚不足以證實，選擇性血清素再回收抑制劑是否真的能緩解正常的悲傷感受。然而，不論其真正藥效為何，它都已經以最新的「神奇藥物」之姿進入當代文化，各界用力推廣，不僅能有效緩解憂鬱症及其他併發症，更能改善許多潛在的使用者生活。

管理式照護造成的影響

在早期，抗焦慮類藥物從來就不是獨立的治療方式，幾乎都是精神治療與心理諮商的附屬品。[37]然而，選擇性血清素再回收抑制劑類藥物問世時，相關環境與組織已大不相同。在一九九〇年代，管理式照護逐漸掌控了一般醫療機構與精神專科，提供主要的心理衛生治療。如今，管理式照護已經成為一股強大的社會力量，大力推展以藥物來治療憂鬱症與其他心理疾病。管理式照護計畫雖然有許多面向，但普遍來說，基本方向就要降低醫療照護的支出，所以只批准最便宜的可行治療方式。[38]

管理式照護也會變相鼓勵人們盡量去尋求基層醫師的幫助，但他們總是會開藥給病人，而不鼓勵人們求助於心理專業人員，進而找尋其他的治療方式。結果，基層醫師逐漸取代精神科醫師，成為開立抗憂鬱藥物處方的主要源頭。[39]比起大多數的心理治療方式，藥物治療需要的專業人員與看診時間最少，更加符合管理式照護體制所注重的損益邏輯。[40]因此，絕大多數的管理式照護計畫會提供豐富的資源給藥物治療（而非心理諮商），也不會限制選擇性血清素再回收抑制劑的使用。[41]相反地，對於心理諮商的給付，管理式照護計畫往往定出嚴格限制，因為規劃者認為，這種治療方式比起藥物治療更不必要且更浪費資源。因此，對患者來說，心理治療代價較高，於是比較願意接受藥物治療。[42]

在管理式照護的壓力下，「求助於專科精神醫師的患者逐漸減少，尋求心理治療的人更少。患者希望醫師開立藥物處方就好，也更願意接受診療時間在十分鐘以下」。[43]的確，選擇性血清素再回收抑制劑並不像之前的藥物，不需要搭配其他更昂貴的治療方式，更可能成為唯一的治療方式。患者急遽暴增，單純以藥物來治療憂鬱症，接受心理治療的比例則逐漸降低。[44]例如在一九九八年，因憂鬱症而求診的老年病患中，就有三分之二的人僅得到抗憂鬱藥物治療，只有百分之十多一點的患者僅獲得心理治療。[45] 幾乎沒有人或單位會花錢支付長期心理治療。[46] 總體來說，管理式照護體制已經逐漸成為仲裁者，有權力區分適當與不適當的治療方式，把藥物治療推上優勢地位，去解決每個人的情緒問題。[47]

直接對消費者廣告藥品帶來的影響

到了一九九七年，選擇性血清素再回收抑制劑的使用範圍又再度擴張，因為食藥局允許藥廠在公眾媒體上刊登「直接針對消費者的藥品廣告」。DTC徹底地改變了藥物資訊的宣傳模式。在過去，藥廠直接針對內科醫師推銷產品，廣告也只會出現在的醫學與精神醫學期刊中。這類廣告會要求內科醫師與精神病醫師，必須想辦法找出病患的問題，但DTC卻直接訴諸消費者，讓他們自行指認症狀，去「詢問醫師」是否應該服用抗憂鬱其他藥物。薛特爾指出：「到了二十世紀尾聲，藥品使用的風氣變得像十八世紀時期一樣。病患不再將醫師當成諮詢者，在醫病關係中建立治療過程，只把醫師當作能拿到傳聞中的新藥品的管道而已。」[48] 到了二〇〇〇年，製藥產業每年投入DTC的資金已經超過二十億美金。[49]

即使法令明定，藥廠不能對社會大眾宣傳藥物能解決日常生活問題，只能說明它對特定精神疾病有療效，只能包含簡單但卻是範圍廣泛的症狀描述，而DSM準則的重鬱症定義，卻那麼剛好符合DTC的宣傳目的。各大藥廠警告社會大眾說，悲傷、倦怠、睡眠障礙等症狀可能是精神疾病的徵象，理直氣壯地說，他們的廣告完全符合食藥局的規定。

事實上，DTC利用了DSM準則缺乏症狀脈絡考量的漏洞，將所有符合DSM症狀準則的人們都劃歸為精神疾病患者，即使當中有太多人並非真的有病，其症狀只是導因於生活中常見的問題：與親友的相處、工作上遇到的困境、在追求人生目標遇到挑戰等等。舉例來說，在某個克憂果的廣告裡，有一個女人站在一邊，先生與孩子站在另外一邊，中間則是隔著一連串重鬱症準則中的症狀明細。廣告意味著，各項憂鬱症狀就是家庭問題的導因，而非後果。有的廣告則呈現出，服用抗憂鬱藥的人與家人、朋友及同事相處良好。這類廣告往往為了吸引最大多數潛在的消費族群，還會描繪出有吸引力的女人（偶爾也會描繪有吸引力的男人）應該是甚麼樣子。許多DTC的廣告畫面雖然很隱晦，卻都間接告訴我們，它們能來拿治病，也能調節正常人的情緒。

也就是說，DTC充分利用了以症狀為本的憂鬱症定義，徹底模糊了正常悲傷與憂鬱症的界線。我們不能一味苛責藥商，他們當然想要盡可能把產品推銷給最大多數的潛在客群。DSM憂鬱症準則替藥商提供了最完美的推銷媒介，讓他們能創造出選擇性血清素再回收抑制劑類藥物的廣大需求。普通的症狀被條列式歸納成疾病後，社會大眾就能合法獲得處方藥物，藥商就能正大光明地宣傳藥物。

DTC還造成了另一項後果，就是精神科專業人員被排除在治療過程之外。這類廣告鼓勵消費者「詢問你的家庭醫師」，而不是去尋求心理衛生方面的專業協助。結果，基層醫療機構開出的抗憂鬱藥物處方大大增加，比專業的心理衛生機構開得還多。[50]有情緒疾患的人多在基層醫療機構接受診治，比例從一九九〇至一九九二年的三分之一，成長為二〇〇一至二〇〇三年的二分之一，成長幅度超過百分之一百五十。[51]依據流行病學家羅納．凱斯勒（Ronald Kessler）及同事所做出的報告：「這種診療比例的成長度，可能是導因於廠商對新精神科藥物進行的聲勢浩大的DTC行銷。」[52]如今，基層醫療機構取代了專業的心理衛生單位，成為治療憂鬱症的最主要場所。

目前前往門診治療的心理疾病與藥物濫用患者中，有四分之三的人接受藥物治療（通常是選擇性血清素再回收抑制劑類藥物），但往往沒有輔以其他類型的治療。不少證據指出，DTC在某種程度上造成了抗憂鬱藥物使用率的攀升。在藥廠開始砸大錢進行DTC之後，抗憂鬱處方藥物的使用數量也隨之增高。[53]研究報告亦指出，當患者向醫師提到自己從廣告中得知的某些藥物時，醫師便可能會對患者開立該藥。[54]我們並不清楚眾多求診者是否真的都感受到憂鬱症一般的悲傷情況，或只是單純利用機會以獲得合法藥物去管控自身情緒。然而，無可置疑的是，各大藥廠採用DTC作為最主要媒介，利用DSM準則重新塑造人們對於自己悲傷情緒的理解。

大藥廠的勝利

選擇性血清素再回收抑制劑類藥物問世後，由於它過量使用時較安全、副作用較少，在管理式照護體制下普遍被使用，再加上藥廠的DTC行銷廣告，於是它在一九八〇年代晚期上市後，使用量便呈指數成長。接受憂鬱症治療的患者中，一九九七年得到藥物治療的人數已經是一九八七年的四點五倍。[55]尤以一九九〇年代中期的成長速度最為驚人。使用選擇性血清素再回收抑制劑類藥物以及其他新式抗憂鬱藥物的人數幾乎成長了一倍之多，從一九九六年的七百九十萬人次成長到二〇〇一年的一千五百四十萬人次。[56]最值得注意的是兒童、青少年與老年人使用精神科藥物的比例也持續攀升，在一九九〇年代，這些族群使用藥物的人口暴增了二至三倍。[57]從一九九六到二〇〇一年，人們在抗憂鬱藥物上的總花費金額從三十四億增加到七十九億美金。[58]到了二〇〇〇年，在八種最常開立的處方藥物（不分類別）中，百憂解、樂復得跟克憂果名列其中，抗憂鬱類藥物是全美國最暢銷的藥物種類。[59]然而，值得注意的是，許多人仍然拒絕使用它解決生活中的常見問題。在一九九八年進行的全國性普查中，有百分之六十四的受訪者表示，不願意在面對困境時服用精神科藥物。問卷當中的問題，都是因日常生活導致的具體症狀：「感到憂鬱、倦怠、有睡眠障礙、注意力無法集中以及無價值感等等。」但還是有百分之四十五的受訪者表示自己即便在這些情況下也不願意使用藥物。[60]

儘管如此，製藥產業的影響還是相當巨大，如今觸角甚至超出了推銷藥物。製藥產業投入大量經費贊助患者與家庭支持團體，他們都在推廣同一種觀念，也就是憂鬱症乃導因於生理性的化學缺陷，可藉由藥物治療。各大藥廠也廣泛贊助教育活動，例如「全國憂鬱症關懷日」（National Depression Awareness Day），活動當天，大學校園與各級醫院都會提供免費的憂鬱症篩檢。另外，藥廠提供免付費專線並且架設篩檢網站，讓人們可以透過這些管道自行診斷是否患有憂鬱症，之後便可以尋求家庭醫師開立旗下生產的藥品。藥廠也贊助基層醫療機構與各級學校的篩檢活動，第六章已詳述此點。製藥產業更贊助為數可觀的憂鬱症臨床研究，當今整個精神科已經完全融入製藥產業的共生文化中。[61]產學合作已經成為大專院校、醫學中心與各級醫院的資金來源。[62]DSM的疾病定義以症狀為本，使用簡便，促成了這一切發展，最後回過頭來加強定義的有效性。

在第三版DSM問世之前，社會大眾已經普遍使用藥物面對日常問題。從許多方面來看，選擇性血清素再回收抑制劑類藥物所形成的這股合法藥物文化，其實是承襲自五〇年代眠爾通、六〇年代凡寧與利眠寧的狂潮。但不同的是，今日這種文化是在大眾媒體強力宣傳下，深入政府重要機構，受到政策制定者的強烈擁護。以前，醫療機構的精神科專家與政府官員都會公開批評，醫院不該過度開立這些藥物，民眾也不該用它來解決日常問題。但今日，一些常見的正常症狀，如心神不寧，我們都習慣用藥物來治療，全要歸功於DSM的憂鬱症概念。這兩者的關係變得根深蒂固，再自然也不過了，於是學者與官員逐漸接受了包含正常悲傷的憂鬱症定義，支持人們用抗憂鬱藥物去處理這些狀況。

如同七〇年代對抗焦慮藥物的反制風潮，今日也越來越多人強烈反對抗憂鬱藥物的廣泛使用，尤其是針對兒童與青少年。[63]如今，社會各界的嚴厲要求，藥廠應該公開說明，旗下產品是否有潛在的傷害副作用，是否會造成的自殺風險。如同七〇年代一般，媒體也開始質疑藥廠是否為了巨大利益，隱瞞抗憂鬱藥物的種種風險。這種具批判性的社會氛圍究竟能對這些藥物的實際使用情況產生什麼影響，有待觀察。

應該用抗憂鬱藥物治療正常悲傷嗎？

DSM診斷準則與藥物的關係非常複雜，原因在於抗憂鬱藥物（尤其是選擇性血清素再回收抑制劑）會對大腦功能產生整體性的影響。前面提過，它們對正常悲傷與憂鬱症都能產生類似藥效。研究人員做了比較，使用選擇性血清素再回收抑制劑類藥物後，不管是健康的人或是被診斷有憂鬱症的人，身上都會產生類似的反應。[64]因此，服用藥物後帶來的精神放鬆，不必然代表病況緩解了。舉例來說，處於哀傷卻沒有精神疾病的人服藥之後，就發現症狀少了許多。[65]

沒有人會認為，藥物對治療憂鬱症一點幫助也沒有。藥物能迅速減輕伴隨著重鬱症而來的絕望感，縮短患者的住院時間，儘早離開心理衛生體系下的各單位。爭議的問題在於，是否該用藥物去處理痛苦但正常的情緒？選擇性血清素再回收抑制劑能提高大腦突觸中的血清素含量，心理疾病與單純的不愉快之感，都會受到影響而發生改變。克拉馬宣稱：「我們正邁向嶄新紀元，藥物將能改善正常無病者的心智功能。」[66]假設有辦法證實選擇性血清素再回收抑制劑的確能影響正常情緒，我們是否應該開藥治療那些處於正常苦痛感的人，如同開立給重鬱症患者一樣？關於此議題，正反兩邊都有合理的論述。

其中一種立場體現在官方醫療手冊、實證醫學研究以及政府施政報告書中。他們明明白白地支持藥物藥物治療。例如，在美國衛生總署的心理健康報告（The Surgeon General's Report on Mental Health）中，宣稱「抗憂鬱藥物對於所有程度的憂鬱症狀都有療效，不論是重鬱症或躁狂性抑鬱症」。[67]更且，絕大多數的美國精神科醫師都偏愛使用選擇性血清素再回收抑制劑類藥物作為憂鬱症的第一線治療手段。[68]依此來看，儘管這類藥物仍有低風險的不良副作用與其他不良後果，但藥物治療還是被證明為能有效緩解各種憂鬱症狀。再者，藥物治療帶來的經濟效益也遠大於可能付出的負面代價。[69]支持者認為，藥物治療能預防輕微症狀轉變為嚴重症狀，醫師應該果斷對輕微症狀者施予藥物治療，如同對嚴重症狀者一般，不僅可以預防未來可能出現的大量重症患者，同時也能減少未來的負面後果，例如住院、工作失能與自殺傾向等等。[70]

支持藥物治療的人擔心，我們的社會並未充分善用抗憂鬱藥物，所以積極利用各種方式敦促人們去嘗試。他們鼓勵人們承認自己有可治療的心理疾患，去尋求治療，並且克服社會上對服藥者的汙名化標籤。[71]他們擔心不僅社會大眾，甚至連基層醫師都低估了憂鬱症，因而開出過少的抗憂鬱藥物處方。[72]我們如果能教導社會大眾更加理解精神科藥物的好處，就能有效地治療憂鬱症。精神病醫師傑拉德．克洛曼（Gerald Klerman）認為，反藥物人士的看法，反映出了「藥理學上的喀爾文主義」（Pharmacological Calvinism），因為他們認為讓人們感覺良好的藥物都是不好的東西：

> 在精神治療的領域中，這個世界區分了兩種人，第一種是聖人，他們能藉由意志力、自我領悟、精神分析或行為改變等方式以治癒病症或是獲得救贖，而其他人則因為道德精神軟弱而需要輔助工具，例如拉托寧（Thorazine）、眠爾通、或康伯斯（Compoz）等藥物。[73]

克洛曼發現，「喀爾文式」精神科藥物觀點，實際上讓許多社會大眾拒絕使用藥物，因為他們將使用藥物與道德上的軟弱連結在一起，而不考慮服用藥物帶來的各項好處。

許多支持者遵循DSM準則，認為藥物所治療的況狀就是憂鬱症，而非正常悲傷。但我們不清楚他們是否贊成用藥治療正常悲傷。有些支持者立場很清楚，支持用藥來治療所有的痛苦感受。[74]畢竟，親人過世、與戀人分手或失去工作等引發的痛苦，與憂鬱症的痛苦感一樣真實。既然我們有安全又有效的方式去緩解悲傷，那就沒有任何理由要忍受正常悲傷帶來的精神痛苦。絕對不會有人同意，在分娩過程中，婦女不能使用麻醉藥來解除正常的痛苦。人們如果覺得選擇性血清素再回收抑制劑類藥物能照亮人生、能對自己的情緒擁有較強的控制力、並能提升自尊心、甚至能減緩因生命存在而帶來的無可避免的種種苦痛，即使沒有任何精神疾病，他們還是有權使用藥物。在這種觀點下，「緩解痛苦」的價值，遠大於使用藥物去處理正常悲傷可能產生的代價。

至於反對藥物的立場，通常是來自精神病科專業領域、臨床醫學與政府單位以外的人士。他們的反對理由之一是，以藥物治療正常悲傷，其實是將人類處境中與生俱來、有價值的部分，全都當作是需要接受治療的疾病。數千年以來，人類不斷透過宗教、靈性與哲學去理解，自身的苦痛與更高層次的生命問題有何關聯。[75]探究生命就能理解，情緒如何與人類存在的基本面向有關，對自身的感受獲得更深的體悟，而這些都不是藥物治療能做到的。哲學家卡爾·伊利亞特（Carl Elliott）感嘆：「我們對於百憂解及同類藥物有擺脫不去的擔憂，但往好處想，它們所治療的狀況，有某部分是我們生命中那些寂寞、易被遺忘甚至是無法承受的悲傷。」[76]使用藥物意味著逃避去面對生命問題。除了哲學考量外，透過藥物治療正常悲傷，或許會讓我們失去它能帶來的心理正面效益。到目前為止，我們還無法完全理解，從生物設計來看，為什麼失去重要的人事物時，人類為何會感到悲傷。也許未來我們能了解，人類遭逢重大痛失後陷入悲傷是有好處的，即使短時間內不明顯，但從長期心理運作來看，那可能是最真實且重要的東西。

另一項反對意見則呼應一九五〇與六〇年代出現過的批判聲浪：廣泛使用抗憂鬱藥物，會使我們易於接受（而非反抗）自身被壓迫的處境。從這個角度來看，過度使用精神科藥物，會造成一種錯誤的世界觀，將社會問題都誤認為個人問題。開藥這個動作所傳達的訊息是，各種公共議題（不平等的婚姻、剝削的工作條件以及資源分派不均）都只是個人問題，用藥物治療就可以解決。[77]把正常悲傷疾病化，人們就會逐漸接受，雖然悲傷是社會問題引起的，但藥物治療是適當的處理方式，於是忽視了其他可能的解決辦法。這種疾病化的過程讓社會轉移焦點，不再去研擬適當的政策，設法改變會造成悲傷感受的社會條件。[78]事實上，在一九五八年，美國衛生局長伯內（L. E. Burney）便提出警告：「日常生活的問題不應該用藥丸就想解決。」[79]這項大聲疾呼完全迥異於近年來數任衛生局長的態度。

也有許多人質疑，我們的正常悲傷與情緒，成為公共領域的焦點合理嗎？那不是個人問題嗎？抗憂鬱藥物的推廣，促使我們看待自己更脆弱、更容易受傷，必須依賴專業人士不斷介入並提供保護。[80]慢慢地，透過各種篩檢與藥物治療，私領域的自我要被社會監測與管理。相較於生理疾病的檢測（通常需要求助於專業醫師），情緒與感受的檢測會造成更大的侵擾與脅迫。

除了抗憂鬱藥物在政治與文化上的影響，有些反對者是針對藥物的有效性與安全性問題。他們質疑抗憂鬱藥物的良性本質，堅信它的副作用（如喪失性欲、反胃、腹瀉、頭痛）比支持者宣稱的更普遍且對人體有害。[81]反對者也提到了逐漸升高的自殺傾向，尤其是在剛開始服藥的年輕人身上，不過目前尚未有明確的事實可證明。[82]最後，他們指出長期用藥可能出現的不良副作用。無可置疑的是，新式抗憂鬱藥物比舊的更安全，但我們還是應該關心廣泛使用可能帶來的後果。

批評者認為，支持者過度膨脹了此類藥物的有效性。在當前醫學手冊的推波助瀾下，醫師會把選擇性血清素再回收抑制劑類藥物作為第一線治療藥物，不論是對輕微或嚴重的憂鬱症。[83]透過隨機的安慰劑雙盲測試，研究人員想證明抗憂鬱藥物比安慰劑有效，但結果卻是南轅北轍。其中一組實驗團隊總結：「雖然有許多實驗證明抗憂鬱藥物比安慰劑有效，但也有不少實驗得到相反結果，包括一些大型且廣為人知的指標實驗，比如醫學研究協會（Medical Research Council）以及國家精神衛生研究院早期進行的實驗。」[84]英國國家衛生與臨床卓越研究願（National Institute for Health and Clinical Excellence）研究了英國境內各項實驗後，總結道，不論是哪種程度的憂鬱症狀，選擇性血清素再回收抑制劑類藥物不一定比安慰劑更有實質的臨床效果。某篇研究報告也如此結論：「我們仍然質疑抗憂鬱藥物的效果與風險。相關單位應該重新考量目前此類藥物的處方建議。」[85]。所以從證據來看，醫師不該一頭熱地開立此類藥物處方。

至於與精神疾病無關的悲傷（症狀較不嚴重，也可稱作輕度憂鬱），我們更欠缺實質證據能證明抗憂鬱藥物的療效，更別說大多數案例無疑地屬於正常悲傷。即便是最熱衷支持抗憂鬱藥物的單位——美國衛生署，也在研究報告中對輕度憂鬱的療效持保留態度：「在輕度憂鬱的案例中，使用藥物的回應率大約在百分之七十，而安慰劑的回應率是百分之六十。」[86]換言之，對輕度憂鬱的療效，抗憂鬱藥物僅比安慰劑多出百分之十。事實上，在輕度憂鬱的受試者當中，有一半到三分之二的患者只接受安慰劑，症狀就改善了。可能的情況是，他們一開始接受治療的問題其實不是憂鬱症，只是正常悲傷感受，隨著時間過去，或是進行一般的介入如人際互動或接受他人的情感支持，痛苦自然就會緩解。即使最熱切的支持者也同意：「就算透過嚴格設計的醫療實驗，我們也無法證明藥物治療能有效地改善輕度憂鬱。」[87]就算我們給控制組的安慰劑有類似抗憂鬱藥物的副作用，也看不出抗憂鬱藥物與安慰劑的效果有什麼差異。[88]

因此，關於抗憂鬱藥物的有效性，尤其是針對輕度憂鬱，證據是不明確的。不過，既然這些藥物受到社會大眾廣泛使用，我們實在很難相信批評者的看法，認為藥效有限還有很大的不良副作用。許多人認為，抗憂鬱藥物提供了合法且一般來說較為安全的管道，讓他們有能力去管控自己的悲傷情緒。更且，臨床實驗也有可能搞錯了方向。在實際情況下，消費者與醫師通常都會嘗試幾種不同藥物，直到找到有效的。[89]相較之下，各種臨床實驗可能低估了藥物治療的整體有效性，因為他們在實驗中只採用一項特定藥物，而它可能對某些受試者無效，但也許沒有放進實驗中的藥物才有效。為了排除這項疑慮，最近進行的幾項多重藥物實驗的確顯示出了較高的症狀改善率。[90]因此，雖然一般人相信，藥物不比安慰劑有效，但並不足以對藥物治療的有力批評。然而，我們也難以找到任何有力的理由去說明，為什麼政府應該制定政策，鼓勵人們使用藥物去治療輕微的憂鬱症狀，其中大多數可能只是正常的悲傷感。

關於抗憂鬱藥物的使用情況，眾多說法相互對立，民眾難以取決。兩造論點都有一定道理，所以是否應該對正常的負面情緒開立精神科藥物，我們也找不出普遍的答案。消費者必須自行統合所有考量，自己判斷是否應該使用抗憂鬱藥物去管控自己的情緒問題。過去數十年來，社會大眾對此問題的判斷很明顯地傾向於支持藥物使用。我們對於正常的痛苦情緒的忍受力逐漸降低，有許多人把藥物當成控制自己感受的工具。[91]如果他們發現，使用藥物後生命更加明亮，便會打從心裡深信這個選擇是對的，政府不應該禁止大眾透過可信賴的醫師去尋求這份解脫感。我們也不能忽視DTC的功勞，那的確讓許多憂鬱者敢於出面尋求醫師的幫助，得到有效的藥物治療。[92]如前所述，應該牢記在心的是，精神疾病診斷不應該被設計為暗示疾病存在，進而妨礙自我判斷。

結論

截至目前為止，關於抗憂鬱藥物的適當使用方式，仍有許多議題尚未解決，因此，面對支持與反對的各方說法，最明智的方式便是抱持著小心謹慎的心態，避免一體適用單一觀點。在過去，政府官員會擔心精神科藥物的過度濫用與危險性，也不樂見製藥產業積極鼓勵更多不同的族群去使用藥物。國會舉辦許多聽證會，質疑藥物的推銷方式，尤其宣稱它能解決日常問題。如今，觀念一百八十度大轉彎，以症狀為本的診斷準則輕易地改變了人們的觀念，生活中常見的壓力變成疾病的徵象。當然，兩種極端立場之間仍有中庸之道。

舉例來說，如果將DSM重鬱症準則修改為能適當區辨出正常悲傷與憂鬱症，會對DTC

造成哪些影響？讓我們來做個比較：在一九六〇年代，藥廠「山德士」（Sandoz）推出一款新式鎮定劑「思銳得」（Serentil），廣告明確地宣傳它能解決生活中常見的問題：「初來乍到某座城市的人無法結交朋友。上班族無法調適新職位。婆婆無法與新媳婦好好相處。經理無法接受退休事實。」在當年，食藥局強迫山德士撤下這支廣告，還必須發表修正聲明，說明該公司無意於將思銳得應用在「正常生活中每天都會遭遇到的焦慮處境」之上，而只是針對「某些疾病狀態」。[93]如果DSM能對重鬱症訂出較為嚴格的準則，那麼DTC式抗憂鬱藥物廣告內容就必須跟著調整。這麼一來，至少能稍微減少民眾用藥物解決正常生活問題，但前提是整個社會希望改善這個問題。

然而，在一九八〇年以前，究竟要不要用藥改善正常悲傷，出現過眾多爭辯，如今卻幾乎消失於精神病的討論中。不過針對其他藥物，類似的探討仍在進行（例如，是否應該讓個子較小的人服用生長賀爾蒙）。[94]跟精神病藥物有關的討論，只狹隘地專注於藥效、副作用或者更好的治療方式等等。之所以會變這麼貧乏，原因在於，當我們預先將某些情況定義為「疾病」，那麼何種治療方式最適當，答案呼之欲出，因為我們早就認定當事人一定是哪邊出了問題。只不過，相較於治療不正常的人體運作，是否該用醫療方式介入正常的心智運作，門檻標準不是應該更高嗎？今日我們沒看到有人討論這些問題，也沒人留意到這些細微差異。

本章的分析顯示出，執行診斷的專業人士需要有更清晰的疾病概念，並取得患者完全的知情同意。知情同意中最重要的部分在於，患者應該盡可能得到最正確的診斷，而最基本的診斷即在於區分出真正的精神疾病與正常的情緒狀態，後者是對日常生活處境的回應，不需要醫療介入、隨著時間過去就可能緩解。有哪些可能、適合的治療方式，預後情況如何，就要取決於當事人是生病或經歷正常悲傷，重點在於，在決定最適當的治療方式之前，專業人士必須告知患者所有的資訊。

第十章　為何社會科學無法成功區分正常悲傷與憂鬱症

精神醫學研究並非孤立無援，臨床上的理論知識，還有其他許多學科提供基礎。因此，許多學者期許人類學或社會學等學科，能有助於修正精神疾病分類的混淆情況，尤其是區分真正的憂鬱症與正常的強烈悲傷。人類學家應該能找出人類普遍的情緒機制，詳述因文化差異造成的不同情緒表現。他們也應該能準確地指出，這些正常的表現差異哪些情況下會被錯誤地冠上疾病之名。再來，社會學家應該能證明，社會壓力處境為什麼會導致與疾病無關的悲傷，儘管這類感受有時會嚴重到符合ＤＳＭ憂鬱症準則。他們也應該能區分，社會壓力導致的正常情緒反應與精神疾病是兩個不同的研究領域。

然而實際上，精神醫學混淆了正常悲傷與精神疾病，這些學科卻無法提供有力的批判基礎。其他學者無法在自己領域的區分疾病與正常狀態，但卻沒有影響他們的研究發展，甚至順水推舟，讓精神醫學的疾病定義無所不包。人類學家專注於從文化相對論定義悲傷與疾病，因此主張，只有在特定文化的價值體系下，悲傷或疾病的定義才有效。社會學家甚至將悲傷與疾病當作是可以交替使用的概念，不區分二者的差異。本章將說明，其他學科的學者無法成功區分正常悲傷與憂鬱症，不僅無法幫助精神醫學解決概念上的難題，他們自己領域中的相關研究也陷入一片混亂。

人類學

普遍性概念所扮演的角色

如同本書第二章的論述，當我們希望各自對正常悲傷與憂鬱症給出適當定義時，便必須考量多元的文化價值以及全人類都有的痛失反應機制。有的痛失經驗是人類共有的，例如屈辱性的喪失社會地位、失去珍視的親密關係、無法達成社會成就等等。雖然因文化不同表現方式不同，但是悲傷的情緒以及隨之而來的症狀各個文化下的人都有。隨著各文化不同的地位概念、珍視的情感或有價值的目的，痛失反應機制的表現設定也會不同。要區分正常與病態的痛失反應，必須考量各文化系統的意義。文化背景也會影響著人們如何學習去以適當的方式表現出悲傷與憂鬱之感。

人類學家有充沛的資源去研究，哪些痛失反應的表現方式是受到文化影響，哪些又屬於人類共有的典型身心運作。演化過程造就了我們正常與異常的痛失反應，但人類學家認為我們不可能找出令人信服的普遍區分，於是加深了精神醫學對二者的混淆。這個見解多少是因為，人類學界長久以來並不同意有所謂的普遍「人類本質」。在過去很長一段時間，我們是從歐洲文化中心來定義「正常」這個概念，用它來壓迫非西方社會，視為次等文化。不過這番反省也反映出了後現代主義者的混淆觀點，認為文化決定了所有的人類表現。

研究憂鬱症的人類學家普遍認為，要區分正常與疾病，就得完全參照特定文化群體中的價值體系。人類學家露絲．潘乃德（Ruth Benedict）的經典著作《人類學與異常現象》（*Anthropology and Abnormal*）中，為人類學的憂鬱症與其他精神疾病的研究訂下基本方針。她強調，所有關於正常與疾病的定義都必須來自於在地性概念，不能普遍為跨文化的共通現象。[1]潘乃德論述道，在某些文化下被當作疾病的憂鬱表現，在其他文化中可能只是正常現象。以亞歷桑納州的蘇尼人（Zuni）為例，他們將極端的順從與宿命論視為人們的正常的表現，也是他們文化體系讚許的人格特質，然而西方的精神醫學家卻可能診斷為重鬱症。潘乃德認為，所有普遍性的正常與疾病概念，都是西方民族優越感下的思維，我們無法用它們來正確理解原住民的行為意涵。相反地，在地文化體系才能適當定義當地人的正常與疾病觀念。

潘乃德的論證中有不少理論缺陷。顯而易見的是，她所描述的，都是蘇尼人自認的正常狀態，多半根植於該文化體系形塑出來的哲學觀與人格傾向。西方的精神醫學家絕不能把這些狀態診斷為精神疾病。但潘乃德並未仔細區分，除了這些顯著的正常表現，還有其他表現較不能用文化解釋，而蘇尼人也視它們為真正的精神疾病。當然，在某文化下被視為正常的狀態，可能在別的文化中是精神疾病，前者是該文化形塑的正常意義與表現方式，後者是痛失反應機制上的功能異常。在蘇尼人的文化體系下，長期極度缺乏愉悅感是正常的狀態，但在西方文化下卻意味著憂鬱症，因為我們的社會化過程完全不同，正常情況下不會變成那種狀態。當我們在區分正常與疾病時，當然必須考量不同的文化規範，但這不代表文化規範本身就能完整定義疾病，它只是形塑正常概念的眾多因素之一。

潘乃德的理論預設一直是「新跨文化精神醫學」（New-Cultural Psychiatry）的核心立場，從一九〇年代開始就主宰人類學的精神疾病研究。哈佛大學人類學家暨精神醫學家凱博文（Arthur Kleinman）也將潘乃德的理論當作核心思想，對特定文化下的憂鬱狀態提出許多有洞見且詳細的研究報告，並且提出了多項有說服力的批判，指出精神醫學傾向誇大憂鬱症的普遍性。凱博文提出了謹慎的跨文化學術研究，流利且具啟發性地描述患者行為背後的社會與個人意義，重塑跨文化精神醫學的內涵與研究方向。然而，以凱博文作為典範的人類學家，雖然試圖推翻民族優越論，卻又過度強調文化差異，以致於幾乎完全有普世皆然的憂鬱狀態。這對整體人類學的研究進路造成許多令人深思的概念問題。如今，許多人類學家在解釋各個社會下不同的憂鬱定義與表現形式時，拒絕使用跨文化、著重生物功能的概念區分。[2]他們認為，人們的各種心理功能，諸如思想、語言、感受、心情等等，絕大多數都是源自於身處的特定文化，而非生物能力。依據人類學家勞倫斯．克邁爾（Laurence Kirmayer）的說法：「我們的心理系統有極度的可塑性，幾乎可以演變成各種模樣……除了少數比較基本的生理功能之外，我們不可能使用任何普遍性概念去界定人類的心理系統或運作機制。」[3]

因此，研究憂鬱症的人類學家強調文化的獨特性。所謂的文化，意指群體中的人共同擁有的習俗、象徵、信念、價值與規範等等，不同的群體有不同的文化。不同的文化規範構成了各自的正常與病態概念，我們不可能找到一種深植於人類共同本性的正常悲傷或憂鬱症定義。依此，所謂的精神疾病，就是特定文化下定義出來的脫軌或負面的行為。若說有什麼普遍一致的心理運作機制標準，就是帶著西方文化的優越感，以我們的分類法去看適當或不適當。[4]當我們說悲傷是生物功能，是一種情緒表現與痛失反應機制，便是用西方精神醫學與西方文化創造出來的分類範疇，霸道地去解釋其他文化的定義、規範與表現方式，但事實上它們不適用於西方範疇。[5]

舉例來說，人類學家嘉納納什·奧貝賽克拉（Gananath Obeyesekere）認為，斯里蘭卡的佛教徒將絕望、無意義與悲傷等心理症狀視為自己文化形塑的人生哲學，而非某種疾病。[6]佛教徒把自身的絕望感極大化，推及整體世界的運作，以此來面對人生的痛失經驗，從他們的世界觀來看，悲傷絕對不會有病態意義。依奧貝賽克拉的想法，依照不同文化，悲傷的定義大不相同，所以不可能有普遍的疾病分類法。若要探究何謂憂鬱，必須在特定文化群體的概念體系下進行描述與分析。

奧貝賽克拉描述的斯里蘭卡佛教徒當然沒有憂鬱症，雖然他們的行為表現可能符合DSM重鬱症準則。很顯然地，奧貝賽克拉談的是正常悲傷，因為他描述的那些症狀之所以出現與持續，乃導因於當事人的痛失經驗與人生哲學。他的探究未包含與人生哲學或痛失經驗無關的長期深層悲傷，後者才應該被歸為憂鬱症。他並未證明，斯里蘭卡人不會把後面一種情況視為精神疾病。事實上，從西方的憂鬱症歷史文獻來看，不乏許多厭世者，他們與奧貝賽克拉描述的佛教徒類似，懷有哲學性的憂鬱心情，正如同斯里蘭卡人珍視的人生觀，但不是真正的憂鬱症。將DSM準則套用在佛教文化，奧貝賽克拉察覺到的問題點，並非在於將西方疾病分類法無效地強加在不適用的文化。相反地，他發現到，不論是依據西方或佛教觀點，DSM對憂鬱症的定義都無效。而且一般人都同意，適切的痛失反應或哲學立場不應該被貼上憂鬱症的標籤。正因為DSM錯誤地把西方觀點變成通則，才會使得西方文化與斯里蘭卡的疾病概念看起來不同。

奧貝賽克拉在檢視自己的研究資料時，並未試圖適當區分疾病與非疾病。相反地，他使用斯里蘭卡人之例去證明我們不可能對精神疾病的本質做出普遍性論述：「疾病本身便是一項不健全的概念。或者，我們可以用另一種方式來看，真正存在的只有不適感（illness），而沒有疾病（disease）。」[7]「不適感」端視不同文化如何去定義誰有資格成為病人，「疾病」則是客觀的病理學概念。照奧貝賽克拉的講法，疾病不外乎就是不適感。但是，奧貝賽克拉的資料完全無法證明此點，反而顯示出，各個不同文化都明白承認，悲傷反應是正常的心理過程，因此DSM準則依舊是有問題的。

另一項廣為人知的憂鬱症研究，是凱薩琳・露茲（Catherine Lutz）針對密克羅尼西亞群島

（Micronesia）上的伊法利克人（Ifaluk）進行的人類學研究。露茲對比伊法利克人與西方醫學描述的痛失反應，認為憂鬱概念「特別屬於西方的文化範疇」。露茲發現，當有親朋好友過世或離開群島時，伊法利克人表現出的悲傷感受包含：「對逝者極度想念與感傷、失去食欲、不想參與族人對話或其他活動、老是昏昏欲睡。」[8] 露茲將伊法利克人的悲傷症狀與西方精神醫學中描繪的內心變化進行對比：

> 伊法利克人因失去重要的人而出現的心理變化，全都有具體的對象，是珍視的人、分離兩地或天人永隔的人。據我所知，伊法利克人從未談論到沒有明確對象的痛失反應。而這些情緒變化全部都被他們視為正常的心理狀態。[9]

露茲結論道：「跨文化的普遍性憂鬱症研究應該被淘汰，我們應該改去檢視各地方的人如何定義痛失與目標受阻的情況，看他們社會所規定的回應方式。」[10]

露茲的研究很傑出，完整記述了伊法利克人的正常悲傷。照理來說，她應該接著批判西方精神醫學無所不包的憂鬱症定義，錯誤地將伊法利克人的回應方式都歸類為異常狀態。然而，露茲卻與奧貝賽克拉一樣，把研究成果用來推翻普遍性定義的可能性，支持只用在地性概念來做研究。事實上，露茲的研究分析顯示出，伊法利克人與其他時代或社會中的人一樣，都會粗略區分正常悲傷與憂鬱症。露茲接下來指出，ＤＳＭ過於強調症狀，是於放棄了傳統的正常與疾病劃分標準。這種做法是錯的，許多在西方醫學中被歸類為疾病的心理情況，在伊法利克人的標準下則否。當我們用西方文化的民族誌研究法，去比較不同文化的一般人觀點，也會同意，露茲描述的伊法利克人況狀並非疾病。從露茲的研究成果並非否定普遍適用的正常與疾病之概念區分不可能成立，反而顯示出在痛失反應與正常悲傷間有跨文化的共同元素，不過當前西方的精神病定義並沒有妥善納入這一點。

對憂鬱表現的文化差異，凱博文也做出廣為人知且前瞻性的研究報告。凱博文有時也會採取極端的立場，認為憂鬱症是「西方精神醫學家建構出來的文化範疇，用來劃分同一類型的病患」。[11]凱博文在部分著作中，認為西方精神醫學分類就是典型的分類謬誤，錯誤地將西方文化的診斷準則當作普遍的疾病特徵。凱博文斷言，沒有完全不受文化影響的疾病概念，只有特定文化下的解釋模型。[12]

凱博文著作中最常見的，是他對「疾病」與「不適感」的區分。[13]他認為，疾病是異常的生理狀態，是自然世界中的普遍現象。不適感則是確實的疾病體驗，是我們對各種疾病狀態的感知、詮釋、回應以及表達方式等等。疾病是普遍的身體感覺，不適感基本上受到文化規範與意義的形塑，在不同的社會族群中會有不同的表現方式。

凱博文在中國進行的廣泛觀察與訪談，歸結出中國人通常使用生理症狀來表達憂鬱，這與西方世界慣用的心理表達完全不同。中國患者描述憂鬱症的主要病徵時，側重於生理問題，但缺乏相應的心理症狀。與西方人不同，中國患者會抱怨身體不舒服，但不會說自己覺得憂鬱。

他們會將不適感都歸因於生理問題，拒絕承認自己有任何種類的精神疾病。凱博文認為，中國人之所以聚焦於生理症狀，否認任何心理症狀，是與中國文化的價值觀有關。傳統上，中國人不鼓勵用言語表達內心私密的情感，扮演好自己社會角色與妥善處理人際關係才是第一要務。表達自己的感受（例如寂寞與悲傷）會招致汙名，自己也會感到羞愧，意味過度關注自己。因此，中國文化鼓勵人們說出生理上的毛病。凱博文從研究得出結論，人類學的核心焦點應該擺在「不適感」，而非「疾病」：

完全用下背痛來理解自己的憂鬱感，或當成令人內疚的存在絕望感，是兩種完全不同的不適感表達方式：症狀不同、求治的模式不同、治療方針與過程也不同。也許兩者的「疾病」是一樣的，但在「不適感」才是關鍵要素。[14]

筆者在原則上同意凱博文對於疾病與不適感的區分，前者是普遍潛在的失能狀況，後者是不同文化對身體失能形塑出的表現方式。但凱博文的整體論證還是有些問題，因為他只聚焦於疾病的「不適感」。第一，如果真的有些失能狀況是全人類都可能發生的，那麼我們多半就得仰賴科學找出治療方式以介入改善，不管患者的文化表現如何。第二，凱博文把中國人的許多狀況都貼上「憂鬱」標籤，但又說它們與西方定義的憂鬱症完全沒有共同點。不過，透過跨文化研究，他究竟發現哪些共通元素，足以讓他把某些狀況歸類在同一種病症：憂鬱症。我們似乎需要考量脈絡（例如痛失經驗）或者是其他人類共有的特質去建構憂鬱概念，凱博文以及其他人類學家才能找出普遍潛在的失能狀況，不過這個前提正好顯示出，凱博文的反普遍論證搞錯方向了。事實上，每個文化下認定的憂鬱症，西方人多少也都承認。

第三，不管一般人如何區分憂鬱狀態，凱博文從沒來有認真思考，各種不同文化究竟如何區分正常與病態憂鬱症狀，畢竟他得先找出人們是如何看待那些沒有負面文化表達方式的失功能狀態。凱博文以非常廣泛的方式去理解「不適感」，包含各種主觀、不愉快、受到文化認可的經驗，並將「疾病」定義為「不適感」底下的生理狀態。這等於把正常的負面情緒與疾病擺在一起談，也排除了任何一種文化對此做出的區別。

第四個缺點不應該出現在人類學家身上，但凱博文的確沒有清楚區分，人們願意表達的狀況有兩種，其一是社會所認可的，另一種是自己的真實感受與信念。有些文化下的人習慣對他人隱藏感受，所以人類學家觀察到的差異可能只是表面的，因為對方隱藏自己真正的情緒。[15]真實體驗與文化形塑的表達方式有所不同，若無法確實區分，就會出現接下來所提更嚴重的問題。

最後我們就要質疑凱博文最核心、最著名的觀點。他認為，中國人經驗到的是身心失調的憂鬱症狀，而非西方式的情緒憂鬱症狀。仔細檢視他蒐集的資料，我們發現，中國受訪者在陳述自己的憂鬱體驗時，沒有特別著重在西方人會表達的症狀，但被問到具體的症狀時，大部分人的回答都符合DSM的憂鬱症狀。後續的田野調查也顯示出，中國與西方的受訪者大多經驗到類似的症狀，這與凱博文的主張相左。[16]他最著名的研究結論：「亞洲人在表達憂鬱感受時與苦痛相關的慣用語彙，都聚焦於生理問題，而非DSM下的心理症狀。」似乎比較像在說明，人們如何受到社會的影響而以特定方式表達自我，但比較不是在闡述自己的真實經驗。[17]

某些文化可能沒有適當的語彙描述內在的情感狀態，或是禁止人們談論或關注自己的內在感受，因此會發展出自己的表達方式，或是用生理狀態來描述憂鬱心情。就算憂鬱症狀的表達方式沒有文化差異，凱博文終究沒有解決根本問題：各種情緒表達方式所傳達的，究竟是正常的悲傷，或是真正的憂鬱症。

均衡考量普遍性與文化因素

關於各種正常與病態的憂鬱狀況，跨文化研究領域提供相當豐富的資源，有助於我們深入觀察，文化意義系統如何形塑人類經驗。然而，當前的醫療人類只專注於各種表現差異，卻不考量差異之下普遍結構與條件限制，於是造成許多後續問題。研究憂鬱症的人類學家總是帶著相對主義觀點，認定疾病與正常的概念不可能跨越特定的文化架構。於是，人類學家將DSM症狀清單當作西方文化的憂鬱症概念典範，順水推舟指出，其他文化定義的正常狀況可能會被西方人歸類為病態，所以我們更應該支持文化相對主義。人類學家在理論上受到相對主義教條制約，擔心自己有文化與種族上的優越感，於是無法退一步去審視DSM所蘊含的人類本性；

這種批判本身沒有文化相對論的問題。

當然，我們可以用許多方式看待世界，所以不該如帝國主義者一樣，把某種文化分類法套用在其他文化。但我們也不應該忽視，事實上，各種憂鬱症分類法的跨文化研究，都不應該無視人類演化遺傳後的共同普遍本質，才能真正區分正常與病態。某些概念是特定社會結構下的產物，但它們所指涉的現實世界不必然是社會文化建構出來的。本書第二章提過，人類的悲傷情緒有一些普遍面向，引起悲傷的因素亦有普遍面向，既然這個情緒機制存在，那麼當中想必也有些普遍性的失常狀況。雖然文化體系會以特定的方式形塑人們對於強烈（甚至是病態）悲傷感受的表現方式，但文化所形塑的內涵還是普遍的心理狀態。儘管症狀的表現方式有巨大的文化差異，但不表示人類沒有共同的情緒基礎。更且，如果我們沒有形成普遍的概念，也就無法妥善研究各種憂鬱表現。先有超越症狀表現的憂鬱概念，我們才能主張，有些文化是透過生理症狀去表達憂鬱感受，而其他文化則是透過心理症狀去表達。

人類學家拒絕探究正常與疾病的普遍概念，也會使他們無法有力批判西方精神醫學。人類學家把正常與疾病都視為文化相對性的概念，不只無法做出超越任何診斷系統的正常概念，也就無法看出特定診斷系統的問題。人類學家必須體認到，若要適當地具體描述文化相對性事物，就必須依賴普遍概念，否則永遠無法發展出關於正常或疾病的有力概念，或是形成理論來說明，哪些因素會影響到各文化的憂鬱表現方式。人類學家自我設限，無法宏觀研究西方精神醫學，更無法推出實質的論述，以糾正西方過度診斷的錯誤。若更進一步發展的失能概念，詳細研究它在特定文化下的意義與功能，就能從新的跨文化人類學的產生有力洞見，對精神病診斷做出建設性的批評。

社會學

壓力社會學

DSM憂鬱症定義範圍過大，社會學有充沛的資源足以提出批評，也能顯示正常悲傷與憂鬱症的區別。壓力社會學（sociology of stress）是主要的心理健康研究典範，目的在評估有壓力的社會安排（stressful social arrangement）會造成哪些心理後果。[18]社會學家仔細探究我們的心理健康會受到哪些壓力因素的影響，例如人生大事或長年週期性的負面社會處境等等。壓力因素通常包含失敗的婚姻、失業、無法獲得高社會地位、工作與家庭責任無法取得平衡、不平等的生活條件，這些因素與社會環境會讓沒有病的人產生憂鬱反應，有時也會引發憂鬱症。社會學家應該探尋會造成憂鬱症狀的社會條件，而非個人的病理因素，也應該適度提醒精神病學家，不要過度將社會問題都轉化成醫療問題。

許多社會學研究報告指出，有壓力的社會安排會導致人們出現痛苦感受，心情隨著社會環境而起伏不定。[19]我們能從三項社會條件預測出高比例的痛苦感受：處於較低的社會階層、失去珍視的親密關係以及無法實現有價值的目標，第二章已經指出這三項是正常悲傷的主要肇因。[20]社會學研究證明，我們的痛苦感受不只來自於低劣的社經地位，也導因於在家庭與人際關係中處於次要的位置。[21]社會階級低落就會暴露於惡劣環境，包括不平等的經濟資源、高壓的家庭與工作環境、自己或身邊的人有嚴重的健康問題，這些因素自然地都會導致痛苦感受。相關研究更顯示出，低社會地位可能是正常悲傷的肇因，而非其後果。[22]

第二項主要的痛苦來源是失去親密關係。以一般的美國百姓為例，最讓人感到痛苦壓力的三種人生事件分別是配偶過世、離婚與分居。[23]失去珍視的親密關係影響深遠，通常有三分之一到二分之一的當事人會產生極度的痛苦感受。[24]最後，無法實現有價值的社會目的也會產生高度的痛苦感。無法放下實現不了的目標，或是感到活得不符合自己的期許，常常會引起非病態的悲傷感受，比如無法在專業領域中找到工作的大學畢業生，或是無法獲得終身職的教師。[25]能夠多少實現自己夢想的人比較快樂，達不到自己當年設下的人生目標就會非常痛苦。[26]在極度渴望擁有子女的不孕女性之中，也有高比例的人出現痛苦感受。[27]

社會學研究顯示出，社會不平等、失去親密關係、無法達成重要目的為什麼會引起悲傷，此外，痛失反應的嚴重度與持續時間，也跟生活環境的壓力程度有聯。我們經歷的長期壓力與人生大事的數量與強度，都會直接影響到悲傷症狀的嚴重度。[28]同樣地，經濟與人際關係的壓力源，持續時間也會影響到痛苦症狀的長短。[29]我們無可避免地會認為，社會學家所談的絕大部分痛苦的類型與起因，都跟正常悲傷有關，是社會環境造成的，只要相關條件沒有消除，痛苦就會持續下去。

社會學研究聽起來像是在警告我們，不應該將因社會條件引起的正常悲傷歸類為醫療問題。但是，社會學家還是接受DSM的分類法，以症狀為判斷基礎，將許多大大小小的負面情緒反應都視為精神疾病。他們沒有提出必要的區分來改善問題，反而大力支持DSM，把它應用在更多研究上頭。

在社會學研究中，最廣泛使用的評估法是「流行病學研究中心憂鬱量表」（Center of Epidemiological Studies measure of depression，簡稱為CES-D），它誕生於一九七〇年代，目的是要評估社會大眾的憂鬱情況。[30] CES-D包含二十個一系列的制式化問題，詢問受訪者在過去一週內出現幾次相關症狀。依據症狀在這段時間內的發生頻率，受訪者以零到三分回答每個問題，最後再將二十個問題的分數加總起來。問題如下：

一 我為一些通常不會煩惱的事情煩心。
二 我不太想吃東西，食欲不佳。
三 我覺得無法擺脫憂鬱情緒，即使在家人與朋友的幫助下亦然。
四 我覺得自己與其他人一樣好（此題評分方式相反）。
五 我無法專心做事。
六 我感到痛苦。

七　我覺得自己所做的每件事都花費很多力氣。
八　我對未來充滿希望（此題評分方式相反）。
九　我覺得我的人生非常失敗。
十　我感到恐慌。
十一　我的睡眠品質不佳。
十二　我覺得快樂（此題評分方式相反）。
十三　我變得比較安靜不想說話。
十四　我感到孤單。
十五　人們對我不友善。
十六　我很享受人生（此題評分方式相反）。
十七　我無法自制地哭泣。
十八　我感到悲傷。
十九　我覺得人們並不喜歡我。
二十　我無法再繼續努力生活。

分數加起來後，我們再看它落在病態分布表的哪一端，看看是輕微還是嚴重病症。十六分以上就是超標，嚴重度可比接受治療的憂鬱症患者。

正如同DSM準則，CES-D並未考慮症狀的發生脈絡。比起DSM，CES-D更容易對受訪者診斷出憂鬱症。受訪者是否有憂鬱情緒、是否無法感受到快樂，這些是DSM必要的判斷條件，但CES-D的問題就沒有包含必要的憂鬱症狀。即使受訪者沒有關鍵性的指標憂鬱症狀，他還是能在CED-D中拿到十六分。更重要的是，比起DSM，CES-D對症狀持續時間的要求較不嚴格。DSM要求持續時間必須至少兩週。反觀CES-D，倘若某個症狀在過去一週中只維持了一天，受訪者還是可以給分。在這樣的前提下，CES-D顯示出高度的憂鬱症盛行率，並不令人意外。在CES-D的評分下，超過半數經歷喪親之慟的受訪者、半數與另一半分居的受訪者以及三分之一失業中的受訪者，憂鬱症的嚴重度可比接受臨床治療的憂鬱症患者。[31]

另外，在接受CES-D篩檢的青少年當中，有三分之一到三分之二的人分數結果可比臨床憂鬱症患者。[32]在一九八〇年代晚期，奧勒岡青少年憂鬱症篩檢計畫（Oregon Adolescent Depression Project）的四項研究指出，大約有百分之三十九到六十的男孩，以及百分之五十六到六十三的女孩符合CES-D的憂鬱症標準。[33]同一時期，另外一項大型計畫的研究人員也使用CES-D對兩個地方的人們進行篩檢，發現到只有大約三分之一的青少年沒有憂鬱症。[34]有些研究人員將CES-D的憂鬱症標準提高到二十四分或甚至更高，依舊發現大約有百分之十的青少年有憂鬱症。[35]

CES-D所要求的症狀持續時間很短，所以各種短暫且經常發生的事情都很容易納入記分，考試的成績不佳、輸了重要的比賽、發現情人跟別人出去玩等等。[36]青少年最有可能在CES-D篩檢中得到高分，原因往往是失戀分手，這種事情在這個年齡層幾乎天天上演。有感情問題的人，總是會煩東煩西、無法集中注意力、感到沮喪、睡不好或是無法擺脫陰鬱的心情，看起來就像潛在的憂鬱症患者，雖然這些症狀沒過幾天就消失無蹤。

然而，社會學家依舊無法區分，症狀問卷上的高得分，究竟是導因於當事人長期且反覆發作的況狀（與社會環境無關），或是來自情境引發的短暫痛苦感受。在典型的社會學著作中，我們看到這些詞彙交替使用：憂鬱（depression）、痛苦（distress）、沒有幸福感（lack of well-being）、心理疾病（mental illness）、精神疾病（mental disorder）。有壓力的社會安排導致的心理狀態，社會學家稱它為痛苦，有時又稱為憂鬱或精神疾病，就算是同篇文章也會出現這種混用的現象。他們並未真正區分精神疾病與非病態的憂鬱症狀，後者乃外在環境所致，程度隨環境而變化，而前者則代表內在心理失功能。社會學家的研究只是加深這兩項概念的混淆程度。

社會學家沒有適當解釋疾病與憂傷概念，也沒有考慮到，當前壓力社會學的研究包含了兩種不同的研究領域。其中之一與精神疾病毫無關聯，而是針對人在社會體系的處境，壓力源所導致的正常痛苦感。另一項研究領域則針對會導致精神疾病的社會因子，畢竟巨大的社會壓力源會直接或間接導致疾病。許多外在環境會導致嚴重創傷，所以戰場上的士兵、暴力犯罪的受害者或大屠殺中的生還者都會出現心理上的失功能。[37]除了嚴重的創傷環境，長期的社會壓力也會導致內在失能。長期貧困、看不到更好的未來，人就會打從內心出現全面的無助與絕望感，即便社會條件終獲改善，但內心的苦痛卻不會消失。[38]

然而，在社會學家的研究中，有壓力的社會安排帶來的典型後果，並非內在的心理失能，而是沒病的正常人對於壓力處境的自然反應。這些自然反應是人對特定事件（例如摯愛之人過世）的可預期反應，並且受到文化形塑，連DSM準則都會明確地將這些反應排除於精神疾病的定義之外。[39]這些自然反應完全出自於典型的外在環境：持續下滑的低社會地位、失去親密關係以及無法實現理想中的目的，從生物設計來看，人類正常運作的痛失反應機轉就是要面對這些處境。[40]社會學家無法體認到這一點，所以許多壓力社會學研究中才會有混淆又歧義的概念。

喬治．布朗的憂鬱症研究

喬治．布朗（George Brown）是英國社會學家，他的憂鬱症研究可說當前最頂尖的。相較於其他社會科學研究者，布朗的研究對精神醫學更有影響力，尤其是對英國的精神醫學。他對憂鬱症發展出了精緻的社會學研究模型，在在證實了他的理論影響力。他的研究進路廣泛、與眾不同，不只關注會影響個人情緒狀態的細微的主觀意義，也發展精緻的研究方法與策略，來設計定性與定量的測量方法。布朗的研究方式在社會學中罕見，結合了個人的生命意義，輔以謹慎的方法學與有洞察力的理論。

接下來，我們要著重探討的是布朗研究的侷限之處，也就是他沒有清楚區分疾病與非疾病。事實上，我們實在不清楚他的理論模型究竟是在解釋哪些現象，或是企圖解釋哪些現象。布朗認定的憂鬱症案例中，少部分可能真的有精神疾病，但絕大部分似乎都只是正常的悲傷感受。可惜的是，雖然布朗的憂鬱症研究模型很重要，但他無法適當區分正常悲傷與病態的憂鬱症狀，於是限制了它的實際應用，甚至不經意加深了當前憂鬱症診斷方法中普遍存在的概念混淆。

布朗的重要成就在於發展出有力的篩檢方法，來統計造成痛失反應的社會因素。許多社會學研究都在尋找壓力生活事件與憂鬱症狀的關聯，但資料都有賴於受訪者的自我陳述與評估，包括經歷過的壓力生活事件以及伴隨的壓力程度。這類研究方法以受訪者的回答為基礎，本質上就會混淆個人主觀的心理狀態以及他經歷到的壓力事件的特質。研究結論大多不令人意外，依據受訪者的陳述，生活事件的壓力與憂鬱症狀的嚴重度有一定關聯。如果受訪者回想起某事件造成強烈症狀，那就會把它評為高度壓力事件。相較之下，布朗的研究系統採用客觀且獨立的觀察評估法（觀察者對受訪者一無所知，完全不知道對方的後續症狀），依據每個人經歷的事件的發生脈絡與本質，以及那些事件的個人意義（例如羞辱與欺騙），以此評估受訪人應該會感受到的痛苦程度。這個系統能獨立於受訪者的心理狀態與主觀評估，對生活事件做出壓力等級評估。因此布朗可以分出兩種測量，第一是針對生活事件的壓力程度，第二是評估結果。

他也將許多細微的個人經歷與脈絡因素加入對生活事件的客觀判斷。布朗的研究法很細心，能關注到與生活事件有關的細微意義，這在憂鬱症研究中是前所未見的。

就我們的觀點來看，布朗的研究系統非常有價值，研究者能因此獨立評估導致悲傷反應的壓力源的嚴重度，並且比較悲傷反應的比例。只要有這種方法，我們就能找出「合理」的悲傷反應概念，檢視正常與病態憂鬱狀況的區別。但是，這不是布朗研究工作的發展方向，他沒有做出這類區分。

相反地，布朗認為自己的工作是研究社會大眾的憂鬱症。他採用的憂鬱症篩檢方名為「現在症狀檢查法」（Present State Exam，後文將簡稱為ＰＳＥ），這是在一九七〇年代早期發展出的臨床訪談，架構也很清楚。ＰＳＥ的憂鬱症診斷方式非常類似於ＤＳＭ準則，也會檢視受訪者是否在過去的一個月內出現過憂鬱情緒，而且必須包含以下症狀其中四項：絕望感、有自殺念頭或自殺行為、體重減輕、睡眠時間過短、晚睡、缺乏專注力、憂愁感、失去興趣、自我貶抑以及變態反應性消失（angergia，無法對毒素產生正常反應）。布朗有時會使用門檻較低的憂鬱情緒準，只要一項ＰＳＥ症狀，就符合他所謂的邊緣憂鬱症案例，類似於前文提到的低門檻或輕微的憂鬱症。[41] ＰＳＥ與奠基於ＤＳＭ準則的結構性訪談最大的差異點在於，ＰＳＥ不關注受訪者的整個憂鬱史，只檢視他過去一年的情緒變化。

根據布朗的社群研究，憂鬱症人數比例竟高出其他學者的研究結果。在倫敦，大約有百分之十五的勞動階級女性在過去一年之內有布朗所謂的臨床憂鬱症（clinical depression）。[42] 他將憂鬱與恐慌等邊緣症狀也列入計算，所以研究對象中大約有半數都有憂鬱症。[43]布朗把這套方法翻譯為其他語言去進行跨文化研究，發現研究對象在過去一年內有憂鬱現象的比例，會隨著不同社會而出現極大的波動。本書第二章也提過，辛巴威城市地區有百分之三十的高比例潛在患者，西班牙巴斯克語鄉下地區比例最低只有百分之三。[44]不同的社會憂鬱症比例有極大差異，布朗於是結論道，絕大多數的臨床憂鬱症案例乃導因於心理社會因素，而非生物因素。

布朗的早期研究對象為城市中的勞動階級女性，從她們經歷的痛失事件與後續的憂鬱發展中找尋關聯。他研究的女性之背景包括：幼年失去母親、家中養育三個以上子女、與丈夫或男友缺乏親密或交心的關係、沒有工作，她們所經歷的人生事件足以說明社會階級與憂鬱的關聯。[45]在這項研究的案例中，有百分之六十七到九十的女性在憂鬱症狀出現前沒多久，都曾經發生嚴重的生活事件，足以威脅到正常生活。[46]絕大多數的事件牽涉到人際關係的難題，例如丈夫認為她是不稱職的母親、男友決定不再忠心陪伴、孩子離開母親住處搬去其他親戚家住等。[47]

布朗的後續研究工作專注於痛失事件的特有本質。在人際間扮演重要角色、負責重要且影響廣大的計畫、疼愛親人或珍視自己的一切，這些人特別容易出現憂鬱狀況。[48]痛失重要的人際關係時，有兩項特性尤其容易引發後續的憂鬱狀況。[49]第一，羞辱性痛失（humiliating loss），它會貶低我們的價值感，破壞我們的自尊心，讓我們覺得低人一等，因此出現憂鬱情緒。第二，欺騙性痛失（entrapping loss），它反而會讓我們無法逃離失去的情境，因而產生憂鬱情緒。布朗發現，經歷過羞辱性與欺騙性痛失的女性中，將近百分之五十會出現憂鬱反應，比起只經歷其他痛失事件的女性，出現憂鬱症狀的比例多出三倍。[50]

生活事件的特性影響極大，它們決定哪些女性會出現憂鬱症狀，也決定哪些女性能復原。布朗稱某些事件為「嶄新起點」，諸如找到新男友、更好的工作或是搬到較好的居住環境等等，它們會影響憂鬱症狀的持續時間。[51]環境壓力降低或遇上好事，我們就能從憂鬱中復原或稍加改善。憂鬱的肇始原因會反映它的發展過程，所以我們可以從某類生活事件預測出憂鬱的出現及持續時間。

布朗的研究方法以及對憂鬱反應的描述，絕大多數與本書描述的正常悲傷概念相同。布朗認為，憂鬱情緒普遍根植於的人性中，由此可見，人類大腦已經進化到足以處理各種生活壓力。[52]所有人都會發展出憂鬱反應的能力。[53]布朗也強調，某類型的痛失事件會帶來為嚴重的憂鬱情緒。同樣地，與憂鬱狀態相關的認知（例如無助感與絕望感）並非不適當，從負面社會條件的脈絡下，就完全可以理解。[54]布朗指出，「我們人類擁有不可思議的能力能去適應各種逆境與痛失」，更重要的是，當外在環境條件開始改善，許多痛失反應也會隨之消失。[55]布朗特別強調，憂鬱症狀出現前，會特別出現某類型的痛失事件，我們也能從某類型的正面社會安排預測憂鬱的消失。從此看來，他研究的似乎是正常悲傷，而非憂鬱症。

然而，他在描述症狀的特徵時，卻清楚表白，那些狀況都是憂鬱症，而非正常悲傷。的確，他研究的大多數憂鬱症案例中，有找到一小部內因性的憂鬱案例：「在全部臨床憂鬱症案例中，屬於精神症憂鬱（抑鬱）的案例不會超過十分之一。」[56]布朗將剩下百分之九十的案例稱為憂鬱症、臨床憂鬱症或者是神經性憂鬱症，完全不注意它們的特質。他的主張很一致，他的研究案例的精神疾病，與在患者身上發現到的症狀相同；他所研究的民眾，狀況等同於已經在接受治療的精神病患者。[57]布朗的證明在於，他比較社群案例與接受治療的病患，發現兩邊的憂鬱症狀發作前，都會有關鍵的觸發事件。[58]更重要的是，社群案例與精神病患都有相同的症狀。但即便兩邊在這些面向上相似，也不足以證明他們的患病情況相同。對壓力的正常與病態反應，兩者有類似的症狀。面對沉重的壓力，有巨大的反應是合理的，壓力源若持續存在，也會影響到反應狀況。但有些回應與壓力大小不能比例，甚至情況改善後，症狀依舊存在。在接受精神病門診治療的患者當中，包含為數眾多的非疾病者，他們只是對嚴重的痛失事件做出正常反應。布朗的問題在於，他並未進一步探究，在兩個群體中，哪些人真正有精神疾病，哪些人則否。

在某篇文章中，布朗也在思考，自己的研究對象究竟是悲痛抑或疾病，也知道旁人希望看他對疾病與非疾病的區分。[59]布朗發現，在社群研究中符合PSE準則的那些案例，類似於接受臨床治療的案例。除了上述百分之十屬於精神憂鬱症者外，在社群案例與精神病患者中，憂鬱症狀出現之前都發生特定的痛失事件，都有嚴重程度與持續時間都很類似。因此布朗並不同意門診患者才是患病，而社群案例只是出現悲傷感。布朗的結論是，對兩個族群來說，「憂鬱基本上就是一種悲傷回應」。[60]不過，布朗並未直接定義疾病的概念，因為他所有用詞都沒有對應到疾病或正常等概念。當布朗使用疾病一詞時，指是沒有社會引發因素的內因性或生物性狀況，這當然屬於精神疾病的範圍。當布朗使用悲痛（distress）一詞時，指的是社會因素觸發的反應。然而，如前所見，壓力源會引起病態反應，它所引起的正常反應後來也可能演變為功能異常的憂鬱反應，持續時間與嚴重度不成比例。因此，布朗的悲痛概念包含正常與病態的痛失反應。即便布朗認為絕大多數的社群與臨床案例都是悲痛而非疾病，但他提出的證據卻無法區分非疾病與失功能的回應。布朗認為，他其實是在比較兩種憂鬱症（類似於傳統的「內因性」與「回應性」憂鬱症分類），所以將符合PSE準則的案例稱之為精神症憂鬱症。布朗研究顯示出專業用語的問題，在詮釋當前文獻時常常會遇到，沒有預先在研究方法建立起對於明確的正常與疾病概念區分。

實際上，布朗的研究混淆了患者與有憂鬱症狀的正常人，當中大多數的研究案例可能都屬於正常悲傷。他們因為某些類型的痛失事件而悲傷，持續時間也會與外在環境的嚴重度成比例，並且會隨著環境改變而結束悲傷。然而，在布朗的案例中，有小部分患者的症狀在觸發環境消失後卻仍繼續存在，並未隨著正面環境出現而有所改善。在布朗的研究案例中，大約有三分之一有相關症狀的人，在生活處境大為改善之後卻仍然處於憂鬱中。[61]布朗的研究工作值得讚許，因為他詳細區分引發憂鬱情緒的社會處境，但他卻忽視了另一種內在失能狀況，它最終會與環境脈絡脫離關係，持續存在，那就可能是真正的精神疾病。

我們相信布朗的最大成就在於，他準確地點出與描繪強烈悲傷（絕大多數屬於正常反應，雖然布朗不會這麼認為）的本質與起因。他也細微區分了三種痛失事件的特質（嚴重度、羞辱性、欺騙性），它們最有可能造成正常悲傷感受，而且只要環境壓力源尚未消失，症狀就會持續存在。雖然布朗認為自己的工作是在研究憂鬱症，但其實他的首要貢獻是讓我們認識某一種類的正常悲傷，它們起於極度負面且不公平的社會環境。布朗卓越的研究工作顯示出，即便是最頂尖的社會科學研究，也可能會接受與支持（而非挑戰）精神醫學越來越嚴重的概念混淆，無法區分疾病與負面情緒的差別。

結論

人類學與社會學研究都加深了正常悲傷與憂鬱症的概念混淆。人類學家完全不認為有可能發展出超越區域的憂鬱概念，因此無法指出西方精神醫學的問題，以改善疾病的定義。社會學家交替使用悲痛與憂鬱等詞彙，意味著他們認定所有的悲傷反應是某種精神疾病，因此，他們也無法質疑當前精神醫學無所不包的憂鬱定義。喬治·布朗建構了卓越的理論，指出悲傷感受的發生情境，但依舊沒有區不同的憂鬱狀況，一種導因於內在失能，另外一種是正常的情緒反應。我們之所以如此難適當區分正常與疾病，部分原因在於，各種社會科學的憂鬱症研究，無法採取獨立且具批判性的立場去挑戰ＤＳＭ診斷準則。

第十一章 結論

在最後一章，我們將補強幾處本書的論證不足之處。第一，我們會探究，如果現行的憂鬱症診斷準則有我們所指出明確缺陷，那麼，為什麼沒有人去改變錯誤，或為什麼無法輕易改變？要思考這個問題，就要先跳脫診斷本身的理論問題，轉而去思考，一旦某種定義成立，對哪些有力的單位有好處，既得利益在哪裡。第二，我們會回到前兩章提出的演化觀點，來作為接下來討論的主要架構。許多學者反對用演化來理解正常的人類功能，本章會提到幾個比較有趣的看法，並簡短解釋為什麼這些反對意見無法駁斥。然而，會有許多讀者好奇，究竟哪些方式可以解決本書提出的問題。因此，我們將提出一些初步的策略構想，希望能改進重鬱症的診斷方法。

憂鬱症的支持者

本書前面已經詳細論證，現行ＤＳＭ重鬱症定義中有明顯的理論問題。我們以經指出，此問題普遍存在於當前的心理健康醫療與研究機構、滲透到公共政策的制定過程，因而擴大了憂鬱症的定義範圍。這個定義韌性很強，歷經三次DSM改版仍未受動搖，我們甚至也看不出任何徵兆，DSM團隊編輯下一版DSM（第五版）時，會將重鬱症準則列為優先改變目標。若我們在書中提出的論點有實質意義，那麼我們應該合理地質問：究竟是哪些因素阻礙學界更動它的定義，不去改善理論缺陷？

假若其他條件不變，要改變現行的疾病診斷準則，我們當然有合理的理由採取較為保守的態度。最重要的理由是，研究時若使用不同的準則進行樣本篩選，就無法簡便地以科學方法比較研究結果，無法積累知識，破壞研究之初可靠、可敬的科學標準。的確，我們常常見到某些團體提出自己偏好的方案來改變準則，但總是欠缺足夠的有效研究證據，有正當的科學理由支持改變。因此，改變診斷準則似乎變成政治而非科學問題。

不過就我們在本書提出的問題來說，各種條件已變。就概念上來說，我們已經清楚看到重大無法忽視的理論問題，如果不修正，就會影響整體準則的有效性。現行概念是無效的，無法作為科學研究的適當起點，若執意要基於研究目的堅持診斷方式的一致性，實在毫無意義。因此，改變診斷準則的標準反對理由不適用，那麼為什麼準則依舊保持不變？

面對這樣的疑問，讓我們從定義與概念的層面，轉去看整個社會以及各個機構的權力關係。不過，要瞭解人們如何出於權力目的利用某個概念，就要先探究為什麼它能正當地獲得廣泛應用，因此我們前面討論過它的邏輯與架構。然而，單純的邏輯因素無法解釋它如何被利用來滿足更廣泛的目的（即便有時根本用錯了），真正有決定力量的乃是社會因素。[1] 以現行的憂鬱概念為例，前面已經分析過，它包含了明顯的正常悲傷與憂鬱症之案例，同時也涵蓋難以判定、模糊的邊緣案例，不同的團體便能以符合自身利益的角度去理解它。尤有甚者，許多支持者發現，以症狀為本的憂鬱概念來做研究可以得出很高的患病率，當中就有可利用的空間。

各大藥廠以及某些醫療專業人士就是憂鬱定義的主要推動者與受益者，有了這個定義，原本不屬於醫療範圍的症狀都可以貼上疾病標籤。專業人士總是全力擴大他們掌控的範圍，只要有症狀被貼上疾病標籤，他們就能有首要的話語權。[2] 以症狀為本的精神疾病概念擴大了症狀範圍，專業人員也就可以合理進行相關醫療措施。[3] 只要扛起治療精神疾病的大旗，就可以有正當的藉口，將正常的人類情緒歸類為疾病，並且普遍以醫療技術（如精神科藥物或精神分析）來處理它們。這些技術一路從醫院精神科、診所，逐漸擴大到學校教室以及自我成長網站。

以症狀為本的憂鬱症診斷法實施後，精神科醫師就可以對更大範圍的患者進行醫療行為，否則當中許多人可能根本未達患病標準。醫師也可合法地從第三方保險業者取得醫療給付，治療疾病才有保險給付，日常問題當然就沒有。醫師每天都會面對眾多患者前來求診，狀況看起來是經歷強烈的正常悲傷，但卻符合ＤＳＭ憂鬱症準則。許多醫師也承認，有相當比例的憂鬱症患者，其實沒有真正的精神疾病，只是遇到重大的生活壓力。奇怪的是，兩件錯的事情加在一起，最後的結果似乎是正面的。第一，ＤＳＭ的憂鬱症準則有缺陷，沒有適當區分疾病與非疾病。其次，醫師採用官方認可的ＤＳＭ準則，不管有意或無意，把某些正常人錯誤歸為病人，都不需被責怪。這兩件事雖然都有問題，但求診者得到了想要的治療，而治療者則獲得保險給付。以症狀為本的診斷方法，讓醫師能夠合理化自己的醫療決定，否則要拒絕治療那些正在受苦的人嗎？

研究人員也能從以症狀為本的診斷方法獲得不少利益。研究者將正常悲傷與精神疾病混淆在一起，就可以擴大解釋國家精神衛生研究院的規定範圍，後者正是精神疾病研究的最主要贊助者。憂鬱症定義無所不包，研究者就可以有效說服社會大眾憂鬱症蔓延，也就能獲得更多的研究經費。一九六〇年代，國家精神衛生研究院相當關心社會問題（貧窮、種族歧視與各種差別待遇）導致的心理後果，但在今日的政治氛圍下，相較於處理社會爭議問題，致力於預防與治療廣泛流行疾病的研究單位，比較能得到經費贊助。[4]

憂鬱症診斷準則一旦改變，也會給精神衛生研究者造成不小的損失。以症狀為本的準則方便好用，大大減低了研究工作的成本與複雜度，甚至能提高研究工作的產量。研究方法的信度越強，研究成果的科學地位就越高。再者，近年來，研究人員用ＤＳＭ準則完成數以千計的憂鬱症研究，靠它建立自己的學術成就，倘若診斷準則有重大的概念更動，這些研究成果的價值就會受到質疑。就算我們真的有辦法妥善區分正常悲傷與憂鬱症，研究經費的來源搞不好會被縮減，因為國家精神衛生研究院可能只想把資源放在研究真正的疾病。研究人員當然希望疾病定義有效，這樣才能作為選擇研究樣本的基本準則，進而發現病因、完全理解憂鬱症，找到最適當的治療方式。

以症狀為本的憂鬱症定義，也有助於估算相關的巨大社會與經濟成本，才能說服大眾，我們應該為治療與預防憂鬱症提撥更多的資源。將DSM憂鬱症定義從美國傳播到全世界的過程中，世界衛生組織（WHO）扮演最重要的關鍵角色。WHO最主要的工作在宣導憂鬱症可能造成的嚴重代價。大多數的文獻都引用WHO的預測：到了二〇二〇年，憂鬱症將成為全世界人們失能狀態的第二大肇因，僅次於心臟病，此外，在中年人與各年齡層的女性身上，憂鬱症已經是失能狀態的首要肇因。[5]這麼大的失能人口評估數字，使得各國在政策制定上有一定程度的急迫感，一要想辦法處理憂鬱症問題。克拉馬看過WHO的研究報告後大聲疾呼：「這是最為嚴重的疾病！代價最高的疾病……憂鬱症會是全人類最主要的苦難根源。」[6]他們所謂的巨大社會負擔以及有力宣導，其實都導因於無法區辨正常悲傷與憂鬱症的差異。

疾病造成哪些社會負擔？WHO的計算方式相當複雜，主要基於兩個數據：受某個病症所苦的人數以及它導致的失能與過早死亡人數。第一項數據就是疾病的普及率，透過以症狀為本的憂鬱症定義，他們估算出有百分之九點五的女性與五點八的男性在過去一年內曾受憂鬱症之苦。在第二項失能數據中，研究人員依據當事人受疾病所苦的時間，列出七種等級的嚴重度。這個評估表獲得世界各地醫療工作人員的一致同意，因此適用於所有的疾病種類。憂鬱症被視為嚴重等級第二的疾病，等同於半身不遂隨與失明，僅次於會造成極度失能、難以復元的疾病，例如嚴重的精神病、失智與四肢癱瘓。憂鬱症被認為比許多病症都要嚴重，如唐氏症、失聽、膝蓋以下的截肢以及心絞痛。WHO賦予憂鬱症如此高位階的嚴重度，也就是假定，醫療工作者所面對的所有憂鬱症案例，強度、持續時間與復發現象都一樣。但是，相較於已經接受治療的憂鬱症患者，符合症狀憂鬱症準則的高比例社會大眾，為WHO提供了憂鬱症發生頻率的估算依據，但在這些案例裡面，其實有很大比例的人的憂鬱情緒僅並未造成任何實質傷害，短時間之內就已經獲得緩解。[7]因此，WHO在對憂鬱症做出嚴重度評估時，沒有考慮到，不同的憂鬱症案例所經歷的傷害也不同，就以最嚴重的情況去評估所有案例。

一旦混淆了正常悲傷與憂鬱症，疾病嚴重度與普及率就會被過度高估，而常被引用的WHO統計數字就是這麼來的。再來，支持者就利用這項顯著的科學證據指出，憂鬱症是嚴重的公共衛生問題，社會應該撥出更多的資源去處理如此的失能狀態。

如「心理疾病國家聯盟」（National Alliance on Mental Illness，NAMI）等家庭支持團體，從一九八〇年代起，就成為相當有影響力的政治遊說組織，這類團體大力支持以症狀為本的憂鬱症定義。他們的行動宗旨有二，第一是要把精神疾病去汙名化，其次是為這些疾病爭取醫療保險給付。透過以症狀為本的憂鬱症診斷方法，我們就能擴大精神疾病的適用範圍，進而涵蓋為數眾多的社會大眾。降低正常與異常的界線，整個社會好像就比較能夠接納精神疾病。這些支持團體也認為，精神疾病（包含憂鬱症）跟生理疾患一般，乃屬於生物性疾病，應該得到平等的保險給付。所以，一旦我們承認，現行的DSM準則無法區分正常的悲傷回應以及真正的憂鬱症，就會對他們的主張造成負面影響，阻礙他們的行動與母標。

學界將悲傷轉變為憂鬱症，各大藥廠因而賺了很多錢，可說是DSM症狀準則最明顯的受益者。如今，藥廠成為專業工作者與支持團體的主要活動贊助者，後者也會回過頭來強調，藥物作為第一線憂鬱症治療手段有許多好處。[8]抗憂鬱藥物的廣告無所不在，藥廠利用DSM準則拼命宣傳，我們如果經歷到某些常見症狀，諸如悲傷、倦怠、睡眠障礙、食欲不振以及其他類似症狀，就應該去詢問醫師自己是否可能罹患了憂鬱症。這類宣傳獲得極大的成功。[9]藥廠與精神科醫師一樣，都能合法宣稱廣告內容只是引用經過精神醫學官方認可的憂鬱症準則，即便社會大眾因此更搞不清楚正常與疾病的界線。

最後，醫療化憂鬱症定義的最重要支持者，或許就是承受憂鬱之苦的人。他們會覺得，如果經歷到的苦痛被認定為可接受治療的疾病，自己就能輕易得到醫療協助，減輕痛苦情緒。各種廣告與媒體訊息在在強化了這樣的想法。消費者可以藉由精神科藥物享受到想要的優質生活，真正病痛與正常反應也逐漸被弭平。對他們來說，藥物或其他治療方式真的有效，把自己當成被疾病侵擾的受害者，也能夠為自己的情緒問題做出社會可接受的解釋，降低自己的責任。

許許多多的支持者，包括從業人員、研究人員、支持團體、藥廠、許多想要控制痛苦情緒的社會大眾，出於各種理由都會希望繼續維持現行的憂鬱症診斷標準，以致於改變難上加難。我們難以想像，許多研究人員號稱自己的工作是奠基於科學原則，卻持續依靠於明顯無效的準則，例如現行的重鬱症準則。研究者使用這種錯誤的準則，不僅混淆正常與患病的研究個案，也阻礙自己用科學方法找出憂鬱症的病因，最後無法找出最佳的治療方式。不合理、無所不包的精神疾病定義，也可能會導致弱勢族群被汙名化為精神疾病患者，使得相關單位對這些族群進行不必要的醫療行為，甚至創造出一面倒的公眾輿論，破壞人們區分道德與政治領域的能力。

除了宣傳奏效，過於高估憂鬱症的普及率，也會使得社會大眾無力質疑診斷定義的問題。有些批評者認為，不應該對心理健康照護提供平等的保險給付，如果每一個正常但不快樂的人都符合醫療資格，健保體系就會破產。如果我們能面對現實，針對正常與異常狀態給予相應的保險權利，就能夠解決問題。以對待憂鬱症患者的方式去對待經歷正常的悲傷的人，雖然有好處，但可能會被另一種情況抵消。悲傷的正常人自認為受疾病所苦，就會逐步降低自己的責任感，把自己當成有生物缺陷的無辜受害者。[10]最後，把正常悲傷變為憂鬱症還導致正常情緒的範圍縮減，我們許多經驗都寬鬆地被歸類為疾病。

與本書立場相反的意見

我們在書中提出的大多數論證都建立在演化原則上，也就是依據人類在生物設計上應有的能力，區分正常功能與疾病狀態。第三章已指出，這種研究進路能夠反映出精神醫學史的主要傳統。然而，有沒有可能我們對於正常悲傷與憂鬱症的區別根本上就是錯誤的？有不少學者對本書立場的許多面向提出反對意見。但各領域的學者都在討論疾病概念，我們無法逐一進行探究。

有一派的反對學者認為，疾病（disorder）本質上是負載價值（value-laden）的詞彙，指涉不愉快的心理或行為狀態，沒有事實組成要素，在人類本性中找不到真正的對應之物。據此，我們不可能對疾病與非疾病做出客觀區分。[11] 的確，在某種程度上，疾病的確是負載價值的概念，某個狀況若不會帶來傷害，就不會被視為疾病，傷害概念本身也包含的價值成分。如前文所見，不同的團體會想辦法利用這項概念去滿足自身利益。把疾病等同於所有的負面狀態的確是很有吸引力的想法，不過，負面狀態很多種，疾病只是其中之一。把疾病認定為價值概念，這種主張相當普遍，卻沒有實質意義，因為有許多負面心理狀態不會被當成疾病，如粗心大意、欠缺才能、渴望婚外情對象、男人的侵略性，以及喜歡吃有害的飽含脂肪與糖分的食物。

因此，價值判斷以外必定有某種東西，特別是一些事實判準，讓我們能夠從無數有負面評價、但卻不被視為疾病的心理與行為狀態中，找出真正的疾病。這樣的判準大概是，人類生物設計上的機能，是否依據天擇選定的方式運作。這層意義下，如果某狀態是人類本質的一部分，即便它在當下會帶來傷害，依舊不能算是疾病。

還有一些人認為，不論哪些狀態被稱作精神疾病，這個概念必定是變化無常、終究沒有實質意義，因為疾病與正常之間沒有明確的自然分界。[12] 相反地，正常與異常是一個連續進程的不同狀態。據此，我們一定找不到客觀標準能判定某些狀態屬於異常或正常，必須依賴於社會價值。[13]

不過，科學疾病概念一定要設定出確切的分界線，顯然是種誤解。基本上，我們可以用對立的概念來區分大範圍的個案，有點模糊界線其實並無大礙，也是可預期的，因為用來概念的特質本身也有模糊界線。概念若在本質上呈連續分布狀態，也完全不會影響其客觀性，不過概念的模糊性也意味著，若我們為了實際目的要劃出界線，就必須依賴於當前的社會價值與習俗，而不是客觀事實。舉例來說，兒童與成人、睡著與清醒、正常與高血壓、黑色與白色等等對立概念，就生物面來說真的有差異，然而當中也都有中間案例、灰色地帶，或是可依程度不同排列。

還有一派反對者認為，疾病概念的定義只能奠基於各個社會中的實際活動。也就是說，疾病概念是對應於特定的時空背景，因此不會有普世有效性。人類學家勞倫斯．克邁爾（Laurence Kirmayer）與艾倫．楊（Alan Young）認為：

> 「不適性」（inappropriateness）與人類因演化而來的共通能力並無太大關聯，多半乃受到特定社會定義出的規範與環境影響。依特定社會脈絡認可與定義出的不適性，我們就能區分正常反應與病態或失能反應。所以要決定何為「不適性」，就有賴於社會判斷。[14]

如前所見，以文化相對論來看憂鬱症不無道理。各個處境的意義，取決於區域性的文化價值觀與社會活動形態，至於哪些處境容易引發悲傷情緒，也是由前者決定。不過，在悲傷反應的背後，人類有共同的生物過程，對某些事情的意義也較為敏感。這些事實與文化相對性並不衝突。

文化相對論者的最大問題在於，他們用「不適的處境」來區分正常與病態反應，但這個概念不全然是由社會形成，它多少是以人類的演化作為基礎。痛失反應是經演化選擇而來，會對特定範圍的外在刺激做出回應，不會對範圍外的刺激有所回應。所以就生物設計來看，我們不會回應錯誤的刺激，但會回應正確的刺激。哪些痛失事件是適當的刺激範圍，文化價值觀扮演重要的角色，它會影響我們的判斷，也告訴我們哪種激烈程度的悲傷反應是社會可接受的。不過，會引發悲傷反應的要素，如失去親密的人際關係、低度或持續降低的社會地位、無法達成的理想等等，都是普世性的。

更且，如果我們把疾病概念等同於特定群體稱為疾病的那些狀況，那就無法在科學上評價與批判這些概念。甚至我們連一般常識都會消失，畢竟某個文化對於疾病的判斷可能是錯的。例如，維多利亞時期的人們錯誤地相信自慰與女性高潮都是疾病，南北戰爭之前的某些美國南方人，也錯誤地認為奴隸會逃跑必定是患了精神疾病。所以，如果說疾病是全然由文化定義的狀態，那便無法解釋以前這些觀念是錯誤的，畢竟那些診斷的確反映出當時人們的價值觀。

我們可以說前人的觀念有誤，是因為當他們斷定某狀況是疾病時，也做出了事實判斷，認定當事人因此無法履行人類天生的生物功能，也就是說，以前人認為，女人天生就無法感受到性高潮，奴隸本來就應該卑躬屈膝，當然這些事實判斷已被證明是錯的。也就是說，以前的診斷是奠基於對人類本質的錯誤理解。文化相對論者把診斷問題放在科學以外，就無法合理判斷哪項憂鬱症定義比較好、哪項比較差。這種觀念不僅有誤，還會帶來不良後果，破壞我們提出建設性的批評，改進精神病診斷方式。相較之下，我們的目標就是幫助精神科專業人士，讓他們發展出有用的定義，不會把每一項不受歡迎的悲傷狀況都當作精神疾病。

還有一些反對者不同意我們用來判斷疾病的演化標準。當中有些人同意，生物取向是對的，所以我們就可以從行為的適應性來決定它是否健康，不過他們反對當前的適應性可以用來決定疾病狀態，畢竟它不是過去環境選擇出的機制。[15]否則，要判斷某狀況是否為疾病，就不是用演化功能當標準，而是看它是否不適合當前環境。考量到過去是很重要的，這樣才能解釋我們為何會發展成現在的樣子，過去的環境決定我們哪些特質是經由生物天擇，進而成為人類本性。某個機制的效用能否適應當下環境，與這個效用是否屬於此機制的原先設計無關。所以，人類有些本性無法符合當前社會的認可，但也不是疾病，例如婚外情的渴望、男性的侵略性或痛失事件後變得悲傷。再舉一個例子，在當前文化下，不喜歡太油太甜的食物代表適應力增強了，但我們不能說喜歡高油高甜的人有病。因為演化時就已存在的狀況，才使得人類被設計成這個樣子。因此，疾病概念扮演了重要的解釋功能，讓我們可以針對演化來適當地定義心理機制失能，而不是當前社會標準。

不過，有時環境因素與演化發展出的能力落差太大，就可能造成真正的憂鬱症，因為當中我們經由天擇演化而來的能力無法發揮作用。近世以來，戰爭導致許多軍人出現精神疾病，症狀在戰事結束後依舊長期持續不退，因為人類大腦還沒演化到可以面對現代戰爭。不過大部分的情況下，新環境導致的意外痛失反應不能算是疾病；相反地，人類的天生機制會開始運作，來回應這些新遭遇到的痛失事件。[16]

再來還有一派反對者認為，憂鬱症不屬於人類演化而來的功能，用史提芬・傑・高德（Steven Jay Gould）的話來說，憂鬱症毋寧像是某種三角壁（spandrel）或擴展適應（exaptation）。[17]「三角壁」是歌德式大教堂半球形屋頂下多出來的三角形空間，這並非刻意設計出來的，而是半球形屋頂架設在環繞的拱柱上必然會造成的空間。三角壁是演化過程中偶然產生之物，並非因天擇而來，沒有演化優勢，也沒有預先的設計目的。有時我們會想辦法運用三角壁，歌德式大教堂的設計師會在上面畫上耶穌十二門徒的畫像，這些空間就成為「擴展適應」，讓偶然出現的結構符合某種目的與用途。同樣地，憂鬱症就像三角壁，但不論在過去或現在，對人類從未有直接或間接的好處。[18]

所以他們認定，憂鬱症絕非有任何演化優勢而通過天擇的篩選。不過這派人士混淆了幾項事情。首先，我們並不相信憂鬱症有任何適應意義。憂鬱症是我們痛失反應機制的失能狀態，絕不是演化過程中天擇留下來的適應力或擴展適。在演化史上某些時期，心理症狀使人類較有適應力，因此通過天擇篩選留下，這種說法僅適用於正常悲傷，而不適用於憂鬱症。第二，痛失後產生的強烈悲傷，即使在演化史上發揮過適應功能，在當前的環境也不見得派上用場。憂鬱症狀在當前環境究竟有沒有適應意義，與它們在遙遠的過去是否能應付環境而被天擇留下，兩者並沒有關聯。

我們在第二章討論過，有某些形式的悲傷能適當回應外在刺激，因而通過天擇篩選。除了跨文化的人類共通性，嬰兒與非人類靈長類動物也都表現出類似情緒。然而，不可否認的是，普遍性本身不足以證明特定的回應背後有具體的生物設計目著，理由非常簡單，三角壁之所以普遍，因為它是各地建築設計不變的副產品。舉一個生物學上的例子，母親生產嬰兒的疼痛雖然是普遍現象，但那是天擇為了讓嬰兒擁有理想的頭骨大小而出現的副作用，疼痛本身沒有任何功能。哲學家多明尼克．墨菲（Dominick Murphy）與心理學家羅伯特．吳爾福克（Robert Woolfolk）以人類下巴為例，這個部位是公認的普遍三角壁。同理可證，心理上也會有三角壁，在無功能異常的前提下給人帶來疾病：

> 人類下巴是有名的三角壁，本身沒有任何功能，只是說話、咀嚼與呼吸等功能在設計要求上的副產品。如果心理上也有類似的三角壁，那麼這些機制就是演化過程中的副產品，本身沒有任何適應功能（依據維菲德的演化理論），也就不會有功能異常。然而這類心理機制卻有可能造成病態行為。[19]

要支持這種憂鬱症觀點，最有力論證或許在於，人類嬰幼兒時期展現的強烈悲傷反應，可能是由天擇而來的獨特功能，其他的類似反應都是三角壁般的副產品，沒有實質功能。[20]

事實上，許多證據都顯示出，悲傷反應並非都屬於同一類型，許多狀態足以讓人適當面對具體的痛失事件，它們是天擇的結果，非單純只是偶然的演化副產品。[21]悲觀、倦怠與缺乏興致都與無法達成有價值的目的有關，痛哭與傷痛情緒則與失去親密關係有關。人類與其他靈長類動物失去親密關係與社會地位時，都會出現各種悲傷反應，令人困惑的是，它們怎麼可能是三角壁般的副產品，畢竟外在刺激都不盡相同。除非有人能提出更有說服力的三角壁理論，否則痛失事件普遍會有悲傷感受，正好證明它們有某種經天擇而來的功能，即使這些功能的原初設定目前我們只能猜測。

最後一派反對者認為，本書的各種主張會讓人對治療有負面看法。許多人擔心，用演化觀點得出的精神疾病準則標準會過於嚴格，能接受治療的門檻會提高許多，許多受苦的人因此就無法得到必要的專業協助。精神醫學家約翰．沙德勒（John Sadler）認為：「這種精神疾病的定義與準則過於專橫，會將一些真正需要醫療協助的人排除在外。」[22]

之所以這麼憂慮，是因為他們相信，每種失能狀態一定都有專屬的治療方式，所以失能才能獲得理賠。[23]但是，哪些人應該接受治療，不能化約為疾病問題。醫師常常治療或動手術處理與疾病無關的情況（例如生產、避孕）。所以反對者的憂慮實屬於政治議題，著重在哪些醫療服務有明文規定的保險給付，也屬於經驗問題，必須去探究哪些作為真的能幫助人們。就本書的立場與分析來看，我們的確認為，有關單位制定政策時，不應該將未受認可且不需治療的悲傷，歸類於應受治療、公認的疾病。我們也懷疑，大範圍篩檢計畫以及直接針對消費者的藥品廣告是否真有好處，他們總是宣導，有常見症狀的人都應該去接受治療，但其實那些並非憂鬱症，反而更像正常悲傷。

當然，非疾病的悲傷感受也會造成嚴重的苦痛，藥物或諮商的確也能減輕許多讓人痛苦的正常悲傷，但畢竟這些正常反應基本上都是過渡性、會自我復原，所以要不要治療是複雜的問題。我們一有嚴重的情緒苦痛，就會希望得到專業幫助，基於平等與同理心，他們的確應該獲得醫療上的關注。然而，即便醫師在婦女生產過程中給予止痛藥物，但生產並不因此變成一種疾病。同理，正常悲傷的人接受藥物治療或心理諮商，也不等於治療疾病。

解決問題的幾個方向

本書的重點在批判當前社會對於憂鬱症無所不包的定義。我們也指出，精神醫學與社會科學的學者在研究憂鬱症時，各自都有概念上的混淆問題。研究人員只要能夠承認這些問題，就能在自己的領域逐步發展出區分正常與異常心理狀態的方法。雖然，該如何詳細區分，已超出本書的討論範圍，我們還是概略地提出幾個較具展望的發展方向。如何改善憂鬱症準則，妥善區分正常悲傷與憂鬱症的差異，我們會提出幾項初步建議。每項建議都基於同一個原則：若要做出適當的診斷決定，一定要同時考量症狀本身與發生脈絡考量。至於如何具體整合這些準則，端看診斷的場合是哪一種，例如臨床醫療、篩檢計畫或社群研究。

DSM團隊在設定重鬱症定義時，主要是考量到臨床用途。當前DSM手冊中有一條喪親之痛排除條款：「喪親之痛不宜列入憂鬱症的評斷症狀。」這個排除條款效度高，足以作為臨床環境診斷準則的範本。[24]為什麼不能在這項排除條款中補充其他條件，讓它的範圍能包涵更普遍的情況，例如「排除喪親與其他多項重大的生活壓力源」，或者明列更多的具體事例，例如「喪親、婚姻終止、失去珍愛的工作」。我們找不到任何理由反對這種做法。排除條款如此擴充後，醫師就能更深入判斷，患者是經歷正常悲傷或是罹患憂鬱症。不過，時下前去接受臨床診斷的患者，其實都已經私自認定自己需要接受的心理治療，而所以擴充排除條款或許無法真的影響診斷決定。然而，這項改變能增加DSM診斷的有效性與整全性，也能夠擴充第五章討論過「代碼V類別」，將「非疾病但可治療」的情況，排除於重鬱症診斷之外。

由於高度的時間壓力，所以一般醫療院所施行的憂鬱症篩檢，過程必須相當簡短。所以，要將脈絡性準則加進篩檢過程，實行上會有困難。首先，前往一般醫療院所求診的大多數患者，可能都是因為遇到壓力事件（例如生理性疾患）而出現正常悲傷的情況。另一方面，加入脈絡性準則的篩檢法會耗費較多時間，而且比起當前施用的篩檢法信度較低，所以不太實用。

不過，我們可以在兩個階段將脈絡性準則加進篩檢方法。首先，患者自行填寫描述病症時，問卷中可以加入某些問題，此外也可以給醫師一些指示，這樣他們就能適當詮釋篩檢的結果。在患者自行填寫的憂鬱症篩檢清單中，我們可以加入一些簡單的問題引導，例如「這些症狀是否出現於哪些特殊的壓力事件後」。患者可以因此得到適當的提示，知道正常的悲傷感受不代表憂鬱症。事實上，早期的社群研究學者就曾經列入類似問題，例如「除了運動或辛苦工作外，你是否會心悸」，由此就可以考量到特定症狀的發生脈絡。[25]

再來，我們可以給醫師一些清楚的指示，幫助他們解讀症狀問卷。醫師必須去注意到患者所宣稱的症狀的發生脈絡，依此研判症狀是反映出生理性疾患、藥物影響或者是生活上遇到的壓力事件，而不是立即斷定為憂鬱症。我們也必須明確地提醒醫師，診斷過程中應該妥善運用經驗判斷，而非不加思索遵循DSM準則。在一些陽性案例中若有脈絡引發因素，最好能保留「觀察等待期」，而不是立即開立藥物處方。在這些情況下運用脈絡性準則，就可以降低偽陽性結果的數量，也不會增加太多診療時間。

給予青少年過多的藥物治療會帶來一些傷害，因此在學校體系中進行的憂鬱篩檢時，特別要注意青少年特有脈絡性症狀。在這些地點，我們的時間壓力不如在醫師診間那麼急迫。在施行篩檢之前，我們可以利用各種媒介讓學生認識哪些是適應問題、哪些是憂鬱症，讓他們理解脈絡因素，更精確地表達出真正感受。這麼一來就能降低學校體系中的偽陽性診斷數量，避免對青少年帶來極大傷害。

除了大醫院、基層醫療單位與學校體系，若想將脈絡性準帶入大型社群研究，就要解決其他問題。醫師可以運用專業判斷能力，區辨出哪些症狀屬於特定文化可能引發的心理現象，哪些症狀屬於內在失功能，相較之下，社會學家與流行病學家做研究時就必須使用制式化的評判方法。社群研究得依賴眾多訪談人員去有效評估社會大眾的精神疾病罹患率，因此，要在社群研究中區分各種反應（是可理解或是病態的，以及是否與外在環境成比例），就不能使用臨床判斷，甚至會減損訪談人員判斷的可信度。不過，我們應該能發展出脈絡性的制式化評判方法，一方面評估受訪者自述的心理症狀數量，同時也考慮到日常生活的壓力程度。

若想透過大型研究問卷適當判定某項症狀究竟是悲傷或精神疾病，關鍵在於得檢視它是否相應於真實生活壓力的強度以及持續時間。喬治．布朗發展出客觀的標準來評估壓力，也就是以事件本身的意義與發生脈絡，去判別正常人在特定環境可能感受到多大程度的沮喪感。[26]近來，許多研究者採用了布朗的研究進路，想要發展出適用於問卷調查的制式化評判法，評估量化人們經驗到的壓力事件的內容、嚴重度與威脅度。[27]這樣我們就能根據評分、去預測一般人在特定情境中可能會表現出的沮喪度。我們先評估當事人處境的壓力程度，如果他表現出與預測結果不成比例的嚴重症狀，就很可能患有精神疾病。相較於臨床診斷，社群研究的研究者以相當不同的方式運用脈絡性準則，但脈絡性準則都能降低偽陽性診斷的可能，更為精確有效評估的憂鬱症患者數量。

儘管過程不容易，但只要我們能反覆試驗，就能找出適合的脈絡性準則，輔助臨床與社會學重鬱症研究，最後形成信度與效度更高的評斷準則。不論藉助何種管道，解決這些困難會是未來憂鬱症研究的關鍵所在。基於第二章所呈現的數據以及詳盡論證，我們可以清楚看到偽陽性診斷嚴重影響到重鬱症的判別。沒有人能夠清楚說出有多嚴重，原因單純就在於，醫師與研究人員目前使用的診斷方法，無法適當區分精神疾病與非疾病的正常悲傷，也沒有任何研究探究這個問題。[28]若要探知目前的偽陽性診斷問題的嚴重性與影響程度，我們勢必要發展出有效的診斷準則與相應的研究方法。如此，憂鬱症以及相關研究就能邁入新的紀元，我們就能更精確地理解憂鬱症與正常悲傷，不再有今日的概念混淆問題。

結論

近幾十年來，精神醫學有長足進展，如今科學界發展出許多技術，足以探究出憂鬱症的肇因。況且，現有的憂鬱症治療方式比起人類歷史上的任何時期都妥善許多。然而，當前對於憂鬱症尚欠缺精確有效的定義，要準確找出憂鬱症患者、探究疾病成因以及找出有效的治療方法，這三方面還是有所缺陷。工作團隊撰寫第三版DSM時，面對到的挑戰是，他們得證明精神醫學不是社會控制的方法，而是真真實實的醫學。時移事遷，當前社會已經普遍認同醫學上的確有真正的精神病疾患。如今的問題重點在於，如何去找出精神疾病的概念界限，使其不會涵蓋日常生活問題。發展出適當的準則、找出憂鬱症與正常悲傷的差別，絕對應該作為憂鬱症研究的首要目標。

悲傷感受是人類內在境況的一部分，但不等同精神疾病。因此，要挑戰精神醫學無效的憂鬱症定義，就得去思考人性中令人痛苦卻也重要的那個部分，當前社會都傾向於以醫療手段去停止它的運作。隨著科學進展，今日我們比較能藉由外力控制自己的情緒，因此無可避免地會懷疑，正常的嚴重悲傷感到底有沒有好處，是否應該完全從生活中剔除掉。我們不應該使用DSM中語焉不明的概念定義去處理如此重要的科學與道德議題，錯誤地將嚴重悲傷歸放進精神疾病的範疇。只有清楚區分正常悲傷與精神疾病的差別，方可適當地面對如此複雜且重要的問題。當前我們就是無法做出適當的區分，才會有這些問題。透過本書，作者希望心理衛生專家能瞭解，區分是首要之急。之後我們才能以更精確的概念討論心理問題以及面對患者，理解問題並找出治療方法。

Woodruff, R. A., Goodwin, D. W., & Guze, S. B. (1974). *Psychiatric diagnosis*. New York: Oxford University Press.

World Health Organization. (1998). *Info package: Mastering depression in primary care*. Frederiksborg, Denmark: WHO Regional Office for Europe, Psychiatric Research Unit.

World Health Organization. (2004). Prevalence, severity, and Unmet need for treatment of mental disorders in the World Health Organization World Mental Health Surveys. *Journal of the American Medical Association, 291*. 2581-2590.

Wortman, C. B., & Silver, R. C. (1989). The myths of coping with loss. *Journal of Consulting and Clinical Psychology, 57*, 349-357.

Wortman, C. B., Silver, R. C., & Kessler, R. C. (1993). The meaning of loss and adjustment to bereavement. In M. S. Stroebe, W. Stroebe, & R. O. Hansson (Eds.), *Handbook of bereavement: Theory, research, and intervention* (pp. 349-366). New York: Cambridge University Press.

Wrosch, C., Scheier, M. F., Carver, C. S., & Schulz, R. (2003). The importance of goal disengagement in adaptive self-regulation: When giving up is beneficial. *Self and Identity, 2*, 1-20.

Wurtzel. E. (1995). *Prozac nation*. New York: Riverhead.

Young, A. (2003). Evolutionary narratives about mental disorders. *Anthropology and Medicine, 10*, 239-253.

Zaun, T. (2004, March 9). Head of farm in bird flu outbreak is found dead. *The New York times*, W1.

Zimmerman, M. (1990). Is *DSM-IV* needed at all? *Archives of General Psychiatry, 47*, 974-976.

Zimmerman, M., Chelminski, I., & Young, D. (2004). On the threshold of disorder: A study of the impact of the DSM-IV clinical significance criterion on diagnosing depressive and anxiety disorders in clinical practice. *Journal of Clinical Psychiatry, 65*, 1400-1405.

Zimmerman, M., Coryell, W., & Pfohl, B. (1986). Melancholic subtyping: A qualitative or quantitative distinction? *American Journal of Psychiatry, 143*, 98-100.

Zimmerman, M., & Spitzer, R. L. (1989). Melancholia: From *DSM-III* to *DSM-III-R*. *American Journal of Psychiatry, 146*, 20-28.

Zisook, S., Paulus, M., Shuchter, S. R., & Judd, L. L. (1997). The many faces of depression following spousal bereavement. *Journal of Affective Disorders, 45*, 85-94.

Zisook, S., & Shuchter, S. R. (1991). Depression through the first year after the death of a spouse. *American Journal of Psychiatry, 148*, 1346-1352.

Zisook, S., Schuchter, S. R., Pedrelli, P., Sable, J., & Deaciuc, S. C. (2001). Bupropion sustained release for bereavement: Results of an open trial. *Journal of Clinical Psychiatry, 62*, 227-230.

Zuvekas, S. H. (2005). Prescription drugs and the changing patterns of treatment for mental disorders, 1996-2001. *Health Affairs, 24*, 195-205.

Watson, P. J., & Andrews, P. W. (2002). Toward a revised evolutionary adaptationist analysis of depression: The social navigation hypothesis. *Journal of Affective Disorders, 72*, 1-14.

Weissman, M. M., & Myers, J. K. (1978). Rates and risks of depressive symptoms in a United States urban community. *Acta Psychiatrica Scandinavica, 57*, 219-231.

Wells, K. B., Schoenbaum, M., Unutzer, J., Lagomasino, I. T., & Rubenstein, L. V. (1999). Quality of care for primary care patients with depression in managed care. *Archives of Family Medicine, 8*, 529-536.

Wells, K. B., Stewart, A., Hays, R. D., Burnam, M.A., Rogers, W., Danies, M., et al. (1989). The functioning and well-being of depressed patients: Results from the Medical Outcomes Study. *Journal of the American Medical Association, 262*, 914-919.

Wenegrat, B. (1995). *Illness and power: Women's mental disorders and the battle between the sexes*. New York: New York University Press.

Wethington, E., & Serido, J. (2004, May). *A case approach for coding and rating life events and difficulties using a standard survey interview*. Paper presented at the International Conference on Social Stress Research, Montreal, Quebec, Canada.

Wheaton, B. (1990). Life transitions, role histories, and mental health. *American Sociological Review, 55*, 209-223.

Wheaton, B. (1999). The nature of stressors. In A. V. Horwitz & T. L. Scheid (Eds.), *A handbook for the study of mental health: Social contexts, theories, and systems* (pp. 176-197). New York: Cambridge University Press.

Whittington, C. J., Kendall, T., Fonagy, P., Cottrell, D., Cotgrove, A., & Boddington, E. (2004). Selective serotonin reuptake inhibitors in childhood depression: Systematic review of published versus unpublished data. *Lancet, 363*, 1341-1345.

Whooley, M.A., Avins, A. L., Miranda, J., & Browner, W. S. (1997). Case-finding instruments for depression: Two questions are as good as many. *Journal of General Internal Medicine, 12*, 439-445.

Wikan, U. (1988). Bereavement and loss in two Muslim communities: Egypt and Bali compared. *Social Science and Medicine, 27*, 451-460.

Wikan, U. (1990). *Managing turbulent hearts: A Balinese formula for living*. Chicago: University of Chicago Press.

Williams, J. W., Jr., Rost, K., Dietrich, A. J., Ciotti, M. C., Zyzanski, S. J., & Cornell, J. (1999). Primary care physicians' approach to depressive disorders: Effects of physician specialty and practice structure. *Archives of Family Medicine, 8*, 58-67.

Willner, P. (1991). Animal models as research tools in depression. *International Journal of Geriatric Psychiatry, 6*, 469-476.

Wilson, M. (1993). *DSM-III* and the transformation of American psychiatry: A history. *American Journal of Psychiatry, 150*, 399-410.

Wittchen, H. (1994). Reliability and validity studies of the WHO-Composite International Diagnostic Interview (CIDI): A critical review. *Journal of Psychiatric Research, 28*, 57-84.

Wittchen, H., Ustun, T. B., & Kessler, R. C. (1999). Diagnosing mental disorders in the community. A difference that matters? *Psychological Medicine, 29*, 1021-1027.

Journal of Health and Social Behavior, 40, 374-404.

Turner, R. J., Wheaton, B., & Lloyd, D, A. (19 95). The epidemiology of stress. *American Sociological Review, 60*, 104-125.

Ullman, M. (1978). *Islamic medicine*. Edinburgh, UK: Edinburgh University Press.

Umberson, D., Wortman, C. B., & Kessler, R. C. (1992). Widowhood and depression: Explaining long-term gender differences in vulnerability. *Journal of Health and Social Behavior, 33*, 10-24.

U.S. Department of Health and Human Services. (1999). *Mental health: A report of the Surgeon General*. Rockville, MD: Author.

U.S. Department of Health and Human Services. (2001). *Mental health: Culture and ethnicity: A supplement to mental health: A report of the Surgeon General*. Rockville. MD: Author.

U.S. Preventive Services Task Force. (2002). Screening for depression: Recommendations and rationales. *Internal Medicine, 136*, 760-764.

Valenstein, E. S. (1998). *Blaming the brain*. New York: Free Press.

Van Elst, L., Ebert. D., & Trimble, M. R. (2001). Hippocampus and amygdala pathology in depression. *American Journal of Psychiatry, 158*, 652-653.

Vedantam, S. (2003, July 18). Variation in one gene linked to depression. *The Washington Post*, A1.

Videbech, P., &Ravnkilde, B. (2004). Hippocampal volume and depression: A meta-analysis of MRI studies. *American Journal of Psychiatry, 161*, 1957-1966.

Vitiello, B., & Swedo, S. (2004). Antidepressant medications in children. *New England Journal of Medicine, 350*, 1489-1491.

Von Knorring, A., Cloninger, C.R., Bohman, M., & Sigvardsson, S. (1983). An adoption study of depressive disorders and substance abuse. *Archives of General Psychiatry, 40*, 943-950.

Von Krafft-Ebing, R. (1904). *Text-book of insanity* (C. G. Chaddock, Trans.). Philadelphia: Davis.

Wade, T. J., & Pevalin, D. J. (2004). Marital transitions and mental health. *Journal of Health and Social Behavior, 45*, 155-170.

Waite, L. J. (1995). Does marriage matter? *Demography, 32*, 483-501.

Wakefield, J.C. (I 992). The concept of mental disorder: On the boundary between biological facts and social values. *American Psychologist, 47*, 373-388.

Wakefield, J. C. (1999). The measurement of mental disorder. In A. V. Horwitz & T. L. Scheid (Eds.), *A handbook for the study of mental health: Social contexts, theories, and systems* (pp. 29-57). New York: Cambridge University Press.

Wakefield, J. C., Schmitz, M. R, First, M. B., & Horwitz, A. V. (2007). Extending the bereavement exclusion for major depression to other losses: Evidence from the National Comorbidity Survey. *Archives of General Psychiatry* (in press).

Wakefield, J.C., & Spitzer, R. L. (2002). Lowered estimates but of what? *Archives of General Psychiatry, 59*, 129-130.

Wang, P. S., Lane, M., Olfson, M., Pincus, H. A., Wells, K. B., &Kessler, R. C. (2005). Twelve-month use of mental health services in the United States. *Archives of General Psychiatry, 62*, 629-640.

Watson, D. (2006). Rethinking the mood and anxiety disorders: A quantitative hierarchical model for *DSM-V*. *Journal of Abnormal Psychology, 114*, 522-536.

Sullivan, P. F., Neale, M. C., & Kendler, K. S. (2000). Genetic epidemiology of major depression: Review and meta-analysis. *American Journal of Psychiatry, 157*, 1552-1562.

Suomi, S. J. (1991). Adolescent depression and depressive symptoms: Insights from longitudinal studies with Rhesus monkeys. *Journal of Youth and Adolescence, 20*, 273-287.

Surtees, P. G., Wainwright, N. W., Willis-Owen, S. A., Luben, R., Day, N., & Flint, J. (2006). Social adversity, the serotonin transporter (5-HTTLPR) polymorphism and depressive disorder. *Biological Psychiatry, 59*, 224-229.

Sweeney, M., & Horwitz, A. V. (2001). Infidelity, initiation, and the emotional climate of divorce: Are there implications for mental health? *Journal of Health and Social Behavior, 42*, 295-310.

Szasz, T. S. (1961). *The myth of mental illness*. New York: Hoeber-Harper.

Tausig, M., & Fenwick, R. (1999). Recession and well-being. *Journal of Health and Social Behavior, 40*, 1-17.

Temerlin, M. K. (1968). Suggestion effects in psychiatric diagnosis. *Journal of Nervous and Mental Disorders, 147*, 349-358.

Thomas, C. P., Conrad, P., Casler, R., & Goodman, E. (2006). Trends in the use of psychotropic medications among adolescents, 1994 to 2001. *Psychiatric Services, 57*, 63-69.

Tooby, J., & Cosmides, L. (1990). The past explains the present: Emotional adaptations and the structure of ancestral environments. *Ethology and Sociobiology, 11*, 375-424.

Treatment for Adolescents with Depression Study Team. (2004). Fluoxetine, cognitive-behavioral therapy, and their combination for adolescents with depression. *Journal of the American Medical Association, 292*, 807-820.

Tredgold, R. F. (1941). Depressive states in the soldier: Their symptoms, causation, and prognosis. *British Medical Journal, 2*, 109-112.

Trivedi, M. H., Rush, A. J., Wisniewski, S. R., Nierenberg, A. A., Warden, D., Ritz, L., et al. (2006). Evaluation of outcomes with Catalopram for depression using measurement-based care in STAR-D: Implications for clinical practice. *American Journal of Psychiatry, 163*, 26-40.

Tufts Health Plan. (2005). Clinical guidelines for the treatment of depression in the primary care setting. Retrieved Dec. 22, 2005, from http://www.tuftshealthplan.com/providers/pdf/clinicalguidelines_depression

Turner, J.B. (1995). Economic context and the health effects of unemployment. *Journal of Health and Social Behavior, 36*, 213-230.

Turner, J. (2000). *On the origins of human emotions: A sociological inquiry into the evolution of human affect*. Palo Alto, CA: Stanford University Press.

Turner, R.J. (1999), Social support and coping. In A. V. Horwitz & T. L. Scheid (Eds.), *A handbook for the study of mental health: Social contexts, theories, and systems* (pp. 198-210). New York: Cambridge University Press.

Turner, R. J. (2003). The pursuit of socially modifiable contingencies.in mental health. *Journal of Health and Social Behavior, 44*, 1-18.

Turner, R. J., & Avison, W.R. (2003). Status variations in stress exposure. *Journal of Health and Social Behavior, 44*, 488-505.

Turner, R. J., & Lloyd, D. A. (1999). The stress process and the social distribution of depression.

Solomon, A. (2001). *The noonday demon: An atlas of depression.* New York: Scribner.

Soranus. (1950). *On acute diseases and on chronic diseases* (I. E. Drabkin, Ed. & Trans.). Chicago: University of Chicago Press.

Spiegel, A. (2005, January 3). The dictionary of disorder: How one man revolutionized psychiatry. *New Yorker*, 56-63.

Spijker, J., de Graaf, R., Bijl, R. V., Beekman, A.T. F., Ormel, J., & Nolen, W. A. (2003). Duration of major depressive episodes in the general population: Results from the Netherlands mental health survey and incidence study. *Acta Psychiatrica Scandinavica, 106*, 208-213.

Spitzer, R. L. (1975). On pseudoscience in science, logic in remission and psychiatric diagnosis: A critique of Rosenhan's "On being sane in insane places." *Journal of Abnormal Psychology, 84*, 442-452.

Spitzer, R. L. (1978). The data-oriented revolution in psychiatry. *Man and Medicine, 3*, 193-194.

Spitzer, R. L. (1982). Feighner, et al., invisible colleges, and the Matthew Effect. *Schizophrenia Bulletin, 8*, 592.

Spitzer, R. L. (1999). Harmful dysfunction and the DSM definition of mental disorder. *Journal of Abnormal Psychology, 108*, 430-432.

Spitzer, R. L., Endicott, J., & Robins, E. (1975). Clinical criteria for psychiatric diagnosis and *DSM-III. American Journal of Psychiatry, 132*, 1187-1192.

Spitzer, R. L., Endicott, J., & Robins, E. (1978). Research Diagnostic Criteria: Rationale and reliability. *Archives of General Psychiatry 35*, 773-782.

Spitzer, R. L., & Fleiss, J. L. (1974). A re-analysis of the reliability of psychiatric diagnosis. *American Journal of Psychiatry, 125*, 341-347.

Spitzer, R. L., Kroenke, K., & Williams, J. B. W. (1999). Validation and utility of a selfreport version of PRIME-MD. *Journal of the American Medical Association, 282*, 1737-1744.

Spitzer, R. L. & Williams, J.B. W. (1988). Having a dream: A research strategy for DSM-IV. *Archives of General Psychiatry, 45*, 871-874.

Spitzer, R. L., Williams, J. B. W., Kroenke, K., Linzer, M., deGruy, F. V., III, Hahn, S. R., et al. (1994). Utility of a new procedure for diagnosing mental disorders in primary care: The PRIME-MD 1000 study. *Journal of the American Medical Association, 272*, 1749-1756.

Spitzer, R. L., Williams, J. B. W., & Skodol, A. E. (1980). *DSM-III*: The major achievements and an overview. *American Journal of Psychiatry, 137*, 151-164.

Squier, S. (2004). The paradox of Prozac as an enhancement technology. In B. Elliott &T. Chambers (Eds.), *Prozac as a way of life* (pp. 143-163). Chapel Hill: University of North Carolina Press.

Srole, L., Langner, T. S., Michael. S. T., Kirkpatrick, P., Opler, M. K., & Rennie, T. A. C. (1978). *Mental health in the metropolis: The Midtown Manhattan study* (Rev. ed., enlarged). New York: McGraw Hill. (Original work published 1962)

Stevens, A., & Price, J. (2000). *Evolutionary psychiatry: A new beginning* (2nd ed.). London: Routledge.

Stroebe, W., & Stroebe, M. S. (1987). *Bereavement and health.* New York: Cambridge University Press.

Styron, W. (1991). *Darkness visible: A memoir of madness.* London: Cape.

Washington, DC: American Psychological Association.
Schwartz, S., Dohrenwend, B. P., & Levav, I. (1994). Nongenetic familial transmission of psychiatric disorders? Evidence from children of Holocaust survivors. *Journal of Health and Social Behavior, 35*, 385-403.
Schwenk, T. L., Coyne, J. C., & Fechner-Bates, S. (1996). Differences between detected and undetected patients in primary care and depressed psychiatric patients. *General Hospital Psychiatry, 18*, 407-415.
Schwenk, T. L., Klinkman, M. S., & Coyne, J. C. (1998). Depression in the family physician's office: What the psychiatrist needs to know. *Journal of Clinical Psychiatry, 59*, 94-100.
Scull, A. T., MacKenzie, C., & Hervey, N. (1997). *Masters of Bedlam*. Princeton, NJ: Princeton University Press.
Seligman, M. E. P. (1975). *Helplessness: On depression, development and death*. San Francisco: Freeman.
Shaffer, D., Scott, M., Wilcox, H., Maslow, C., Hicks, R., Lucas, C. P., et al. (2004). The Columbia Suicide Screen: Validity and reliability of a screen for youth suicide and depression. *Journal of the American Academy of Child and Adolescent Psychiatry, 43*, 71-79.
Shapiro, S., & Baron, S. (1961). Prescriptions for psychotropic drugs in a noninstitutional population. *Public Health Reports, 76*, 481-488.
Shelley, P. B. (1986). A dirge. In M. H. Abrams, E.T. Donaldson, A. David, H. Smith, B. K. Lewalski, R. M. Adams, et al. (Eds.), *Norton antliology of English literature* (5th ed., p. 755). New York: Norton. (Original work published 1824)
Shephard, B. (2000). *A war of nerves: Soldiers and psychiatrists in tile twentieth century*. Cambridge, MA: Harvard University Press.
Shively, C. A. (1998). Social subordination stress, behavior, and central monoaminergic function in female Cynomolgus monkeys. *Biological Psychiatry, 44*, 882-891.
Shively, C. A., Laber-Laird, K., & Anton, R. F. (1997). Behavior and physiology of social stress and depression in female Cynomolgus monkeys. *Biological Psychiatry, 41*, 871-882.
Shorter, E. (1992). *From paralysis to fatigue: A history of psychosomatic illness in the modern era*. New York: Free Press.
Shorter, E. (1997). *A history of psychiatry: From the era of the asylum to the age of Prozac*. New York: Wiley.
Shugart, M.A., & Lopez, E. M. (2002). Depression in children and adolescents. *Postgraduate Medicine, 112*, 53-59.
Simon, R. W. (2002). Revisiting the relationship among gender, marital status, and mental health. *American Journal of Sociology, 107*, 1065-1096.
Skodol, A. E., & Spitzer, R. L. (1982). The development of reliable diagnostic criteria in psychiatry. *Annual Review of Medicine, 33*, 317-326.
Sloman, L., Gilbert, P., & Rasey, G. (2003). Evolved mechanisms in depression: The role and interaction of attachment and social rank in depression. *Journal of Affective Disorders, 74*, 107-121.
Smith, M. C. (1985). *A social history of the minor tranquillizers*. New York: Pharmaceutical Products Press.

Russell, L. B. (1994). *Educated guesses: Making policy about medical screening tests*. Berkeley: University of California Press.

Sadler, J. Z. (1999). Horsefeathers: A commentary on "Evolutionary versus prototype analyses of the concept of disorder." *Journal of Abnormal Psychology, 108*, 433-438.

Sadock, B.J., &Sadock, V. A.(2003). *Kaplan and Sadock's synopsis of psychiatry* (9th ed.). Philadelphia: Lippincott, Williams & Wilkins.

Sanders, C. M. (1979-1980). A comparison of adult bereavement in the death of a spouse, child and parent. *Omega, 10*, 303-322.

Santora, M., & Carey, B. (2005, April 13). Depressed? New York screens for people at risk. *The New York Times*, A1, A16.

Sapolsky, R. M. (1989). Hypercortisolism among socially subordinate wild baboons originates at the. CNS level. Archives of General Psychiatry, 46, 1047-1051.

Sapolsky, R. M. (1992). Cortisol concentrations and the social significance of rank instability among wild baboons. *Psychoneuroendocrinology, 17*, 701-709.

Sapolsky, R. M. (1998). *Why zebras don't get ulcers: An updated guide to stress, stress-related disease and coping*. New York: Freeman.

Sapolsky, R. M. (2001). Depression, antidepressants, and the shrinking hippocampus. *Proceedings of the National Academy of Sciences of the USA, 98*, 12320-12322.

Sapolsky, R. M. (2005). The influence of social hierarchy on primate health. *Science, 308*, 648-652.

Sartorius, N. (1997). Psychiatry in the framework of primary health care: A threat or boost to psychiatry? *American Journal of Psychiatry, 154*, 67-72.

Savage, G. (1884). *Insanity and allied neuroses: Practical and clinical*. London: Cassell.

Schatzberg, A. F. (2002). Major depression: Causes or effects? *American Journal of Psychiatry, 159*, 1077-1079.

Scheff, T. J. (1966). *Being mentally ill: A sociological theory*. Chicago: Aldine. Schieffelin, E. J. (1985). The cultural analysis of depressive affect: An example from New Guinea. In A. Kleinman & B. Good (Eds.), *Culture and depression* (pp. 101-133). Berkeley: University of California Press.

Schildkraut, J. J. (1965). The catecholamine hypothesis of affective disorders: A review of supporting evidence. *Journal of Neuropsychiatry and Clinical Neuroscience, 7*, 524-533.

Schulberg, H. C. (1990). Screening for depression in primary care: Guidelines for future practice and research. In C. Attkisson & J. Zich (Eds.), *Depression in primary care: Screening and detection* (pp. 267-278): New York: Routledge.

Schulberg, H. C., Saul, M., McClelland, M., Ganguli, M., Christy, W., & Frank, R. (1985). Assessing depression in primary medical and psychiatric practice. Ar chives of General Psychiatry, 42, 1164-1170.

Schulz, R., Beach, S. R., Lind, B., Martire, L. M., Zdaniuk, B., Hirsch, C., et al. (2001). Involvement in caregiving and adjustment to death of a spouse: Findings from the caregiver health effects study. *Journal of the American Medical Association, 285*, 3123-3129.

Schut, H., Stroebe, M. A., Van den Bout, J., Terheggen, M. (2001). The efficacy of bereavement interventions: Determining who benefits. In M. Stroebe, R. O. Hansson, W. Strobe, & H. Schut (Eds.), *Handbook of bereavement research: Consequences, coping, and care* (pp. 705-737).

Richters, J.E., & Hinshaw, S. P. (1999).The abduction of disorder in psychiatry. *Journal of Abnormal Psychology, 108*, 438-446.

Ritsher, J. E. B., Warner, V., Johnson, J. G. Dohrenwend, B. P. (2001). Intergenerational longitudinal study of social class and depression: A test of social causation and social selection models. *British Journal of Psychiatry, 178*, S84-S90.

Roberts, R. E., Andrews, J. A., Lewinsohn, P. M., & Hops, H. (1990). Assessment of depression in adolescents using the Center for Epidemiologic Studies Depression scale. *Psychological Assessment: A Journal of Consulting and Clinical Psychology, 2*, 122-128.

Roberts, R. E., Attkisson, C. C., & Rosenblatt, A. (1998). Prevalence of psychopathology among children and adolescents. *American Journal of Psychiatry, 155*, 715-725.

Roberts, R. E., Lewinsohn, P. M., & Seeley, J. R. (1991). Screening for adolescent depression: A comparison of depression scales. *Journal of the Academy of Child and Adolescent Psychiatry, 30*, 58-66.

Roberts, R. E., Roberts, C.R., & Chen, Y. R. (I 99 7). Ethnocultural differences in prevalence of adolescent depression. *American Journal of Community Psychology, 25*, 95-110.

Robins, L. N., Helzer, J. E., Weissman, M. M., Orvaschel, H., Gruenberg, E., Burke, J. D., et al. (1984). Lifetime prevalence of specific psychiatric disorders in three sites. *Archives of General Psychiatry, 41*, 949-956.

Robins, L. N., & Regier, D. A. (Eds.). (1991). *Psychiatric disorders in America: The Epidemiological Catchment Area study*. New York: Free Press.

Roccatagliata, G. (1986). *A history of ancient psychiatry*. Westport, CT: Greenwood Press.

Rogers, T. (1691). *A discourse concerning trouble of mind, and the disease of melancholy*. London: Parkhurst, Cockerill.

Rosenhan, D. L. (1973). On being sane in insane places. *Science, 179*, 250-258.

Rosenthal, S. H. (1968). The involutional depressive syndrome. *American Journal of Psychiatry, 124*, 21-35.

Ross, C. E. (1995). Reconceptualizing marital status as a continuum of attachment. *Journal of Marriage and the Family, 57*, 129-140.

Ross, C. E., Mirowsky, J., & Goldstein, K. (1990). The impact of the family on health: The decade in review. *Journal of Marriage and the Family, 52*, 1059-1078.

Rost, K., Nutting, P., Smith, J., Coyne, J. C., Cooper-Patrick, L., Rubenstein, L. (2000). The role of competing demands in the treatment provided primary care patients with major depression. *Archives of Family Medicine, 9*, 150-154.

Rost, K., Nutting, P., Smith, J., Werner, J., & Duan, N. (2001). Improving depression outcomes in community primary care practice. *Journal of General Internal Medicine, 16*, 143-149.

Rush, B. (2000). Hypochondriasis or tristimania. In J. Radden (Ed.), *The nature of melancholy: From Aristotle to Kristeva* (pp. 211-217). New York: Oxford University Press. (Original work published 1812)

Rushton, J. L., Forcier, M., & Schectman, R. M. (2002). Epidemiology of depressive symptoms in the national longitudinal study of adolescent health. *Journal of the American Academy of Child and Adolescent Psychiatry, 41*, 199-205.

(pp. 203-210). New York: Oxford University Press. (Original work published 1801)

Pinker, S. (1997). *How the mind works*. New York: Norton.

Plunkett, R. J., & Gordon, J. E. (1960). *Epidemiology and mental illness*. New York: Basic Books.

Post, R. M. (1992). Transduction of psychosocial stress into the neurobiology of re current affective disorder. *American Journal of Psychiatry, 149*, 999-1010.

Price, J. S., & Sloman, L. (1987). Depression as yielding behavior: An animal model based upon Schjelderup-Ebbe's pecking order. *Ethology and Sociobiology, 8*, 85s-98s.

Price, J. S., Sloman, L., Gardner, R., Gilbert, P., & Rohde, P. (1994). The social competition hypothesis of depression. *British Journal of Psychiatry, 164*, 309-335.

Price, R. H., Choi, J. N., & Vinokur, A. D. (2002). Links in the chain of adversity following job loss. *Journal of Occupational Health Psychology, 7*, 302-312.

Pringle, E. (2005). *TeenScreen: Angel of mercy or pill-pusher*. Retrieved Dec. 22, 2005, from http://www.opednews.com/pringleEvelyn_041405_teenscreen.htm

Pyne, J. M., Rost, K. M., Farahati, F., Tripathi, S. P., Smith, J., Williams, D. K., et al. (2004). One size fits some: The impact of patient treatment attitudes on the cost-effectiveness of a depression primary-care intervention. *Psychological Medicine, 34*, 1-16.

Radden, J. (Ed.). (2000). *The nature of melancholy: From Aristotle to Kristeva*. New York: Oxford University Press.

Radloff, L. S. (1977). The CES-D scale: A self-report depression scale for research in the general population. *Applied Psychological Measurement, 3*, 249-265.

Radloff, L. S. & Locke, B. Z. (1986). The Community Mental Health Assessment Survey and the CES-D scale. In M. M. Weissman, J. K. Myers, & C. E. Ross (Eds.), *Community surveys of psychiatric disorders* (pp. 177-189). New Brunswick, NJ: Rutgers University Press.

Rajkowska, G., Miguel-Hidalgo, J, J., Wei, J., Pittman, S. D., Dilley, G., Overholser, J., et al. (1999). Morphometric evidence for neuronal and glial prefrontal cell pathology in major depression. *Biological Psychiatry, 45*, 1085-1098.

Raleigh, M. J., McGuire, M. T., Brammer, G. L., & Yuwiler, A. (1984). Social and environmental influences on blood serotonin concentrations in monkeys. *Archives of General Psychiatry, 41*, 405-410.

Raskin, A., & Crook, T. H. (1976). The endogenous-neurotic distinction as a predictor of response to antidepressant drugs. *Psychological Medicine, 6*, 59-70.

Raynes, N. (1979). Factors affecting the prescribing of psychotropic drugs in general practice consultations. *Psychological Medicine, 9*, 671-679.

Regier, D. A., Hirschfeld, R. M., Goodwin, F. K., Burke, J. D., Lazar, J. B., & Judd, L. L. (1988). The NIMH Depression Awareness, Recognition, and Treatment program: Structure, aims, and scientific basis. *American Journal of Psychiatry, 145*, 1351-1357.

Regier, D. A., Kaelber, C. T., Rae, D. S., Farmer, M. E., Knauper, B., Kessler, R. C., et al. (1998). Limitations of diagnostic criteria and assessment instruments for mental disorders. *Archives of General Psychiatry, 55*, 109-115.

Reynolds, J. R. (1997).The effects of industrial employment conditions on job-related distress. *Journal of Health and Social Behavior, 38*, 105-116.

(pp. 159-175). Washington DC: American Psychiatric.
Nesse, R. M. & Williams, G. C. (1994). *Why we get sick*. New York: Random House.
New Freedom Commission on Mental Health. (2003). *Achieving the promise: Transforming mental health care in America* (DHHS Publication No. SMA-03-3832). Rockville, MD: U.S. Department of Health and Human Services.
Oatley, K., & Bolton, W. (1985). A social theory of depression in reaction to life events. *Psychological Review, 92*, 372-388.
Obeyesekere, G. (1985). Depression, Buddhism and the work of culture in Sri Lanka. In A. Kleirunan & B. Good (Eds.), *Culture and depression* (pp. 134-152). Berkeley: University of California Press.
Olfson, M., & Klerman, G. R. (1993). Trends in the prescription of anti-depressants by office-based psychiatrists. *American Journal of Psychiatry, 150*, 571-577.
Olfson, M., Marcus, S. C., Druss, B.. Elinson, L., Tanielian, T., & Pincus, H. A. (2002). National trends in the outpatient treatment of depression. *Journal of the American Medical Association, 287*, 203-209.
Olfson, M., Marcus, S. C., Druss, B., & Pincus, H. A. (2002). National trends in the use of outpatient psychotherapy. *American Journal of Psychiatry, 159*, 1914-1920.
Olfson, M., Marcus, S. C., & Pincus, H. A. (1999). Trends in office-based psychiatric practice. *American Journal of Psychiatry, 156*, 451-457.
Overall, J. E., Hollister, L. E., Johnson, M., & Pennington, V. (1966). Nosology of depression and differential response to drugs. *Journal of the American Medical As sociation, 195*, 162-164.
Parkes, C. M. & Weiss, R. S. (1983). *Recovery from bereavement*. New York: Basic Books.
Parry, H., Balter, M., Mellinger, G., Cisin, I., & Manheimer, D. (1973). National patterns of psychotherapeutic drug use. *Archives of General Psychiatry, 28*, 769-783.
Paykel, E. S. (1971). Classification of depressed patients: A cluster analysis derived grouping. *British Journal of Psychiatry, 118*, 275-288.
Pear, R. (2004, December 3). Americans relying more on prescription drugs, report says. *The New York Times*, A22.
Pearlin, L. I. (1989). The sociological study of stress. *Journal of Health and Social Behavior, 30*, 241-257.
Pearlin, L. I. (1999). Stress and mental health: A conceptual overview. In A. V. Horwitz & T. L. Scheid (Eds.), *A handbook for the study of mental health: Social contexts, theories, and systems* (pp. 161-175). New York: Cambridge University Press.
Pescosolido, B. A., Martin, J. K., Link, B. G., Kikuzawa, S., Burgos, G., Swindle, R., et al. (2000). *Americans' views of mental health and illness at century's end: Continuity and change*. Bloomington: Indiana Consortium for Mental Health Services Research.
Peterson, A. C., Compas, B. E., Brooks-Gunn, J., Stemmler, M., Ey, S., & Grant, K. E. (1993). Depression in adolescence. *American Psychologist, 48*, 155-168.
Pincus, H. A., Tanielian, T. L., Marcus, S. C., Olfson, M., Zarin, D. A., Thompson, J., et al. (1998). Prescribing trends in psychotropic medications: Primary care, psychiatry, and other medical specialities. *Journal of the American Medical Association, 279*, 526-531.
Pinel, P. (2000), Melancholia. In J. Radden (Ed.), *The nature of melancholy: From Aristotle to Kristeva*

psychopathology (pp. 34-51). New York: Oxford University Press.

Moncrieff J., & Kirsch, I. (2005). Efficacy of antidepressants in adults. *British Medical Journal, 331*, 155-159.

Moncrieff, J., Wessely, S., & Hardy, R. (2004). Active placebos versus antidepressants for depression. *Cochrane Database of Systematic Reviews, 1.*

Monroe, S. M., Rohde, P., Seeley, J. R., & Lewinsohn, P. M. (1999). Life events and depression in adolescence: Relationship loss as a prospective risk factor for first onset of major depressive disorder. *Journal of Abnormal Psychology, 108*, 606-614.

Monroe, S. M., & Simons, A. D. (1991). Diathesis-stress theories in the context of life stress research: Implications for the depressive disorders. *Psychological Bulletin, 110*, 406-425.

Mulrow, C. D., Williams, J. W., Jr., Gerety, M. B., Ramirez, G., Montiel, O. M., & Kerber, C. (1995). Case-finding instruments for depression in primary care settings. *Annals of Internal Medicine, 122*, 913-921.

Muncie, W. (1939). *Psychobiology and psychiatry: A textbook of normal and abnormal behavior*. St. Louis, MO: Mosby.

Murphy, D., & Stich, S. (2000). Darwin in the madhouse: Evolutionary psychology and the classification of mental disorders. In P. Caruthers & A. Chamberlain (Eds.), *Evolution and cognition* (pp. 62-92). Cambridge, UK: Cambridge University Press.

Murphy, D., & Woolfolk, R. L. (2001). The harmful dysfunction analysis of mental disorder. *Philosophy, Psychiatry, and Psychology, 7*, 241-252.

Murphy, J. M. (1986). The Stirling County study. In M. M. Weissman, J. K. Myers, & C. E. Ross (Eds.), *Community surveys of psychiatric disorders* (pp. 133-154). New Brunswick, NJ: Rutgers University Press.

Murphy, J.M., Laird, N. M., Monson, R. R., Sobol. A. M., & Leighton, A. H. (2000). A 40-year perspective on the prevalence of depression: The Stirling County study. *Archives of General Psychiatry, 57*, 209-215.

Murray, C. J. L., & Lopez, A. D. (Eds.). (1996). *The global burden of disease*. Cambridge, MA: World Health Organization.

Myers, J. K., Lindenthal, J. J., & Pepper. M. P. (19 71). Life events and psychiatric impairment. *Journal of Nervous and Mental Disease, 152*, 149-157.

Narrow, W. E., Rae, D. S., Robins, L. N., & Regier, D. A. (2002). Revised prevalence estimates of mental disorders in the United States: Using a clinical significance criterion to reconcile 2 surveys' estimates. *American Journal of Psychiatry, 59*, 115-123.

Neimeyer, R. A. (2000). Searching for the meaning of meaning: Grief therapy and the process of reconstruction. *Death Studies, 24*, 541-558.

Nesse, R. M. (2000). Is depression an adaptation? *Archives of General Psychiatry, 57*, 14-20.

Nesse, R. M. (2005). Anevolutionary framework for understanding grief. In D.S. Carr, R. M. Nesse, & C. B. Wortman (Eds.), *Late life widowhood in the United States* (pp.195-226). New York: Springer.

Nesse, R. M. (2006). Evolutionary explanations for mood and mood disorders. In D. J. Stein, D. J. Kupfer, & A. P. Schatzberg (Eds.), *American Psychiatric Publishing textbook of mental disorders*

McPherson, S., & Armstrong, D. (2006). Social determinants of diagnostic labels in depression. *Social Science and Medicine, 62*, 50-58.

Mechanic, D. (1998), Emerging trends in mental health policy and practice. *Health Affairs, 17*, 82-98.

Mechanic, D. (2003). Policy challenges in improving mental health services: Some lessons from the past. *Psychiatric Services, 54*, 1227-1232.

Menaghan, E.G., & Lieberman, M. A. (1986). Changes in depression following divorce: A panel study, *Journal of Marriage and the Family, 48*, 319-328.

Mendels, J. (1968). Depression: The distinction between syndrome and symptom. *American Journal of Psychiatry, 114*, 1349-1354.

Mendels, J., & Cochrane, C. (1968). The nosology of depression: The endogenous reactive concept. *American Journal of Psychiatry, 124*, 1-11.

Menninger, W. C. (1948). *Psychiatry in a troubled world: Yesterday's war and today's challenge*. New York: Macmillan.

Merikangas, K. R., & Angst, J. (1995). Comorbidity and social phobia: Evidence from clinical, epidemiological, and genetic studies. *European Archives of Psychiatry and Clinical Neurosciences, 244*, 297-303.

Merikangas, K. R., Prusoff, B. A., & Weissman, M. M. (1988). Parental concordance for affective disorders: Psychopathology in offspring. *Journal of Affective Disorders, 15*, 279-290.

Mernissi, F. (1987). *Beyond the veil: Male-female dynamics in modern Muslim society* (Rev. ed.). Bloomington: Indiana University Press.

Merton, R. K. (1968). Social structure and anomie. In *Social theory and social structure* (pp. 185-214). New York: Free Press. (Original work published 1938)

Metzl. J.M. (2003). *Prozac on the couch: Prescribing gender in the era of wonder drugs*. Durham, NC: Duke University Press.

Miller, A. (1996). *Death of a salesman*. New York: Penguin. (Original work published 1949)

Miller, S. I., & Schoenfeld, L. (1973). Grief in the Navajo: Psychodynamics and culture. *International Journal of Social Psychiatry, 19*, 187-191.

Mineka, S., & Suomi, S. J. (1978). Social separation in monkeys. *Psychological Bulletin, 85*, 1376-1400.

Mirowsky. J., & Ross, C. E. (1989). Psychiatric diagnosis as reified measurement. *Journal of Health and Social Behavior, 30*, 11-24.

Mirowsky, J., & Ross, C. E. (2003). *Social causes of psychological distress* (2nd ed.). New York: Aldine de Gruyter.

Mojtabai, R. (2001). Impairment in major depression: Implications for diagnosis. *Comprehensive Psychiatry, 42*, 206-212.

Mollica, R. F., Mclnnes, K., Sarajlic, N., Lavelle, J., Sarajlic, I., & Massagli, M. P. (1999). Disability associated with psychiatric comorbidity and health status in Bosnian refugees living in Croatia. *Journal of the American Medical Association, 282*, 433-439.

Mollica, R. F., Poole, C., & Tor, S. (1998). Symptoms, functioning and health prob lems in a massively traumatized population. In B. P. Dohrenwend (Ed.), *Adversity, stress, and*

Princeton, NJ: Princeton University Press.

Lutz, C. (1985). Depression and the translation of emotional worlds. In A. Kleinman & B. Good (Eds.), *Culture and depression* (pp. 63-100). Berkeley: University of California Press.

MacDonald, M. (1981). *Mystical bedlam: Madness, anxiety, and healing in seventeenth century England.* New York: Cambridge University Press.

Macmillan, A. M. (1957). The Health Opinion Survey: Technique for estimating prevalence of psychoneurotic and related types of disorder in communities. *Psychological Reports, 3*, 325-339.

Mancini, A., Pressman, D., & Bonanno, G. A. (2005). Clinical interventions with the bereaved: What clinicians and counselors can learn from the CLOC study. In D. S. Carr, R. M. Nesse, & C. B. Wortman (Eds.), *Late life widowhood in the United States* (pp. 255-278). New York: Springer.

Mann, J. J. (2005). The medical management of depression. *New England Journal of Medicine, 353*, 1819- 1834.

Manson, S. M. (1995). Culture and major depression: Current challenges in the diagnoses of mood disorders. *Psychiatric Clinics of North America, 18*, 48 7-501.

Marshall, G. N., Schell, T. L.. Elliott, M. N., Betthold, S. M., & Chun, C. (2005). Mental health of Cambodian refugees 2 decades after resettlement in the United States. *Journal of the American Medical Association, 294*, 571-579.

Mather, C. (2000). How to help melancholicks. In J. Radden (Ed.), *The nature of melancholy: From Aristotle to Kristeva* (pp. 161-165). New York: Oxford University Press. (Original work published 1724)

Maudsley, H. (2000). Affectivity in mental disorder. In J. Radden (Ed.), *The nature of melancholy: From Aristotle to Kristeva* (pp. 239-258). New York: Oxford University Press. (Original work published 1868)

Mayberg, H. S., Liotti, M.. Brannan, S. K., McGinnis, S., Mahurin, R. K., Jerabek, P. A., et al. (1999). Reciprocal limbic-cortical function and negative mood: Converging PET findings in depression and normal sadness. *American Journal of Psychiatry, 156*, 675-682.

Mayes, R. & Horwitz, A.V. (2005). *DSM-III* and the revolution in the classification in mental illness. *Journal of the History of Behavioral Sciences, 41*, 249-267.

McEwan, K. L., Costello, C. G., & Taylor, P. J. (1987). Adjustment to infertility. *Journal of Abnormal Psychology, 96*, 108-116.

McGuffin, P., Katz, R., & Rutherford, J. (1991). Nature, nurture and depression: A twin study. *Psychological Medicine, 21*, 329-335.

McGuire, M., Raleigh, M. J., & Johnson, C. (1983). Social dominance in adult male vervet monkeys: General considerations. *Social Science Information, 22*, 89-123.

McKinley, J. (1999, February 28). Get that man some Prozac. *The New York Times*, E5. McKinney, W. T. (1986). Primate separation studies: Relevance to bereavement. *Psychiatric Annals, 16*, 281-287.

McLeod, J. D., & Nonnemaker, J, M. (1999). Social stratification and inequality. In C. S. Aneshensel & J. C. Phelan, *Handbook of the sociology of mental health* (pp. 321-344). New York: Kluwer/ Plenum.

parent. *Omega, 26*, 207-217.

Lee, S. (1999). Diagnosis postponed: Shenjing Shuairuo and the transformation of psychiatry in post-Mao China. *Culture, Medicine, and Psychiatry, 23*, 349-380. Lehmann, H. E. (19 59). Psychiatric concepts of depression: Nomenclature and classification. *Canadian Psychiatric Association Journal, 4*, S1-S12.

Leighton, D. C., Harding, J. S., Macklin, D. B., Macmillan, A. M., & Leighton, A. H. (1963). *The character of danger*. New York: Basic Books.

Lewczyk, C. M., Garland, A. F., Hurlbert, M. S., Gearity, J., & Hough, R. L. (2003). Comparing DISC-IV and clinical diagnoses among youths receiving public mental health services. *Journal of the American Academy of Child and Adolescent Psychiatry, 42*, 349-356.

Lewinsohn, P. M., Hops, H., Roberts, R. E., Seeley, J. R., & Andrews, J. A. (1993). Adolescent psychopathology: I. Prevalence and incidence of depression and other *DSM-Ill-R* disorders in high school students. *Journal of Abnormal Psychology, 102*, 133-144.

Lewinsohn, P. M., Rohde, P., Seeley, J. R., Klein, D. N., & Gotlib, I. H. (2000). Natural course of adolescent major depressive disorder in a community sample. *American Journal of Psychiatry, 157*, 1584-1591.

Lewinsohn, P. M., Shankman, S. A., Gau, J.M., & Klein, D. N. (2004).The prevalence and co-morbidity of subthreshold psychiatric conditions. *Psychological Medicine, 34*, 613-622.

Lewis, A. J. (1934). Melancholia: A clinical survey of depressive states. *Journal of Mental Science, 80*, 1-43.

Lewis, A. J. (1967). Melancholia: A historical review. In *The state of psychiatry: Essays and addresses* (pp. 71-110). London: Routledge & Kegan Paul.

Lilienfeld, S. O., & Marino, L. (1995). Mental disorder as a Roschian concept: A critique of Wakefield's "harmful dysfunction" analysis. *Journal of Abnormal Psychology, 104*, 411-420.

Lilienfeld, S. O., & Marino, L. (1999). Essentialism revisited: Evolutionary theory and the concept of mental disorder. *Journal of Abnormal Psychology, 108*, 400-411.

Liotti, M., Mayberg, H. S., McGinnis, S., Brennan, S. L., & Jerabek, P. (2002). Unmasking disease-specific cerebral blood flow abnormalities: Mood challenge in patients with remitted unipolar depression. *American Journal of Psychiatry, 159*, 1830-1840.

Lopata, H. Z. (1973). *Widowlzood in an American city*. Cambridge, MA: Schenkman.

Lorant, V., Deliege, D., Eaton, W., Robert, A., Philippot, P., & Ansseau, M. (2003). Socioeconomic inequalities in depression: A meta-analysis. *American Journal of Epidemiology, 157*, 98-112.

Lowe, B., Spitzer, R. L., Grafe, K., Kroenke, K., Quenter, A., Zipfel, S., et al. (2004). Comparative validity of three screening questionnaires for *DSM-IV* depressive disorders and physicians' diagnoses. *Journal of Affective Disorders, 78*, 131-140.

Lucas, C. P., Zhang, H., Fisher, P. W., Shaffer, D., Regier, D. A., Narrow, W. E., et al. (2004). The DISC Predictive Scales (DPS): Efficiently screening for diagnoses. *Journal of the American Academy of Child and Adolescent Psychiatry, 40*, 443-449.

Luhrmann, T. M. (2000). *Of 2 minds: The growing disorder in American psychiatry*. New York: Alfred A. Knopf.

Lunbeck, E. (1994). *The psychiatric persuasion: Knowledge, gender, and power in modem America.*

among adolescents and young adults. *British Journal of Psychiatry, 152*, 4-14.

Klerman, G. L., & Weissman, M. M. (1989). Increasing rates of depression. *Journal of the American Medical Association, 261*, 2229-2235.

Klinger, E. (19 75). Consequences of commitment to and disengagement from incentives. *Psychological Review, 82*, 1-25.

Knutson, B., Wolkowitz, O. M., Cole, A.W., Chan, T., More, E. A., Johnson, R. C., et al. (1998). Selective alteration of personality and social behavior by serotonergic intervention. *American Journal of Psychiatry, 155*, 373-379.

Kovacs, M. G. (Trans.). (1989). *The epic of Gilgamesh*. Stanford, CA: Stanford University Press.

Kraepelin, E. (1915). Clinical psychiatry: *A text-book for students and physicians abstracted and adapted from the seventh German edition of Kraepelin's* Lehrbuch der Psychiatrie (2nd ed., A. Ross Diefendorf, Ed. &Trans.). New York: Macmillan. (Original work published 1907)

Kraepelin, E. (1917). Lectures on clinical psychiatry (3rd English ed., T. Johnstone, Ed. & Trans.). New York: Wood. (Original work published 1904)

Kraepelin, E. (1976). Mmlic-depressive insanity and paranoia (R. M. Barclay, Trans.). New York: Arno Press. (Original work published 1921)

Kramer, P. D. (1993). *Listening to Prozac: A psychiatrist explores antidepressant drugs and the remaking of the self.* New York: Viking.

Kramer, P. D. (2005). *Against depression*. New York: Viking.

Kravitz, R. L., Epstein, R. M., Feldman, M. D., Franz, C. E., Azari, R., Wilkes, M. S., et al. (2005). Influence of patients' requests for direct-to-consumer advertised antidepressants: A randomized controlled trial. *Journal of the American Medical Association, 293*, 1995-2002.

Kroenke, K., Spitzer, R. L., & Williams, J.B. W. (2001). The PHQ-9: Validity of a brief depression severity measure. *Journal of General Internal Medicine, 16*, 606-613.

Kuhn, R. (1958). The treatment of depressive states with G22355 (imipramine hydrochloride). *American Journal of Psychiatry, 115*, 459-464.

Lacasse, J. R., & Leo, J. (2005). Serotonin and depression: A disconnect between the advertisements and the scientific literature. *PLoS Medicine, 2*, e392.

Langner, T. S. (1962). A twenty-two item screening score of psychiatric symptoms indicating impairment. *Journal of Health and Social Behavior, 3*, 269-276.

Lapouse, R. (1967). Problems in studying the prevalence of psychiatric disorder. *American Journal of Public Health, 57*, 947-954.

Larson, R. W., Clore, G. L., & Wood, G. A. (1999). The emotions of romantic relationships: Do they wreak havoc on adolescents? In W. Furman, B. B. Brown, & C. Feiring (Eds.), *The development of romantic relationships in adolescence* (pp. 19-49). New York: Cambridge University Press.

Lavretsky, H., & Kumar, A. (2002). Clinically significant non-major depression: Old concepts, new insights. *American Journal of Geriatric Psychiatry, 20*, 239-255.

Leaf, P. J., Myers, J. K., & McEvoy, L. T. (1991). Procedures used in the Epidemiologic Catchment Area study. In L. Robins & D. Regier (Eds.), *Psychiatric disorders in America* (pp.11-32). New York: Free Press.

Leahy, J. M. (1992-1993). A comparison of depression in women bereaved of a spouse, child, or a

Disorders, 45, 19-30.

Kiloh, L. G., Andrews, G., Neilson, M., & Bianchi, G. N. (1972). The relationship of the syndromes called endogenous and neurotic depression. *British Journal of Psychiatry, 121*, 183-196.

Kiloh, L. G., & Garside, R. F. (1963). The independence of neurotic depression and endogenous depression. *British Journal of Psychiatry, 109*, 451-463.

Kirk, S. A. (1999). Instituting madness: The evolution of a federal agency. In C. A. Aneshensel & J. C. Phelan, *Handbook of the sociology of mental health* (pp. 539-562). New York: Plenum.

Kirk, S. A.&Kutchins, H. (1992). *The selling of DSM: The rhetoric of science in psychiatry*. New York: Aldine de Gruyter.

Kirkpatrick, D. G., Ruggiero, K. J., Acierno, R., Saunders, B. E., Resnick, H. S., & Best, C. L. (2003). Violence and risk of PTSD, major depression, substance abuse/dependence, and comorbidity: Results from the National Survey of Adolescents. *Journal of Consulting and Clinical Psychology, 71*, 692-700.

Kirmayer, L. J. (1994). Rejoinder to Professor Wakefield. In S. A. Kirk & S. D. Einbinder (Eds.), *Controversial issues in mental health* (pp. 7-20). Boston: Allyn & Bacon.

Kirmayer, L. J., & Young, A. (1999). Culture and context in the evolutionary concept of mental disorder. *Journal of Abnormal Psychology, 108*, 446-452.

Kitson, G. C., Babri, K. B., & Roach, M. J. (1985). Who divorces and why: A review. *Journal of Family Issues, 6*, 255-293.

Klein, D. F. (1974). Endogenomorphic depression. *Archives of General Psychiatry, 31*, 447-454.

Klein, D. F. (1978). A proposed definition of mental illness. In R. Spitzer & D. F. Klein (Eds.), *Critical issues in psychiatric diagnosis* (pp. 41-71), New York: Raven Press.

Kleinman, A. (1977). Depression, somatization and the new cross-cultural psychiatry. *Social Science and Medicine, 11*, 3-10.

Kleinman, A. (1986). *Social origins of distress and disease: Depression, neurasthenia and pain in modem China*. New Haven, CT: Yale University Press.

Kleinman, A. (1987). Anthropology and psychiatry. *British Journal of Psychiatry, 151*, 447-454.

Kleinman, A. (1988). Rethinking psychiatry: *From cultural category to personal experience*. New York: Free Press.

Kleinman, A., & Good, B. (1985). Introduction: Culture and depression. In A. Kleinman & B. Good (Eds.), *Culture and depression* (pp. 1-33). Berkeley: University of California Press.

Klerman, G. L. (19 71). A reaffirmation of the efficacy of psychoactive drugs. *Journal of Drug Issues, 1*, 312-320.

Klerman, G. L. (1974). Depression and adaptation. In R. J. Friedman & M. M. Katz (Eds.), *The psychology of depression* (pp.127-145). Washington, DC: Winston.

Klerman, G. L. (1978). The evolution of a scientific nosology. In J. C. Shershow (Ed.), *Schizophrenia: Science and practice*. Cambridge, MA: Harvard University Press.

Klerman, G. L. (1983). The significance of *DSM-III* in American psychiatry. In R. L. Spitzer, J. B. Williams, & A. E. Skodol (Eds.), *International perspectives on DSM-Ill* (pp. 3-24). Washington, DC: American Psychiatric Press.

Klerman, G. L. (1988). The current age of youthful melancholia: Evidence for increase in depression

Keller, M. C. & Nesse, R. M. (2006). The evolutionary significance of depressive symptoms: Different adverse situations lead to different depressive symptoms patterns. *Journal of Personality and Social Psychology, 91*, 316-330.

Kendell, R. E. (1968). *The classification of depressive illness*. London: Oxford University Press.

Kendell, R. E. (1983). *DSM-III*: A major advance in psychiatric nosology. In R. L. Spitzer, J. B. Williams, & A. E. Skodol (Eds.), *International perspectives on DSM-III* (pp.55-68), Washington DC: American Psychiatric Press.

Kendler, K. S., & Gardner, C. O. (1998). Boundaries of major depression: An evaluation of DSM-IV criteria. *American Journal of Psychiatry, 155*, 172-177.

Kendler, K. S., Heath, A. C., Martin, N. G., & Eaves, L. J. (1986). Symptoms of anxiety and depression in a volunteer twin population: The etiological role of genetic and environmental factors. *Archives of General Psychiatry, 43*, 213-221.

Kendler, K. S., Karkowski, L. M., & Prescott, C. A. (1999). Causal relationship between stressful life events and the onset of major depression. *American Journal of Psychiatry, 156*, 837-841.

Kendler, K. S., Kessler, R. C., Walters, E. E., MacLean, C., Neale, M. C., Heath, A. C., et al. (1995). Stressful life events, genetic liability, and onset of an episode of major depression in women. *American Journal of Psychiatry, 152*, 833-842.

Kendler, K. S., Kuhn, J. W., Vittum, J., Prescott. C. A., & Riley, B. (2005). The interaction of stressful life events and a serotonin transporter polymorphism in the prediction of episodes of major depression: A replication. *Archives of General Psychiatry, 62*, 529-535.

Kessler, R. C., Abelson, J. M., & Zhao, S. (1998). The epidemiology of mental disorders. In J.B. W. Williams & K. Ell (Eds.), *Advances in mental health research: Implications for practice* (pp. 3-24). Washington, DC: NASW Press.

Kessler, R. C., Beglund, P., Demler, O., Jin, R., Koretz, D., Merikangas, K. R., et al. (2003). The epidemiology of major depressive disorder: Results from the National Comorbidity Survey replication. *Journal of the American Medical Association, 289*, 3095-3105.

Kessler, R. C., Demler, O., Frank, R. G., Olfson, M., Pincus, H. A., Walters, E. E., et al. (2005). Prevalence and treatment of mental disorders, 1990-2003. *New England Journal of Medicine, 352*, 2515-2523.

Kessler, R. C., House, J. S., & Turner, J. B. (1987). Unemployment and health in a community sample. *Journal of Health and Social Behavior, 28*, 51-59.

Kessler, R. C., McGonagle, K. A., Zhao, S., Nelson, C. B., Hughes, M., Eshelman, S., et al. (1994). Lifetime and 12-month prevalence of *DSM-III-R* psychiatric disorders in the United States. *Archives of General Psychiatry, 51*, 8-19.

Kessler, R. C., Merikangas, K. R., Beglund, P., Eaton, W.W., Koretz, D.S.,& Walters, E.E. (2003). Mild disorders should not be eliminated from the *DSM-V. Archives of General Psychiatry, 60*, 1117-1122.

Kessler, R. C., Turner, J.B., & House, J. S. (1989). Unemployment, reemployment, and emotional functioning in a community sample. *American Sociological Review, 54*, 648-657.

Kessler, R. C., Zhao, S., Blazer, D. G., & Swartz, M. (1997). Prevalence, correlates, and course of minor depression and major depression in the National Comorbidity Survey. *Journal of Affective*

Beyond thresholds and subtypes. *Pharmacopsychiatry, 33*, 3-7.

Judd, L. J., Akiskal, H. S., & Paulus, M. P. (1997). The role and clinical significance of subsyndromal depressive symptoms (SSD) in unipolar major depressive disorder. *Journal of Affective Disorders, 45*, 5-18.

Judd, L. L., Paulus, M. P., Wells, K. B., & Rapaport, M. H. (1996). Socioeconomic burden of subsyndromal depressive symptoms and major depression in a sample of the general population. *American Journal of Psychiatry, 153*, 1411-1417.

Judd, L. L., Rapaport, M. H., Paulus, M. P., & Brown, J. L. (1994). Subsyndromal symptomatic depression: A new mood disorder? *Journal of Clinical Psychiatry, 55*, 18-28.

Kadushin, C. (1969). *Why people go to psychiatrists*. New York: Atherton Press.

Kant, I. (2000). Illnesses of the cognitive faculties. In J. Radden (Ed.), *The nature of melancholy: From Aristotle to Kristeva* (pp. 197-201). New York: Oxford University Press. (Original work published 1793)

Karp, D. A. (1996). *Speaking of sadness*. New York: Oxford University Press.

Kasi, S. V., & Cobb, S. (1979). Some mental health consequences of plant closing and job loss. In L.A. Ferman & J.P. Gordus (Eds.), *Mental health and the economy* (pp. 255-300). Kalamazoo, MI: Upjohn.

Katon, W., Rutter, C., Ludman, E. J., Von Korff, M., Lin, E., Simon, G., et al. (2001). A randomized trial of relapse prevention of depression in primary care. *Archives of General Psyclziatry, 58*, 241-247.

Katon, W., & Schulberg, H. (1992).Epidemiology of depression in primary care. *General Hospital Psychiatry, 14*, 237-247.

Katon, W., Unutzer, J., & Simon, G. (2004). Treatment of depression in primary care: Where we are, where we can go. *Medical Care, 42*, 1153-1157.

Katon, W., & Von Korff, M. (1990). Caseness criteria for major depression: The primary care clinician and the psychiatric epidemiologist. In C. Attkisson & J. Zich (Eds.), *Depression in primary care: Screening and detection* (pp. 43-61). New York: Routledge.

Katon, W., Von Korff, M., Lin, E., Unutzer, J., Simon, G., Walker, E., et al. (1997). Population-based care of depression: Effective disease management strategies to decrease prevalence. *General Hospital Psychiatry, 19*, 169-178.

Katon, W., Von Korff, M., Lin, E., Walker, E., Simon, G. E., Bush, T., et al. (1995). Collaborative management to achieve treatment guidelines: Impact on depression in prinlary care. *Journal of the American Medical Association, 273*, 1026-1031.

Kaufman, I. C., & Rosenblum, L. A. (1966). A behavioral taxonomy for *M. Nemistrinet and M. Radiata*: Based on longitudinal observations of family groups in the laboratory. *Primates, 7*, 205-258.

Keller, M. B., Ryan, N. D., Strober, M., Klein, R. G., Kutcher, S. P., Birmaher, B., et al. (2001). Efficacy of paroxetine in the treatment of adolescent major depression. *Journal of the American Academy of Child and Adolescent Psychiatry, 40*, 762-772.

Keller, M. C., & Nesse, R. M. (2005). Is low mood an adaptation? Evidence for subtypes with symptoms that match precipitants. *Journal of Affective Disorders, 86*, 27-35.

as relative and attributable risk factors for first-onset major depression. *Archives of General Psychiatry, 49*, 817-823.

Horwitz, A. V. (1984). The economy and social pathology. *Annual Review of Sociology, 10*, 95-119.

Horwitz, A. V. (2002). *Creating mental illness*. Chicago: University of Chicago Press.

Horwitz, A. V. (2005). Media portrayals and health inequalities: A case study of characterizations of gene x environment interactions. *Journal of Gerontology, 60B*, 48-52.

Horwitz, A. V. (2007). Classical sociological theory. evolutionary theory, and mental health. In B. Pescosolido, W. Avison, & J. McLeod (Eds.), *Mental health/social mirror* (pp. 67-93). New York: Springer.

Horwitz, A. V., & Scheid, T. L. (Eds.). (1999). *A handbook for the study of mental health: Social contexts, theories, and systems*. New York: Cambridge University Press.

Horwitz, A. V., & Wakefield, J.C. (2006). The epidemic of mental illness: Clinical fact or survey artifact? *Contexts, 5*, 19-23.

Hough, R. L., Landsverk, J. A., & Jacobson, G. F. (1990). The use of psychiatric screening scales to detect depression in primary care patients. In C. Attkisson & J. Zich (Eds.), *Depression in primary care: Screening and detection* (pp. 13 9- 154). New York: Routledge.

House, J. S., Landis, K. R., & Umberson, D. (1988). Social relationships and health. *Science, 241*, 540-545.

Insel, T. R., & Fenton, W. S. (2005). Psychiatric epidemiology: It's not just about counting anymore. *Arcl1ives of General Psychiatry, 62*, 590-592.

Jackson, S. W. (1986). *Melancholia and depression: From Hippocratic times to modern times*. New Haven, CT: Yale University Press.

Jagger, M. & Richards, K. (1967). Mother's little helper (Recorded by the Rolling Stones). *On Flowers* (Album). New York: ABKCO.

Jamison, K. R. (1996). *An unquiet mind*. New York: Vintage Books.

Jensen, A. L., & Weisz, J. R. (2002). Assessing match and mismatch between practitioner-generated and standardized interview-generated diagnoses for clinic-referred children and adolescents. *Journal of Counseling and Clinical Psychology, 70*, 158-168.

Johnson, J. G., Cohen, P., Dohrenwend, B. P., Link, B. G., & Brook, J. S. (1999). A longitudinal investigation of social causation and social selection processes involved in the association between socioeconomic status and psychiatric disorders. *Journal of Abnormal Psychology, 108*, 490-499.

Johnson, S. (1805). *Dictionary of the English language in which the words are deduced from their originals, and illustrated in their different significations by examples from the best writers* (9th ed., Vols. 1-4). London: Longman, Hurst, Rees, & Orme. (Original work published 1755)

Jones, A. (2006). *Kabul in winter: Life without peace in Afghanistan*. New York: Metropolitan Books.

Jones, F. D. (2000). Military psychiatry since World War II. In R. W. Menninger & J. C. Nemiah (Eds.), *American psychiatry after World War II: 1944-1994* (pp. 3-36). Washington, DC: American Psychiatric Press.

Joyner, K., & Udry, J. R. (2000). You don't bring me anything but down: Adolescent romance and depression. *Journal of Health and Social Behavior, 41*, 369-391.

Judd, L. J., & Akiskal, H. S. (2000). Delineating the longitudinal structure of depressive illness:

Harlow, H.F., Harlow, M. K., & Suomi, S. J. (1971). From thought to therapy: Lessons from a primate laboratory. *American Scientist, 59*, 538-549.

Harlow, H.F.. & Suomi, S. J. (1974). Induced depression in monkeys. *Behavioral Biology, 12*, 273-296.

Harris, E. S. (1991). Adolescent bereavement following the death of a parent: An exploratory study. *Child Psychiatry and Human Development, 21*, 267- 281.

Hays, J. C., Kasi, S. V., & Jacobs, S. C. (1994). The course of psychological distress following threatened and actual conjugal bereavement. *Psychological Medicine, 24*, 917-927.

Health United States. (2003). Washington, DC: National Center for Health Statistics.

Healy. D. (1991). The marketing of 5-Hydroxytryptamine: Depression or anxiety? *British Journal of Psychiatry, 158*, 737-742.

Healy, D. (1997). *The anti-depressant era*. Cambridge, MA: Harvard University Press.

Healy, D. (2004). *Let them eat Prozac*. New York: New York University Press.

Heckhausen, J., & Schulz, R. (1995). A life-span theory of control. *Psychological Review, 102*, 284-304.

Heckhausen, J., Wrosch, C., & Fleeson, W. (2001). Developmental regulation before and after a developmental deadline: The sample case of "biological clock" for child-bearing. *Psychology and Aging, 16*, 400-413.

Helzer, J.E., Robins, L. N., McEvoy, L.T., Spitznagel, E. L., Stoltzman, R. K., Farmer, A., et al. (1985). A comparison of clinical and diagnostic interview schedule diagnoses: Reexamination of lay-interviewed cases in the general population. *Archives of General Psychiatry, 42*, 657-666.

Henkel, V., Mergl, R., Coyne, J.C., Kohnen, R., Moller, H., & Hegerl, U. (2004). Screening for depression in primary care: Will one or two items suffice? *European Archives of Psychiatry and Clinical Neuroscience, 254*, 215-223.

Henkel, V., Mergl, R., Kohnen, R., Maier, W., Moller, H., & Hegerl, U. (2003). Identifying depression in primary care: A comparison of different methods in a prospective cohort study. *British Medical Journal, 326*, 200-201.

Herman, E. (1995). *The romance of American psychology: Political culture in the age of experts*. Berkeley: University of California Press.

Hildegard of Bingen. (2000). Melancholia in men and women. In J. Radden (Ed.), *The nature of melancholy: From Aristotle to Kristeva* (pp. 81-85). New York: Oxford University Press.

Hippocrates. (1923-1931). *Works of Hippocrates* (Vols. 1-4, W. H. S. Jones & E. T. Withington, Eds. & Trans.). Cambridge, MA: Harvard University Press.

Hirschfeld, R. M., Keller, M. B.. Panico, S., Arons, B. S., Barlow, D., Davidoff, F., et al. (1997). The National Depressive and Manic-Depressive Association consensus statement on the undertreatment of depression. *Journal of the American Medical Association, 277*, 333-340.

Holden, C. (2003). Getting the short end of the allele. *Science, 301*, 291-293.

Holmes, T. H., & Rahe, R.H. (1967). The social readjustment rating scale. *Journal of Psyclwsomatic Research, 11*, 213-218.

Homer. (1990). *The iliad* (R. Fagles, Trans.). New York: Viking.

HorJrath, E., Johnson, J., Klerman, G. L., & Weissman, M. M. (1992). Depressive symptoms

relationship between stress life events, the serotonin transporter (5-HTTLPR) genotype and major depression. *Psychological Medicine, 35*, 101-111.

Gilmer, W. S., & McKinney, W. T. (2003). Early experience and depressive disorders: Human and non-human primate studies. *Journal of Affective Disorders, 7*, 97-113.

Glenmullen, J. (2000). *Prozac backlash*. New York: Simon & Schuster.

Gold, P. W., Goodwin, F. K., & Chrousos, G. P. (1988). Clinical and biochemical manifestations of depression: Relation to the neurobiology of stress. *New England Journal of Medicine, 319*, 413-420.

Good, B., Good, M. J., & Moradi, R. (1985). The interpretation of Iranian depressive illness. In A. Kleinnian & B. Good (Eds.), *Culture and depression* (pp. 369-428). Berkeley: University of California Press.

Goodwin, D. W., & Guze, S. B. (1996). *Psychiatric diagnosis* (5th ed.). New York: Oxford University Press.

Gould, S. J., & Lewontin, R. C. (1979). The spandrels of San Marco and the Panglossian paradigm: A critique of the adaptationist paradigm. *Proceedings of the Royal Society of London. Series B, Biological Sciences, 205*, 581-598.

Greenberg, P. E., Stiglin, L. E.,Finkelstein, S. N., &Berndt, E. R. (1993), The economic burden of depression in 1990. *Journal of Clilzical Psyclliatry, 54*, 405-418.

Griesinger, W. (2000). Hypochondriasis and melancholia. In J. Radden (Ed.), *The nature of melancholy: From Aristotle to Kristeva* (pp. 223-229). New York: Oxford University Press. (Original work published 1867)

Grinker, R.R., & Spiegel, J.P. (1945). *War neuroses*. Philadelphia: Blakiston.

Grob, G. N. (1973). *Mental institutions in America: Social policy to 1875*. New York: Free Press.

Grob, G. N. (1985). The origins of American psychiatric epidemiology. *American Journal of Public Health, 75*, 229-236.

Grob, G. N. (1991a). *From asylum to community: Mental health policy in modem America*. Princeton, NJ: Princeton University Press.

Grob, G. N. (1991b). Origins of DSM-I: A study of appearance and reality. *American Journal of Psychiatry, 148*, 421-431.

Grzywacz, J. G., & Dooley, D. (2003). "Good jobs" to "bad jobs": Replicated evidence of an employment continuum from two large surveys. *Social Science and Medicine, 56*, 1749-1760.

Gut, E. (1989). *Productive and unproductive depression*. New York: Basic Books.

Hagen, E. H. (1999). The functions of postpartum depression. *Evolution and Human Behavior, 20*, 325-359.

Hagen, E. H. (2002). Depression as bargaining: The case postpartum. *Evolution and Human Behavior, 23*, 323-336.

Hagnell, O., Lanke, J., Rorsman, B., & Ojesjo, L. (1982). Are we entering an age of melancholy? *Psychological Medicine, 12*, 279-289.

Hamburg, S. R. (2000). Antidepressants are not placebos. *American Psychologist, 55*, 761-762.

Hamilton, M., & White, J. M. (1959). Clinical syndromes in depressive states. *Journal of Mental Science, 105*, 985-998.

Fenichel, O. M. (1996). *The psychoanalytic theory of neurosis.* New York: Norton. (Original work published 1945)

Fenwick, R., & Tausig, M. (1994). The macroeconomic context of job stress. *Journal of Health and Social Behavior. 35*, 266-282.

Fisher, R. L. & Fisher, S. (1996). Antidepressants for children: Is scientific support necessary? *Journal of Nervous and Mental Disease, 184*, 99-108.

Fodor, J. A. (1983). *The modularity of mind.* Cambridge, MA: MIT Press.

Foucault, M. (1965). *Madness and civilization: A history of insanity in the Age of Reason* (R. Howard, Trans.). New York: Pantheon.

Foucault, M. (1979). *Discipline and punish: The birth of the prison.* New York: Vintage.

Frances. A. (1998). Problems in defining clinical significance in epidemiological studies. *Archives of General Psychiatry, 55*, 119.

Frank, R. G., Bush, S. H., & Berndt, E. R. (1998). Measuring prices and quantities of treatment for depression. *American Economic Review, 88*, 106-111.

Freidson, E. (1970). *Profession of medicine: A study of the sociology of applied knowledge.* New York: Harper.

French, S., Old, A., & Healy, J. (2001). *Health care systems in transition: New Zealand.* Copenhagen, Denmark: World Health Organization.

Freud, S. (1957). Mourning and melancholia. In J. Strachey (Ed. & Trans.), *Standard edition of the complete works of Sigmund Freud* (Vol. 14; pp. 237-258). London: Hogarth Press. (Original work published 1917)

Fulford, K. W. M. (1999). Nine variations and a coda on the theme of an evolutionary definition of dysfunction. *Journal of Abnormal Psychology, 108*, 412-421.

Furedi, F. (2004). *Therapy culture.* New York: Routledge.

Gallagher, D. E., Breckenridge, J. N., Thompson, L. W., & Peterson, J. A. (1983). Effects of bereavement on indicators of mental health in elderly widows and widowers. *Journal of Gerontology, 38*, 565-571.

Gaminde, I., Uria, M., Padro, D., Querejeta, I., & Ozamiz, A. (1993). Depression in three populations in the Basque country: A comparison with Britain. *Social Psychiatry and Psychiatric Epidemiology, 28*, 243-251.

Ganzini, L., McFarland, B. H., & Cutler, D. (1990). Prevalence of mental disorders after catastrophic financial loss. *Journal of Nervous and Mental Disease, 178*, 680-685.

Gardner, E. (1971). Psychoactive drug utilization. *Journal of Drug Issues, 1*, 295-300.

Gerstel, N., Reissman, C.K., & Rosenfield, S. (1985). Explaining the symptomatology of separated and divorced women and men. *Social Forces, 64*, 84-101.

Ghaemi, S. N. (2003). The concepts of psychiatry: *A pluralist approach to the mind and mental illness.* Baltimore: Johns Hopkins University Press.

Gilbert, P. (1992). *Depression: The evolution of powerlessness.* New York: Guilford Press.

Gilbert, P., & Allan, S. (1998). The role of defeat and entrapment (arrested flight) in depression: An exploration of an evolutionary view. *Psychological Medicine, 28*, 585-598.

Gillespie, N. A., Whitfield, J. B., Williams, D., Heath, A. C., & Martin, N.G. (2004). The

Eaton, W.W., Neufeld, K., Chen, L., & Cai, G. (2000). A comparison of self-report and clinical diagnostic interviews for depression: DIS and SCAN in the Baltimore ECA followup. *Archives of General Psychiatry, 57*, 217-222.

Edlund, M. J.. Unutzer, J., & Wells, K. B. (2004). Clinician screening and treatment of alcohol, drug, and mental problems in primary care: Results from Healthcare for Communities. *Medical Care, 42*, 1158-1166.

Ekman, P. (1973). *Darwin and facial expression: A century of research*. San Diego: Academic Press.

Ekman, P., & Friesen, W. V. (1971). Constants across cultures in the face and emotion. *Journal of Personality and Social Psychology, 17*, 124-129.

Ekman, P., Friesen, W. V., O'Sullivan, M., Chan, A.,Diacoyanni-Tarlatzis,I., Heider, K., et al. (1987). Universals and cultural differences in the judgments of facial expressions of emotion. *Journal of Personality and Social Psychology, 53*, 712-717.

Eley. T. C., Sugden, K., Corsico, A., Gregory, A. M., Sham, P., McGuffin, P., et al. (2004). Gene-environment interaction analysis of serotonin system markers with adolescent depression. *Molecular Psychiatry, 9*, 908-915.

Elliott, C. (2003). *Better than well: American medicine meets the American dream*. New York: Norton.

Elliott, C. (2004a). Introduction. In C. Elliott & T. Chambers (Eds.), *Prozac as a way of life* (pp.1-20). Chapel Hill: University of North Carolina Press.

Elliott, C. (2004b). Pursued by happiness and beaten senseless: Prozac and the American dream. In C. Elliott & T. Chambers (Eds.), *Prozac as a way of life* (pp. 127-142). Chapel Hill: University of North Carolina Press.

Endicott, J., & Spitzer, R. L. (1978). A diagnostic interview: The Schedule for Affective Disorders and Schizophrenia. *Archives of General Psychiatry, 35*, 837-844.

Endicott, J., & Spitzer, R. L. (1979). Use of the research diagnostic criteria and the Schedule for Affective Disorders and Schizophrenia to study affective disorders. *American Journal of Psychiatry, 136*, 52-56.

Engh, A. E., Beehner, J. C., Bergman, T. J., Whitten, P. L., Hoffmeier, R. R., Seyfarth, R. M., et al. (2006). Behavioural and hormonal responses to predation in female chacma baboons (*Papio hamadryas ursinus*). *Proceedings of the Royal Society of London. Series B, Biological Sciences, 273*, 707-112.

Epstein, H. (2003, October 12). Enough to make you sick? *The New York Times Magazine*, 74-81.

Everdell, W.R. (1997). *The first moderns*. Chicago: University of Chicago Press. Everitt, B. S., Gourlay, A. J., & Kendell, R. E. (1971). An attempt at validation of traditional psychiatric syndromes by cluster analysis. *British Journal of Psychiatry, 119*, 399-412.

Eysenck, H.J. (1970). The classification of depressive illness. *British Journal of Psychiatry, 117*, 241-250.

Eysenck, H., Wakefield, J., & Friedman, A. (1983). Diagnosis and clinical assessment The DSM-lll. *Annual Review of Psychology, 34*, 167-193.

Feighner, J. P. (1989, October 23). The advent of the "Feighner Criteria." *Citation Classics, 43*, 14.

Feighner, J. P., Robins, E., Guze, S. B., Woodruff, R. A., Winokur, G., & Munoz, R. (1972). Diagnostic criteria for use in psychiatric research. *Archives of General Psychiatry, 26*, 57-63.

women's depressive symptoms three years after childbirth. *American Journal of Public Health, 94*, 13 72-1377.

De Fleury, M. (1900). *Medicine and the mind* (S. B. Collins, Trans.). London: Downey.

Desjarlais, R., Eisenberg, L., Good, B., & Kleinman, A. (1995). *World mental health: Problems and priorities in low-income countries*. New York: Oxford University Press.

DeVries, B., Davis, C. G., Wortman, C. B., & Lehman, D.R. (1997), Long-term psychological and somatic consequences of later life parental bereavement. *Omega, 35*, 97-117.

Dew, M. A., Bromet, E. J., & Penkower, L. (1992). Mental health effects of job loss in women. *Psychological Medicine, 22*, 751-764.

Dew, M. A., Bromet, E. J., & Schulberg, H. C. (1987). A comparative analysis of two community stressors: Long-term mental health effects. *American Journal of Community Psychology, 15*, 167-184.

DiLalla, D. L., Carey, G., Gottesman, I. I., & Bouchard, T. J. (1996). Heritabilility of MMPI personality indicators of psychopathology in twins reared apart. *Journal of Abnormal Psychology, 105*, 491-499.

Dobbs, D. (2006, April 2). A depression switch? *The New York Times Magazine*, pp. 50-55.

Dohrenwend, B. P. (2000). The role of adversity and stress in psychopathology: Some evidence and its implications for theory and research. *Journal of Health and Social Behavior, 41*, 1-19.

Dohrenwend, B. P., & Dohrenwend, B. S. (1982). Perspectives on the past and future of psychiatric epidemiology. *American Journal of Public Health, 72*, 1271-1279.

Dohrenwend, B. P., Levav. I., Shrout, P. E., Schwartz, S., Naveh, G., Link, B. G., et al. (1992). Socioeconomic status and psychiatric disorders: The causationselection issue. *Science, 255*, 946-952.

Dohrenwend, B. S. (1973). Life events as stressors: A methodological inquiry. *Journal of Health and Social Behavior, 14*, 167-175.

Donohue, J. M., Berndt, E. R., Rosenthal. M., Epstein, A. M., & Frank, R. G. (2004). Effects of pharmaceutical promotion on adherence to the treatment guidelines for depression. *Medical Care, 42*, 1176-1185.

Dooley, D., Catalano, R., & Wilson, G. (1994). Depression and unemployment: Panel findings from the Epidemiologic Catchment Area study. *American Journal of Community Psychology, 22*, 745-765.

Dooley. D., Prause, J., & Ham-Rowbottom, K. A. (2000). Underemployment and depression: Longitudinal relationships. *Journal of Health and Social Behavior, 41*, 421-437.

Durkheim, E. (1951). *Suicide: A study in sociology*. New York: Free Press. (Original work published 1897)

Dworkin, R. W. (2001). The medicalization of unhappiness. *Public Interest, 144*, 85-101.

Eaton, W.W., Anthony, J.C., Gallo, J., Cai, G., Tien, A., Romanoski, A., et al. (1997). Natural history of diagnostic interview schedule/*DSM-IV* major depression. *Archives of General Psyclziatry, 54*, 993-999.

Eaton, W. W.. & Kessler, L. G. (1985). Epidemiological field methods in psychiatry: *The NIMH Epidemiologic Catchment Area project*. Orlando, FL: Academic Press.

psychopathology: A natural experiment. *Journal of the American Medical Association, 290*, 2023-2029.

Cotter, D., Mackay, D., Landau, S., Kerwin, R., & Everall, I. (2001). Reduced glial cell density and neuronal size in the anterior cingulate cortex in major depressive disorder, *Archives of General Psychiatry, 58*, 545-553.

Coyne, J. C. (1976). Depression and the response of others. *Journal of Abnormal Psychology, 85*, 186-193.

Coyne, J. C. (1992). A critique of cognitions as causal entities with particular reference to depression. *Cognitive Therapy and Research, 6*, 3-13.

Coyne, J. C. (1994). Self-reported distress: Analog or ersatz depression? *Psychological Bulletin, 116*, 29-45.

Coyne, J. C., Fechner-Bates, S., & Schwenk T. L. (1994). Prevalence, nature, and comorbidity of depressive disorders in primary care. *General Hospital Psychiatry, 16*, 267-276.

Coyne, J. C., Klinkman, M. S., Gallo, S. M., & Schwenk, T. L. (1997). Short-term outcomes of detected and undetected depressed primary care patients and depressed psychiatric patients. *General Hospital Psychiatry, 19*, 333-343.

Coyne, J. C., Thompson, R., Palmer, S. C., Kagee, A., & Maunsell, E. (2000). Should we screen for depression? Caveats and potential pitfalls. *Applied and Preventive Psychology, 9*, 101-121.

Coyne, J. C., Thompson, R., & Pepper, C. M. (2004). The role of life events in depression in primary medical care versus psychiatric settings. *Journal of Affective Disorders, 82*, 353-361.

Croghan, T. W. (2001). The controversy over increasing spending for antidepressants. *Health Affairs, 20*, 129-135.

Croghan, T. W., Tomlin, M., Pescosolido, B. A., Schnittker, J., Martin, J., Lubell, K., et al. (2003). American attitudes toward and willingness to use psychiatric medications. *Journal of Nervous and Mental Disease, 191*, 166-174.

Crystal, S., Sambamoorthi, U., Walkup, J. T., & Akincigil, A. (2003). Diagnosis and treatment of depression in the elderly Medicare population: Predictors, disparities, and trends. *Journal of the American Geriatric Society, 51*, 1718-1728.

Cuisinier, M., Janssen, H., deGraauw, C., Bakker, S., & Hoogduin, C. (1996). Pregnancy following miscarriage: Course of grief and some determining factors. *Journal of Psychosomatic Obstetrics and Gynecology, 17*, 168-174.

Curran, D., & Mallinson, W. P. (1941). Depressive states in war. *British Medical Journal, 1*, 305-309.

Cutler, D. M. (2004). *Your money or your life: Strong medicine for America's health care system*. New York: Oxford University Press.

Darwin, C. R. (1998). *The expression of the emotions in man and animals*. London: HarperCollins. (Original work published 1872)

Davey, M., & Harris, G. (2005, March 26). Family wonders if Prozac prompted school shootings. *The New York Times*, p. A7.

Davidson, R. J. (2003). Darwin and the neural bases of emotion and affective style. *Annals of the New York Academy of Sciences, 1000*, 316-336.

Dearing, E., Taylor, B. A., & McCartney, K. (2005). Implications of family income dynamics for

386-389.

Cheung, F. M. (1982). Psychological symptoms among Chinese in urban Hong Kong. *Social Science and M edicine, 16*, 1339-1344.

Clarke, A. E., Shim, J. K., Mamo, L., Fosket, J. R., & Fishman, J. R. (2003). Biomedicalization: Technoscientific transformations of health, illness, and U.S. biomedicine. *American Sociological Review, 68*, 161-195.

Clayton, P. J. (1982). Bereavement. In E. S. Paykel (Ed.), *Handbook of affective disorders* (pp. 15-46). London: Churchill Livingstone.

Clayton, P. J. (1998). The model of stress: The bereavement reaction. In B. P. Dohrenwend (Ed.), *Adversity, stress, and psychopathology* (pp. 96-110). New York: Oxford University Press.

Clayton, P. J., & Darvish, H. S. (1979). Course of depressive symptoms following the stress of bereavement. In J.E. Barrett, R. M. Rose, & G. Klerman (Eds.), *Stress and mental disorder* (pp. 121-136). New York: Raven Press.

Clayton, P. J., Halikas, J. A., & Maurice, W. L. (1971). The bereavement of the widowed. *Diseases of the Nervous System, 32*, 597-604.

Clayton, P. J., Halikas, J. A., & Maurice, W. L. (19 72), The depression of widowhood. *British Journal of Psyclziatry, 120*, 71-78.

Cleary. P. D. (1990). Methodological issues associated with the use of depression screening scales in primary care settings. In C. Attkisson & J. Zich (Eds.), *Depression in primary care: Screening and detection* (pp. 169-180). New York: Routledge.

Clymer, A. (2002, May 19). Emotional ups and downs after 9/11 traced in report. *The New York Times*, A35.

Cobb, S.. & Kasl, S. (1977). *Termination: The consequences of job loss*. Cincinnati, OH: National Institute of Occupational Safety and Health.

Coleridge, S. T. (1986). Dejection: An ode. In M. H. Abrams, E. T. Donaldson, A. David, H. Smith, B. K. Lewalski, R. M. Adams, et al. (Eds.), *Norton anthology of English literature* (5th ed., pp. 374-380). New York: Norton. (Original work published 1805)

Columbia University TeenScreen Program. (2003). *Getting started guide*. New York: Author.

Conrad, P. (1992). Medicalization and social control. *Annual Review of Sociology, 18*, 209-232.

Conrad, P. (2005). The shifting engines of medicalization. *Journal of Health and Social Behavior. 46*, 3-14.

Conrad, P. (2007). *The medicalization of society*. Baltimore: Johns Hopkins University Press.

Cooper, J., Rendell, R., Burland, B., Sharpe, L., Copeland, J., & Simon, R. (1972). *Psychiatric diagnosis in New York and London*. London: Oxford University Press.

Cooperstock, R. (1978). Sex differences in psychotropic drug use. *Social Science and Medicine, 12B*, 179-186.

Cooperstock, R., & Leonard, H. (1979). Some social meanings of tranquillizer use. *Sociology of Health and Illness, 1*, 331-347.

Cosmides, L., &Tooby, J. (1999). Toward an evolutionary taxonomy of treatable con ditions. *Journal of Abnormal Psychology, 108*, 453-464.

Costello, E. J., Compton, S. N., Keeler, G., & Angold, A. (2003). Relationships between poverty and *psychopathology* (pp. 219-232). New York: Oxford University Press.

Bruce, M. L., Kim, K., Leaf, P.J., & Jacobs, S. (1990). Depressive episodes and dysphoria resulting from conjugal bereavement in a prospective community sample. *American Journal of Psychiatry, 157*, 608-611.

Brugha, T. S., Bebbington, P. E., & Jenkins, R. (1999), A difference that matters: Comparisons of structured and semi-structured psychiatric diagnostic interviews in the general population. *Psychological Medicine, 29*, 1013-1020,

Burnam, M.A., & Wells, K. B, (1991). Use of a two-stage procedure to identify depression: The Medical Outcomes Study. In C. Attkisson & J. Zich (Eds.), *Depression in primary care: Screening and detection* (pp. 98-116). New York: Routledge.

Burton, R. (1948). *The anatomy of melancholy* (F. Dell & P. Jordon-Smith, Eds.). New York: Tudor. (Original work published 1621)

Burton, R. (2000). *The anatomy of melancholy*. In J. Radden (Ed.), *The nature of mel ancholy: From Aristotle to Kristeva* (pp. 131-155). New York: Oxford University Press, (Original work published 1621)

Burton, R. (2001). *The anatomy of melancholy*. New York: New York Review Books. (Original work published 1621)

Buss, D. M. (1999). *Evolutionary psychology: The new science of mind*. Boston: Allyn & Bacon.

Cadoret, R, J. (1978). Evidence for genetic inheritance of primary affective disorder in adoptees. *American Journal of Psychiatry, 135*, 463-466,

Cadoret, R. J., O'Gorman, T. W., Heywood, E., & Troughton, E. (1985). Genetic and environmental factors in major depression. *Journal of Affective Disorders, 9*, 155-164.

Callahan, C., &Berrios, G, E. (2005). *Reinventing depression: A history of the treatment of depression in primary care 1940-2004*. New York: Oxford University Press.

Campbell-Sills, L., & Stein, M. B. (2005). Justifying the diagnostic status of social phobia: A reply to Wakefield and others. *Canadian Journal of Psychiatry, 50*, 320-323.

Carr, D. S. (1997). The fulfillment of career dreams at midlife: Does it matter for women's mental health? *Journal of Health and Social Behavior, 38*, 331-344,

Carr, D. S, (2004). Gender, pre-loss marital dependence and older adults' adjustment to widowhood. *Journal of Marriage and tile Family, 66*, 220-235.

Carr, D. S., House, J. S., Kessler, R. C., Nesse, R. M., Sonnega, J., & Wortman, C. S. (2000). Marital quality and psychological adjustment to widowhood among older adults: A longitudinal analysis. *Journal of Gerontology: Social Sciences, 55B*(4), S197-S207.

Carr, D.S., House, J. S., Wortman, C. S., Nesse, R. M., & Kessler, R. C. (2001). Psychological adjustment to sudden and anticipated spousal death among the older widowed. Journal of Gerontology: *Social Sciences, 56B*, S237-S248.

Carr, J. E. & Vitaliano, P. P. (1985). The theoretical implications of converging research on depression and the culture-bound syndromes. In A. Kleinman & B. Good (Eds.), *Culture and depression*, (pp. 244-266). Berkeley: University of California Press.

Caspi, A., Sugden, K., Moffitt, T. E., Taylor, A., Craig, I. W., Harrington, H., et al. (2003). Influence of life stress on depression: Moderation by a polymorphism in the 5-HTT gene. *Science, 301*,

Booth, A., & Amato, P. (1991). Divorce and psychological stress. *Journal of Health and Social Behavior, 32*, 396-407.

Bouchard, T. J., & Loehlin, J.C. (2001). Genes, evolution, and personality. *Behavior Genetics, 31*, 243-273.

Bouchard, T. J., Lykken, D. T., McGue, M., Segal, N. 0., & Tellegen, A. (1990). Sources of human psychological differences: The Minnesota study of identical twins reared apart. *Science, 250*, 223-228.

Bowlby, J. (1973). *Attachment and loss: Vol. 2. Separation: Anxiety and anger*. New York: Basic Books.

Bowlby, J. (1980). *Attachment and loss: Vol. 3. Loss: Sadness and depression*. London: Hogarth Press.

Bowlby, J. (1982). *Attachment and loss: Vol 1. Attachment*. New York: Basic Books. (Original work published 196 9)

Bright, T. (2000). Melancholy. In J. Radden (Ed.), *The nature of melancholy: From Aristotle to Kristeva* (pp. 119-128). New York: Oxford University Press.

Brill, N. Q., & Beebe, G. W. (1955). *A follow-up study of war neuroses*. Washington, DC: U.S. Veterans Administration.

Broadhead, J., & Ahas, M. (1998). Life events, difficulties, and depression amongst women in an urban setting in Zimbabwe. *Psychological Medicine, 28*, 39-50.

Broadhead, W. E., Blazer, D. G., George, L. K., &Tse, C. K. (1990). Depression, disability days, and days lost from work in a prospective epidemiologic survey. *Journal of the American Medical Association, 264*, 2524-2528.

Brooke, J. (2003, August 4). Indicted Hyundai executive plunges to death in Seoul. *The New York Times*, p. A6.

Brown, G. W. (1993). Life events and affective disorder: Replications and limitations. *Psychosomatic Medicine, 55*, 248-259.

Brown, G. W. (1998). Loss and depressive disorders. In B. P. Dohrenwend (Ed.), *Adversity, stress, and psychopathology* (pp. 358-370). New York: Oxford University Press.

Brown, G. W. (2002). Social roles, context and evolution in the origins of depression. *Journal of Health and Social Behavior, 43*, 255-276.

Brown, G. W., Adler, Z., & Bifulco, A. (1988). Life events, difficulties and recovery from chronic depression. *British Journal of Psychiatry, 152*, 487-498.

Brown, G. W., Bifulco, A., & Harris, T. O. (1987). Life events, vulnerability and onset of depression: Some refinements. *British Journal of Psychiatry, 150*, 30-42.

Brown, G, W., Craig, T. K. J., & Harris, T. O, (1985). Depression: Distress or disease? Some epidemiological considerations. *British Journal of Psychiatry, 147*, 612-622,

Brown, G, W., & Harris, T. O, (1978). *The social orioins of depression*. London: Tavistock.

Brown, G. W., Harris, T. O., & Hepworth, C. (1995), Loss, humiliation, and entrapment among women developing depression. *Psychological Medicine, 25*, 7-21.

Brown, G. W., Harris, T. O., Hepworth, C., & Robinson, R. (1994). Clinical and psychosocial origins of chronic depressive episodes: II. A patient enquiry. *British Journal of Psychiatry, 165*, 457-465.

Bruce, M. L. (1998). Divorce and psychopathology. In B. P. Dohrenwend (Ed.), *Adversity, stress, and*

Anisman, H., & Zacharko, R. M. (1992). Depression as a consequence of inadequate neurochemical adaptation in response to stressors. *British Journal of Psychiatry, 160*, 36-43.

Anthony. J. C., Folstein, M. F., Romanoski, A. J., von Korff, M. R., Nestadt, G. R., Chahal, R., et al., (1985). Comparison of lay diagnostic interview schedule and a standardized psychiatric diagnosis. *Archives of General Psychiatry, 42*, 667-675.

Appel, J. W., & Beebe, G. W. (1946). Preventive psychiatry. *Journal of the American Medical Association, 131*, 1469-1475.

Archer, J. (1989). Why help friends when you can help sisters and brothers? *Behavioral and Brain Sciences, 12*, 519-520.

Archer, J. (1999). *The nature of grief: The evolution and psychology of reactions to loss*. New York: Routledge.

Aristotle. (1931). Problemata. In J. A. Smith & W. D. Ross (Eds.), *The works of Aristotle translated into English: Vol. 7*. Oxford, UK: Clarendon Press.

Aristotle. (2000). Brilliance and melancholy. In J. Radden (Ed.), *The nature of melancholy: From Aristotle to Kristeva* (pp. 55-60). New York: Oxford University Press.

Attkisson, C. C., & Zich, J.M. (Eds.). (1990). *Depression in primary care: Screel1lng and detection*. New York: Routledge.

Auden, W. H. (1994). *The age of anxiety*. Cutchoque, NY: Buccaneer Books. (Original work published 1947)

Avicenna. (2000). Black bile and melancholia. In J. Radden (Ed.), *The nature of melancholy: From Aristotle to Kristeva* (pp. 75-78). New York: Oxford University Press.

Bayer, R., & Spitzer, R. L. (1985). Neurosis, psychodynamics, and DSM-Ill: History of the controversy. *Archives of General Psychiatry*, 42, 187-196.

Beck, A. T. (1967). *Depression: Causes and treatment*. Philadelphia: University of Pennsylvania Press.

Benedict, R. (1934). Anthropology and the abnormal. *Journal of General Psychology, 10*, 59-80.

Berman, C. M., Rasmussen, K. L. R., & Suomi, S. J. (1994). Responses of free-ranging rhesus monkeys to a natural form of social separation. *Child Development, 65*, 1028-1041.

Blazer, D. G. (2005). *The age of melancholy: Major depression and its social origins*. New York: Routledge.

Blazer, D. G., Kessler, R. C., McGonagle, K. A., & Swartz, M. S. (1994). The prevalence and distribution of major depression in a national community sample: The National Comorbidity Survey. *American Journal of Psychiatry, 151*, 979-986.

Blashfield, R. K. (1982). Feighner et al., invisible colleges, and the Matthew effect. *Scllizophrenia Bulletin, 8*, 1-8.

Bloom, B. L., Asher, S. J., & White, S. W. (1978). Marital disruption as a stressor: A review and analysis. *Psychological Bulletin, 85*, 867-894.

Bonanno, G. A., & Kaltman, S. (2001). The varieties of grief experience. *Clinical Psychology Review, 21*, 705-734.

Bonanno, G. A., Wortman, C. B., Lehman, D.R., Tweed, R. G., Haring, M., Sonnega, J., et al. (2002). Resilience to loss and chronic grief: A prospective study from preloss to 18 months postloss. *Journal of Personality and Social Psychology, 83*, 1150-1164.

參考書目

Abbott, A. (1988). The system of the professions. Chicago: University of Chicago Press.
Abraham, K. (1953). Notes on the psycho-analytical investigation and treatment of manic-depressive insanity and allied conditions. In *Selected papers of Karl Abraham* (D. Bryan & A. Strachey, Trans; pp. 137-156). London: Hogarth Press. (Original work published 1911)
Akiskal, H. S., Bitar, A. H., Puzantian, V. R., Rosenthal, T. L., & Walker, P.W. (1978). The nosological status of neurotic depression. *Archives of General Psychiatry*, 35, 756-766.
Alford, J. R., Funck, C. L., & Hibbing, J. R. (2005). Are political orientations genetically transmitted? *American Political Science Review*, 99, 153-167.
Almeida, D. M., Wethington, E., & Kessler, R. C. (2002). The daily inventory of stressful events: An interview-based approach for measuring daily stressors. *Assessment, 9*, 41-55.
Ambrosini, P. (2000). A review of pharmacotherapy of major depression in children and adolescents. *Psychiatric Services*, 51, 627-633.
American Psychiatric Association. (1942). *Statistical manual for the use of hospitals for mental diseases.* Utica, NY: State Hospitals Press.
American Psychiatric Association. (1952). *Diagnostic and statistical manual of mental disorders.* Washington, DC: Author.
American Psychiatric Association. (1968). *Diagnostic and statistical manual of mental disorders* (2nd ed.). Washington, DC: Author.
American Psychiatric Association. (1980). *Diagnostic and statistical manual of mental disorders* (3rd ed.). Washington, DC: Author.
American Psychiatric Association. (1987). *Diagnostic and statistical manual of mental disorders* (3rd ed., revised). Washington, DC: Author.
American Psychiatric Association. (1994). *Diagnostic and statistical manual of mental disorders* (4th ed.). Washington, DC: Author.
American Psychiatric Association. (2000). *Diagnostic and statistical manual of mental disorders* (4th ed., text rev.). Washington, DC: Author.
Andreason, N. C., & Winokur, G. (1979). Newer experimental methods for classifying depression. *Archives of General Psychiatry, 36*, 447-452.
Aneshensel, C. S. (1992). Social stress: Theory and research. *Annual Review of Sociology, 18*, 15-38.
Aneshensel, C. S., Botticello, A.L., & Yamamoto-Mitani, N. (2004). When caregiving ends: The course of depressive symptoms after bereavement. *Journal of Health and Social Behavior, 45*, 422-441.
Aneshensel, C. S., & Phelan, J.C. (Eds.). (1999). *Handbook of the sociology of mental health.* New York: Kluwer/Plenum.
Angel, R. J,, Frisco, M., Angel, J. L.. & Chiriboga, D. (2003). Financial strain and health among elderly Mexican-origin individuals. *Journal of Health and Social Behavior, 44*, 536-551.

30. Radloff, 1977; Radloff & Locke, 1986.
31. Radloff, 1977.
32. Roberts, Andrews, Lewinsohn, & Hops, 1990; Roberts, Lewinsohn, & Seeley, 1991; Roberts, Roberts, & Chen, 1997.
33. Roberts et al., 1990.
34. Roberts et al., 1990.
35. Rushton et al., 2002.
36. Coyne, 1994.
37. E.g., Mollica, Poole, &Tor, 1998; Mollica et al., 1999; Marshall et al., 2005; Dohrenwend, 2000; Schwartz, Dohrenwend, & Levav, 1994.
38. Seligman, 1975; Sapolsky, 1998.
39. APA, 1994, p. xxi.
40. Price, Sloman, Gardner, Gilbert, & Rohde, 1994; Bowlby, 1980; Nesse, 2000.
41. Brown, 1993.
42. Brown, 2002.
43. Brown, Craig & Harris, 1985, p. 616.
44. Brown, 2002.
45. Brown & Harris, 1978.
46. Brown, Bifulco & Harris, 1987; Brown, 1998.
47. Brown, Harris & Hepworth, 1995.
48. Brown, 2002.
49. Brown et al., 1987, p. 34.
50. Brown et al., 1995.
51. Brown, Adler, & Bifulco, 1988.
52. Brown, 1998, p. 368.
53. Brown, 2002.
54. Brown, 1998, p. 367.
55. Brown, 1998, p. 366.
56. Brown, 1998, p. 361.
57. Brown, Harris, Hepworth, & Robinson, 1994.
58. Brown et al., 1995.
59. Brown et al., 1985.
60. Brown et al., 1985, p. 620,
61. Brown et al., 1988, p. 492.

第十一章

1. Foucault, 1965, 1979.
2. Friedson, 1970; Abbott, 1988; Conrad, 2004.
3. Horwitz, 2002.
4. Kirk, 1999.
5. Murray & Lopez, 1996.
6. Kramer, 2005, p. 155, p. 153.
7. Blazer, 2005, p. 31; Spijker, deGraaf, Bijl, Beekman, Ormel, & Nolen, 2003.
8. Valenstein, 1998.
9. Donohue et al., 2004.
10. Karp, 1996.
11. E.g., Campbell-Sills & Stein. 2005; Richters & Hinshaw, 1999.
12. Lilienfeld&Marino, 1999, p. 401.
13. Kirmayer & Young, 1999.
14. Kirmayer & Young, 1999, p. 450
15. Lilienfeld & Moreno, 1995; Richters & Hinshaw, 1999.
16. Cosmides & Tooby, 1999.
17. Gould & Lewontin, 1979.
18. Kramer, 2005.
19. Murphy & Woolfolk, 2001.
20. Archer, 1999.
21. Keller & Nesse, 2005.
22. Sadler, 1999, p. 436.
23. Cosmides & Tooby, 1999.
24. APA, 2000, p. 356.
25. Langner, 1962.
26. Brown, 2002.
27. Almeida, Wethington, & Kessler, 2002; Coyne, Thompson, & Pepper, 2004; Wethington & Serido, 2004.
28. See, however, Wakefield, Schmitz, First, & Horwitz, 2007.

57. Crystal et al., 2003; Thomas, Conrad, Casler, & Goodman, 2006.
58. Zuvekas, 2005.
59. Elliott, 2004a, p. 5.
60. Croghan et al., 2003.
61. Shorter, 1997.
62. Clarke, Shim, Mamo, Fosket, & Fishman, 2003.
63. Healy, 2004.
64. Knutson et al., 1998; Kramer, 1993.
65. Zisook, Schuchter, Pedrelli, Sable, & Deaciuc, 2001.
66. Kramer, 1993, p. 247.
67. USDHHS, 1999, p. 262.
68. Olfson & Klerman, 1993.
69. Greenberg et al., 1993; Frank, Busch, & Berndt. 1998.
70. Kessler, Merikangas, et al., 2003; Kramer, 2005.
71. Hirschfeld et al., 1997.
72. Hirschfeld et al., 1997.
73. Klerman as quoted in Smith, 19 85, p. 89.
74. Kramer, 1993.
75. Dworkin, 2001.
76. Elliott, 2004b, p. 129.
77. Conrad, 1992.
78. Furedi, 2004.
79. Smith, 1985, p. 73.
80. Furedi, 2004.
81. Glenmullen, 2000.
82. Healy, 2004.
83. Mann, 2005, p. 1872.
84. Moncrieff & Kursch, 2005, p. 156.
85. Moncrieff & Kirsch, 2005, p.158.
86. USDHHS, 1999, p. 262.
87. Kessler et al., 2005, p. 2520.
88. Moncrieff et al., 2004.
89. Hamburg, 2000.
90. Trivedi et al., 2006.
91. Conrad, 2005.
92. Cutler, 2004.
93. Smith, 1985; Elliott, 2003, xv-xvi.
94. Conrad, 2007.

第十章

1. Benedict, 1934.
2. Kirmayer & Young, 1999.
3. Kirmayer, 1994, p. 19.
4. Kleinman, 1988.
5. Kirmayer, 1994; Kirmayer & Young, 1999.
6. Obeyesekere, 1985.
7. Obeyesekere, 1985, p. 136, italics in original.
8. Lutz, 1985, p. 85.
9. Lutz, 1985, p. 86.
10. Lutz, 1985, p. 92.
11. Kleinman, 1977, p. 3.
12. Kleinman, 1988.
13. Kleinman, 1986.
14. Kleinman, 1987, p. 450.
15. Cheung, 1982.
16. Cheung, 1982.
17. Kleinman, 1986.
18. Pearlin, 1989; Aneshensel, 1992.
19. E.g. Aneshensel & Phelan, 1999; Horwitz & Scheid, 1999.
20. Horwitz, 2007.
21. Aneshensel, 1992; McLeod &Nonnemaker, 1999; Mirowsky & Ross, 2003; Turner & Lloyd, 1999; Turner, Wheaton& Lloyd, 1995.
22. E.g., Dohrenwend et al., 1992; Ritsher, Warner, Johnson, & Dohrenwend, 2001; Johnson, Cohen, Dohrenwend, Link, & Brook, 1999; Lorant et al., 2003.
23. Holmes & Rahe, 1967.
24. Radloff, 1977.
25. Nesse, 2000.
26. Carr, 1997.
27. McEwan, Costello, & Taylor, 1987.
28. Turner&Lloyd, 1999; Turner, 2003; Turner & Avison, 2003.
29. Pearlin, 1999.

Everall, 2001.
44. Liotti, Mayberg, McGinnis, Brennan, & Jerabek, 2002.
45. Van Elst, Ebert, & Trimble, 2001; Davidson, 2003.
46. Kramer, 2005.
47. Sapolsky, 2001; Schatzberg, 2002; Davidson, 2003.
48. Rajkowska et al., 1999.
49. Rajkowska et al., 1999; Liotti et al., 2002.
50. Kranier, 2005, p. 7.
51. Kendler & Gardner, 1998.
52. Kramer, 2005, p. 171.
53. Valenstein, 1998.
54. Mayberg et al., 1999.
55. Mayberg et al., 1999, p. 679.

第九章

1. Jackson, 1986.
2. MacDonald, 1983, p. 190.
3. Shorter, 1997.
4. Shorter, 1997, p. 316.
5. Grob, 1991a, p. 149; Shorter, 1997, p. 316.
6. Parry, Balter, Mellinger, Cisin, & Manheimer, 1973; Smith, 1985, pp. 46-47.
7. Shapiro &Baron, 1961; Raynes, 1979; Cooperstock & Leonard, 1979.
8. Cooperstock, 1978; Smith, 1985; 0lfson & Klerman, 1993.
9. Jagger & Richards, 196 7.
10. Metzl, 2003.
11. Healy, 1997, p. 226.
12. Gardner, 1971.
13. Smith, 1985, p. 179.
14. Smith, 1985, p. 187.
15. Smith, 1985, p.189.
16. Smith, 1985, p. 127.
17. Shorter, 1997, p.319.
18. Smith, 1985, p. 210.
19. Smith, 1985, p. 81.
20. Smith, 1985, pp. 31-32; 0lfson & Klerman, 1993.
21. Smith, 1985, p. 32.
22. Healy, 1997.
23. Horwitz, 2002.
24. Merikangas, Prusoff, & Weissman, 1988.
25. Horwitz, 2002.
26. Healy, 1991; Olfson, Marcus, Druss, Elinson, et al., 2002.
27. Shorter, 1997.
28. Kramer, 1993, p. 64.
29. Krruner, 1993.
30. Healy, 1991.
31. Zuvekas, 2005.
32. Kramer, 1993, p. 176.
33. Shorter, 1997, p. 323.
34. Pincus et al., 1998.
35. Elliott, 2004a; Squier, 2004.
36. Mann, 2005.
37. Metzl, 2003.
38. Mechanic, 1998.
39. Wang et al., 2005.
40. Luhrmann, 2000.
41. Cutler, 2004.
42. Cutler, 2004.
43. Olfson, Marcus, & Pincus, 1999, p. 451.
44. Olfson, Marcus, Druss, & Pincus, 2002; Zuvekas, 2005.
45. Crystal, Sambamoorthi, Walkup, & Akincigil, 2003.
46. Zuvekas, 2005.
47. Conrad, 2005.
48. Shorter, 1997, p. 314.
49. Elliott, 2003, p. 102.
50. Olfson, Marcus, Druss, & Pincus, 2002.
51. Kessler et al., 200 5.
52. Kessler et al., 2005, p. 2521.
53. Donohue et al., 2004.
54. Kravitz et al., 2005.
55. Olfson, Marcus, Druss, Elinson, et al., 2002.
56. Zuvekas, 2005.

70. Joyner & Udry, 2000.
71. Coyne, 1994, p. 34.
72. Roberts et al., 1990.
73. Rushton, Forcier, & Schectman, 2002.
74. Lucas, 2001, p. 448.
75. Pringle, 2005.
76. Shaffer et al., 2004.
77. Shaffer et al., 2004, p. 77.
78. Jensen & Weisz, 2002; Lewczyk et al., 2003.
79. Shaffer et al., 2004, p. 77.
80. Columbia University TeenScreen Program, 2003.
81. Shaffer et al., 2004, p. 78.
82. Fisher &Fisher, 1996; Vitiello & Swedo, 2004.
83. Ambrosini, 2000.
84. Treatment for Adolescents with Depression Study Team, 2004.
85. U.S. Preventive Services Task Force, 2002.
86. Healy, 2004.
87. Keller et al., 2001; Vitiello & Swedo, 2004; Whittington et al., 2004; Treat ment for Adolescents with Depression Study Team, 2004.
88. Davey & Harris, 2005.

第八章

1. Luhrmann, 2000; Blazer, 2005.
2. Bouchard, Lykken, McGue, Segal, & Tellegen, 1990; Alford, Funck, & Hibbing, 2005.
3. Archer, 1999.
4. Mayberg et al., 1999.
5. Mayberg et al., 1999
6. Kendler, Heath, Martin, & Eaves, 1986; Kendler et al., 1995; McGuffin, Katz, & Rutherford, 1991; Sullivan, Neale, & Kendler, 2000.
7. Cadoret, 1978.
8. Cadoret, O'Gorrnan, Heywood, & Troughton, 1985; von Knorring, Cloninger, Bohman, & Sigvardsson, 19 83.
9. Sullivan et al., 2000.
10. Bouchard et al., 1990; DiLalla, Carey, Gottesman, & Bouchard, 1996; Bouchard & Loehlin, 2001.
11. Schildkraut, 1965.
12. Lacasse & Leo, 2005.
13. Healy, 1997, p. 156.
14. Schildkraut, 1965, p. 509.
15. Schidkraut, 1965,p. 517.
16. Valenstein, 1998, p. 99.
17. Valenstein, 1998, p.101.
18. Schildkraut, 1965.
19. Valenstein, 1998; Lacasse & Leo, 2005.
20. McGuire, Raleigh, &Johnson, 1983; Raleigh, McGuire, Brammer, & Yuwiler, 1984.
21. Engh et al., 2006.
22. Gold, Goodwin, & Chrousos, 1988.
23. Anisman & Zacharko, 1992.
24. Valenstein, 1998, p. 135.
25. Sadock & Sadock, 2003.
26. Caspi et al., 2003.
27. Vedantam, 2003, p. A1.
28. Holden, 2003, p. 291.
29. Horwitz, 2005.
30. Monroe & Simons, 1991.
31. French, Old, &Healy, 2001.
32. Turner, 2003.
33. Caspi et al., 2003, p. 389.
34. Kendler et al., 2005; Eley et al., 2004; Gillespie et al., 2004; Surtees et al., 2006.
35. Mayberg et al., 1999.
36. Sapolsky, 2001.
37. Davidson, 2003.
38. Everdell, 1997, p. 131.
39. Davidson, 2003.
40. Rajkowska et al., 1999.
41. Kramer, 2005, 61.
42. Videbech & Ravnkilde, 2004.
43. Cotter, Mackay, Landau, Kerwin, &

9. Burnam & Wells, 1990.
10. Mulrow et al., 1995.
11. Henkel et al., 2004.
12. Hough, Landsverk, & Jacobson, 1990.
13. Henkel et al., 2004.
14. Health United States, 2003.
15. Katon et al., 1997.
16. Wells et al., 1989; Katon et al., 1997.
17. Kessler, Merikangas, et al., 2003.
18. Wells, Schoenbaum, Unutzer, Lagomasino, & Rubenstein, 1999; Katon & Schulberg, 1992; Wang et al., 2005.
19. Hirschfeld et al.,1997.
20. Schulberg et al., 1985; Katon et al., 1997; Lowe, Spitzer, Grafe, Kroenke, Quenter, Zipfel. et al., 2004; Schwenk, Klinkman, & Coyne, 1998; Wells et al., 1989.
21. Hirschfeld et al.. 1997; Wells et al., 1999; Kessler et al., 2003.
22. Katon et al., 1997.
23. Cleary, 1990; Spitzer et al., 1999.
24. Regier et al., 1988.
25. Attkisson & Zich, 1990.
26. Schulberg, 1990, p. 276.
27. Schulberg et al., 1985; Hough et al., 1990; Cleary, 1990.
28. Attkisson & Zich, 1990.
29. Hough et al., 1990, p. 151.
30. E.g., Tufts Health Plan, 2005; U.S. Preventive Services Task Force, 2002.
31. Sartorius, 1997.
32. U.S. Preventive Services Task Force, 2002.
33. WHO, 1998; Henkel et al., 2003.
34. Wells et al., 1989; Whooley, Avins, Miranda, & Browner, 1997; Henkel et al., 2004.
35. Coyne, Fechner-Bates, & Schwenk, 1994.
36. Rost et al., 2000.
37. Spitzer et al., 1994.
38. Spitzer et al., 1994.
39. Spitzer et al., 1999; Kroenke, Spitzer, & Williams, 2001.
40. Health United States, 2003, p. 235, Table 70.
41. Spitzer et al., 1999.
42. Russell, 1994.
43. Callahan & Berrios, 2005.
44. Schwenk, Coyne, & Fechner-Bates, 1996.
45. Edlund, Unutzer, & Wells, 2004.
46. Edlund et al., 2004.
47. Williams et al., 1999.
48. Olfson, Marcus, Druss, Elinson, et al., 2002.
49. Coyne et al., 2000; Moncrieff, Wessely, & Hardy, 2004.
50. Katon, Unutzer, & Simon, 2004, p. 1154.
51. Olfson, Marcus, Druse, Elinson, Tanielian, & Pincus, 2002.
52. Rost et al., 2001.
53. Pyne et al., 2004.
54. Coyne et al., 2000.
55. Katon et al., 2001; Rost, Nutting, Smith, Werner, &Duan, 2001; Pyne et al., 2004.
56. Katon et al., 2004.
57. Katon et al., 1997; Coyne et al., 2000.
58. Coyne, Klinkman, Gallo, & Schwenk, 1997.
59. Lewinsohn, Rohde, Seeley, Klein, & Gotlib, 2000.
60. Shugart & Lopez, 2002.
61. New Freedom Commission on Mental Health, 2003.
62. Peterson et al., 1993, p. 162.
63. New Freedom Commission on Mental Health, 2003.
64. Pringle, 2005.
65. Roberts, Attkisson, & Rosenblatt, 1998.
66. Lewinsohn, Hops, Roberts, Seeley, &Andrews, 1993.
67. Lewinsohn, Shankman, Gau, & Klein, 2004.
68. Petersen et al., 1993, p. 164.
69. Larson, Clore, & Wood, 1999; Monroe, Rohde, Seeley, & Lewinsohn, 1999.

38. APA, 1987; Blazer et al., 1994.
39. Blazer et al., 1994.
40. Blazer et al., 1994; Kessler et al., 1994.
41. Weissman & Myers, 1978.
42. Robins et al., 1984.
43. Regier et al., 1998.
44. Karp, 1996, pp. 112-113.
45. Brugha, Bebbington, & Jenkins, 1999.
46. Wittchen, 1994; Wittchen, Ustun, & Kessler, 1999.
47. Wakefield, 1999.
48. Anthony et al., 1985; Helzer et al., 1985.
49. Wakefield, 1999.
50. E.g., Greenberg, Stiglin, Finkelstein, & Berndt, 1993; Hirschfeld et al., 1997; U.S. Department of Health and Human Services, 1999.
51. Frances, 1998; Kendler & Gardner, 1998; Lavretsky & Kumar, 2002. 52. APA, 1994, p. 350.
53. Coyne, 1994.
54. Kendler & Gardner, 1998.
55. Judd, Akiskal, & Paulus, 1997.
56. Coyne, 1994.
57. Kessler, Merikangas et al., 200 3.
58. Kramer, 2005.
59. Wells et al., 1989.
60. Kessler, Zhao, Blazer, & Swartz, 1997; Mojtabai, 2001.
61. Kramer, 2005, p. 171.
62. Judd, Rapaport, Paulus, &Brown, 1994; Kessler et al., 1997.
63. Broadhead, Blazer, George, & Tse, 1990.
64. Judd et al., 1994.
65. Judd & Akiskal, 2000, p. 5.
66. Kramer, 2005.
67. Kendier & Gardner, 19 98.
68. Judd, Paulus, Wells, & Rapaport, 1996.
69. Kessler et al., 1997; Mojtabai, 2001.
70. Kessler et al., 1997,p. 28.
71. Kessler, Merikangas, et al., 2003.
72. Judd et al., 1997,
73. Horwath et al., 1992.
74. Horwath et al., 1992, p. 821.
75. Kessler, Merikangas, et al., 2003.
76. Kessler, Merkikangas, et al., 2003, p. 1121.
77. Judd et al., 1997.
78. Judd et al., 1994.
79. Kessler et al., 1997.
80. Lavretsky & Kumar, 2002.
81. Judd et al., 1994, p. 226.
82. Mirowsky & Ross, 1989.
83. Judd et al., 1994.
84. Eaton et al., 1997, p. 996.
85. Eaton, Neufeld, Chen, & Cai, 2000.
86. Lapouse, 1967, p. 952.
87. Wakefield & Spitzer, 2002.
88. Horvath et al., 1992; Kessler et al., 1997; Insel & Fenton, 2005.
89. Judd et al., 1997.
90. Broadhead et al., 1990.
91. Katon et al., 1995.
92. Eaton et al., 1997.
93. Grob, 1991a.
94. Mechanic, 2003.
95. Mechanic, 2003.
96. Coyne et al., 2000, p. 107.
97. Lapouse, 1967, p. 953.

第七章

1. Santora & Carey, 2005; Spitzer, Kroenke, & Williams, 1999.
2. New Freedom Commission on Mental Health, 2003.
3. Kessler, Merikangas, et al., 2003.
4. U.S. Department of Health and Human Services (USDHHS), 1999.
5. Katon & VonKorff, 1990; Katon et al., 1997.
6. Donohue, Berndt, Rosenthal. Epstein, & Frank, 2004.
7. Pescosolido et al., 2000.
8. Burnam & Wells, 1990.

77. E.g., Temerlin, 1968.
78. Rosenhan, 1973, p. 250.
79. Spitzer, 1975.
80. Skodol & Spitzer, 1982; Spitzer & Pleiss, 1974.
81. Kirk & Kutchins, 1992.
82. Spitzer & Williams, 1988; Kirk & Kutchins, 1992, pp. 121-131.
83. Zimmerman, 1990, p. 974.
84. Clayton & Darvish, 1979.
85. Robert Spitzer, personal communication, December 13, 2005.
86. Woodruff et al., 1974.
87. Klein, 1974.
88. Healy, 2004.

第五章

1. APA, 2000, p. 375.
2. APA, 2000, p. 356.
3. APA, 2000, p. 356.
4. Nesse, 2000.
5. Zimmerman, Chelminski, & Young, 2004.
6. APA, 2000, p. xxxi (italics added).
7. Wakefield, 1992.
8. APA, 2000, pp. 96-97.
9. APA, 2000, pp. 355-356.
10. APA, 2000, pp. 740-741.
11. APA, 2000, p. 679.
12. APA, 2000, p. 679.
13. APA, 2000, p. 683.
14. Medline search.
15. APA, 1994, pp. 720-721.
16. APA, 2000, p. 381.
17. APA, 2000, p. 5.
18. APA, 2000, p. 4.
19. Bayer & Spitzer, 1985.
20. Zimmerman & Spitzer, 19 89.
21. Zimmerman, Coryell, & Pfohl, 1986; Zimmerman & Spitzer, 19 89.

第六章

1. Karp, 1996.
2. Grob, 1985.
3. Plunkett & Gordon, 1960.
4. Grob, 1991a, p. 13.
5. Appel & Beebe, 1946, p. 1471.
6. Grob, 1991a.
7. Grinker & Spiegel. 1945, p. 115.
8. Jones, 2000, 9.
9. Brill & Beebe, 1955; Shephard. 2000.
10. Grob, 1991a.
11. Menninger, 1948.
12. Herman, 1995.
13. Grinker & Spiegel, 1945.
14. E.g., Holmes & Rahe, 1967.
15. Grob, 1991a.
16. Menninger, 1948.
17. Grob, 1991a.
18. Srole et al., 1962/1978.
19. Leighton, Harding, Macklin, Macmillan, & Leighton, 1963.
20. Lapouse, 1967.
21. Dohrenwend & Dohrenwend, 1982.
22. APA, 1952, p. 133.
23. Murphy. 1986.
24. Srole et al., 1962/1978; Leighton et al., 1963; Plunkett & Gordon, 1960.
25. E.g., Langner, 1962; Macmillan, 1957.
26. Srole et al., 1962/1978, p. 197.
27. Leighton et al., 1963, p. 121.
28. Lapouse, 1967, p. 952.
29. Srole et al., 1962/1978, p. 478.
30. Dohrenwend & Dohrenwend, 1982.
31. Horwitz, 2002.
32. Bayer & Spitzer, 1985.
33. Robins & Regier, 1991.
34. Robins et al., 1984, p. 9 52.
35. Leaf, Myers, & McEvoy, 1991, p. 12.
36. Eaton & Kessler, 1985; Robins & Regier, 1991.
37. Kessler et al., 1994.

13. Kraepelin, 1921/1976, p. 1.
14. Kraepelin, 1921/1976, p. 1.
15. Kraepelin, 1921/1976, p. 181.
16. Kraepelin, 1921/1976, p.180.
17. Spitzer, 1982.
18. Kraepelin, 1907/1915, p. 68.
19. Kraepelin, 1904/1917, pp. 4-5.
20. Kraepelin, 1904/1917, pp. 199-200.
21. Kraepelin, 1904/1917, p. 7.
22. Kraepelin, 1904/1917, p. 65.
23. Jackson, 1986, p. 198.
24. Jackson, 1986, p. 198.
25. Jackson, 1986, p.198.
26. Jackson, 1976, p. 201.
27. Grob, 1985.
28. Grob, 1991b.
29. APA, 1942, pp. 41-42.
30. APA, 1952.
31. Grob, 1991b.
32. APA, 1952, p. 25.
33. APA, 1952, pp. 33-34.
34. APA, 1968, p. 40.
35. Lewis, 1934.
36. Curran&Mallinson, 1941; Tredgold, 1941; Kendell, 1968.
37. E.g., Kiloh & Garside, 1963; Mendels & Cochrane, 1968; Eysenck, 1970; Paykel, 1971; Kiloh, Andrews, Neilson, & Bianchi, 1972; Klein, 1974; Akiskal, Bitar, Puzantian, Rosenthal. & Walker, et al., 1978.
38. E.g., Kiloh & Garside, 1963; Overall, Hollister, Johnson, & Pennington, 1966; Klein, 1974.
39. Akiskal et al., 1978.
40. Kiloh & Garside, 1963.
41. Overall et al., 1966; Hamilton & White, 1959; Paykel, 1971; Raskin & Crook, 1976.
42. Kiloh et al., 1972; Everitt, Gourlay, & Kendell, 1971.
43. E.g., Kiloh & Garside, 1963; Kendell, 1968.
44. Lewis, 1934.
45. Kadushin, 1969; Grob, 1991a; Lunbeck, 1994.
46. Akiskal et al., 1978, p. 757.
47. Andreason & Winokur, 1979.
48. Callahan & Berrios, 2005, p. 115.
49. Feighner et al., 1972.
50. Feighner et al., 1972, p. 57.
51. Woodruff, Goodwit1, & Guze, 1974, p. 6.
52. Klerman, 1983; Spitzer, Williams, & Skodol, 1980.
53. Rosenthal, 1968, p. 32.
54. Mendels & Cochrane, 1968, p. 10; see also Mendels, 1968, p. 1353.
55. Lehmann, 1959, p. S3.
56. Woodruff, Goodwin, & Guze, 1974.
57. Woodruff, Goodwin, & Guze, 1974, p.16.
58. Clayton, Halikas, & Maurice, 1971; 1972.
59. Goodwin & Guze, 1996.
60. Feighner, 1989.
61. Spitzer, Endicott, & Robins, 1978; Endicott & Spitzer, 1978.
62. Endicott & Spitzer, 1979.
63. Spitzer, Endicott, & Robins, 1978.
64. Spitzer et al., 1978.
65. Spitzer, Endicott, & Robins, 1975.
66. Spitzer et al., 1978.
67. Spitzer et al., 1978, p. 781; Spitzer et al., 1980, p. 154.
68. Klerman, 1983; Kendell, 1983; Wilson, 1993.
69. Spiegel, 2005.
70. Spitzer et al., 1975, p.1190; Skodol & Spitzer, 1982.
71. Eysenck, Wakefield, & Friedman, 1983.
72. Szasz, 1961; Scheff, 1966.
73. Mayes & Horwitz, 2005.
74. Spitzer, 1978; Bayer & Spitzer, 1985.
75. Spitzer & Fleiss, 1974; Kirk & Kutchins, 1992.
76. Cooper et al., 1972, p. 100.

21. Jackson, 1986, p. 40.
22. Jackson, 1986, p. 39.
23. Jackson, 1986, p. 41.
24. Jackson, 1986, p. 42.
25. Jackson, 1986, p. 42.
26. Lewis, 1934.
27. Jackson, 1986, p. 315.
28. Jackson, 1986, p. 57.
29. Jackson, 1986, pp. 60, 61.
30. Avicenna, 2000, p. 77.
31. Jackson, 1986, p. 87.
32. Hildegard of Bingen, 2000, p.81.
33. Bright, 1586/2000, p. 120.
34. Jackson, 1986, pp. 85-86.
35. Jackson, 1986, p. 84.
36. Jackson, 1986, p. 91.
37. Burton, 1621/2001. p. 331.
38. Burton, 1621/2001.pp. 143-144.
39. Burton, 1621/2001.p.137.
40. Burton, 1621/1948, 331.
41. Burton, 1621/2000, p. 132.
42. Burton, 1621/2001, pp. 145-146.
43. Burton, 1621/2001, pp. 357-358.
44. Burton, 1621/2001,pp. 358-359.
45. MacDonald, 1981, p. 159.
46. MacDonald, 1981, p. 159.
47. MacDonald, 1981, p. 159.
48. MacDonald, 1981, p.149.
49. MacDonald, 1981,p. 78.
50. Jackson, 1986, p. 136.
51. Jackson, 1986, p.136.
52. Jackson, 1986, p. 316.
53. Jackson, 1986, p. 130 (italics added).
54. Johnson, 1755/1805; Radden, 2000, p. 5.
55. Jackson, 1986, p. 118.
56. Jackson, 1986, p.124.
57. Mather, 1724/2000, p.163.
58. Kant, 1793/2000, p. 201.
59. Pinel, 1801/2000, p. 205.
60. Pinel, 1801/2000, p, 209,
61. Jackson, 1986, p. 153.
62. Rush, 1812/2000, p. 213.
63. Maudsley, 1868/2000, p. 252.
64. Maudsley, 1868/2000, p. 253.
65. Griesinger, 1867/2000, p. 226.
66. Griesinger, 1867/2000, p. 226.
67. Griesinger, 1867, p, 213; in Jackson, 1986, p. 161.
68. Griesinger, 1867, pp.168-169; in Jackson, 1986, p. 165.
69. Jackson, 1986, p. 166.
70. Jackson, 1986, pp. 166-167.
71. Jackson, 1986, p. 166.
72. Jackson, 1986, pp. 167-168.
73. Jackson, 1986, p. 169.
74. Jackson, 1986, p. 167.
75. Jackson, 1986, p. 167.
76. Jackson, 1986, p. 167.
77. Jackson, 1986, p. 180.
78. Jackson, 1986, p. 181.
79. Jackson, 1986, p.182.
80. Jackson, 1986, p.184.
81. Jackson, 1986, p.184.
82. Jackson, 1986, p.179.
83. Jackson, 1986, p. 180.
84. Jackson, 1986, p.174.
85. Jackson, 1986, pp. 174-175.
86. Jackson, 1986, pp. 176-177.

第四章

1. Wilson, 1993.
2. Fenichel, 1945/1996.
3. Abraham, 1911.
4. Freud, 1917/1957.
5. E.g., Blashfield, 1982; Klerman, 1978.
6. Shorter, 1997, p. 100.
7. Shorter, 1997.
8. E.g., Grob, 1973; Scull, MacKenzie, & Hervey, 1997.
9. Shorter, 1992.
10. Grob, 1991b.
11. Dohrenwend & Dohrenwend, 1982.
12. Ghaemi, 2003.

115. Desjarlais, Eisenberg, Good, & Kleinman, 1995.
116. Schieffelin, 1985.
117. Manson, 1995.
118. Miller & Schoenfeld, 1973.
119. Archer, 1999.
120. Good, Good, & Moradi, 1985, p. 386.
121. Wikan, 1988, 1990.
122. Wikan, 1988, 1990.
123. E.g., Lutz, 1985; Schieffelin, 1985; Kleinman, 1986.
124. Kleinman, 1986.
125. Cheung, 1982.
126. Kleinman, 1986.
127. E.g., Kirmayer & Young, 1999; Kleinman & Good, 1985; Murphy & Woolfolk, 2001.
128. E.g., Brown & Harris, 1978; Pearlin, 1989; Aneshensel, 1992; Turner & Lloyd, 1999.
129. Brown, 2002.
130. Gaminde, Uria, Padro, Querejeta, & Ozamiz, 1993.
131. Broadhead & Abas, 1998.
132. E.g., House, Landis, & Umberson, 1988; Turner, 1999.
133. Schieffelin, 1985.
134. Deut. 25:5; Stroebe & Stroebe, 1987.
135. E.g., Kirmayer, 1994.
136. E.g., Mernissi, 1987; Jones, 2006.
137. Nesse & Williams, 1994.
138. Nesse & Williams, 1994.
139. Tooby & Cosmides, 1990.
140. Lewis, 1934.
141. Turner, 2000.
142. Hagen, 1999, 2002.
143. Klerman, 1974; Coyne, 1976; Gilbert, 1992.
144. Archer, 1999.
145. Bowlby, 1973; Price, Sloman, Gardner, Gilbert, & Rohde, 1994; Turner, 2000.
146. Darwin, 1872/1998, p. 347.
147. Bowlby, 1980.
148. Archer, 1999.
149. Price et al., 1994.
150. Price et al., 1994; Stevens & Price, 2000; Sloman, Gilbert. & Hasey, 2004.
151. Price & Sloman, 1987; Stevens & Price, 2000.
152. Gilbert & Allan, 1998; Sloman et al., 2003.
153. Wenegrat, 1995.
154. Nesse, 2006.
155. Klinger, 1975; Gut, 1989; Nesse, 2000; Wrosch, Scheier, Carver, & Schulz, 2003.
156. Watson & Andrews, 2002.
157. Nesse, 2000, p.17.
158. Keller & Nesse, 2005; Keller & Nesse, 2006.
159. Murphy & Stich, 2000.
160. Nesse, 2000.
161. Merton, 1938/1968.

第三章

1. Jackson, 1986, p. ix.
2. Kendell, 1968.
3. Radden, 2000.
4. Merikangas & Angst, 1995; Kessler, Abelson, & Zhao, 1998.
5. Hippocrates, 1923-1931, vol. 1, p. 263.
6. Hippocrates, 1923-1931. vol. 4, p. 185.
7. Roccatagliata, 1986, pp. 163-164.
8. Jackson, 1986, p. 32.
9. Aristotle, 2000, p. 59.
10. Aristotle, 2000, p. 57.
11. Aristotle, 1931, vol. 7, 954.
12. Jackson, 1986.
13. Aristotle, 2000, p. 60.
14. Aristotle, 2000, p. 59.
15. Jackson, 1986, p. 33.
16. Jackson, 1986, p. 33.
17. Jackson, 1986, p. 33.
18. Jackson, 1986, p. 34.
19. Jackson, 1986, p. 39.
20. Jackson, 1986, p. 40.

57. Wade & Pevalin, 2004.
58. Dew, Bromet, & Schulberg, 1987; Kessler, House, &Turner, 1987; Tausig & Fenwick, 1999; Dooley, Prause, & Ham-Rowbottom, 2000; Grzywacz & Dooley, 2003.
59. Fenwick & Tausig, 1994; Kessler et al., 1987; Turner, 1995; Dew, Bromet, & Penkower, 1992; Dooley, Catalano, & Wilson, 1994.
60. Angel, Frisco, Angel, & Chiriboga, 2003.
61. Ganzini, McFarland, & Cutler, 1990.
62. Wheaton, 1990; Reynolds, 1997.
63. Kasl & Cobb, 1979; Dew et al., 1986.
64. Horwitz, 1984; Turner, 1995.
65. Kessler, Turner, & House, 1989; Price, Choi, & Vinokur, 2002; Dooley et al., 2000.
66. Cobb & Kasl, 1977; Kasl & Cobb, 1979.
67. Brooke, 2003.
68. Zaun, 2004.
69. Durkheim, 1897/1951.
70. Lee, 1999.
71. Merton, 1938/1968; Heckhausen & Schultz, 1995; Sloman et al., 2003.
72. Nesse, 2000.
73. Keller & Nesse, 2005.
74. Carr, 1997.
75. McEwan, Costello, & Taylor, 19 87.
76. Cuisinier, Janssen, deGraauw, Bakker, & Hoogduin, 1996; Heckhausen, Wrosch, & Fleeson, 2001.
77. Mollica, Poole, & Tor, 1998; Mollica et al., 1999; Marshall, Schell, Elliott, Berthold, & Chun, 2005.
78. Clymer, 2002.
79. Dohrenwend, 1973.
80. Turner et al., 1995: McLeod & Nonnemaker, 1999.
81. Turner & Lloyd, 1999.
82. Ritsher, Warner, Johnson, & Dohrenwend, 2001; Johnson, Cohen, Dohren- wend, Link, &Brook, 1999; Lorant et al., 2003; Dohrenwend et al., 1992.
83. Costello, Compton, Keeler, & Angold, 2003, Table 3.
84. Dearing, Taylor, & McCartney, 2005; see also Epstein, 2003.
85. E.g., Kirmayer, 1994.
86. Darwin, 1872/1998.
87. Willner, 1991.
88. Harlow & Suomi, 1974; McKinney, 1986: Gilmer & McKinney, 2003.
89. Mineka & Suomi, 1978.
90. Harlow, Harlow, & Suomi, 1971; Harlow & Suomi, 1974; Suomi, 1991.
91. Kaufman & Rosenblum, 1966.
92. Sloman et al., 2003.
93. Harlow & Suomi, 1974; Gilmer & McKinney; 2003.
94. Shively, 1998.
95. Sapolsky, 1989.
96. Sapolsky, 1992; Price, Sloman, Gardner, Gilbert, & Rohde, 1994.
97. McGuire, Raleigh, & Johnson, 1983; Raleigh, McGuire, Brammer, & Yuwiler, 1984.
98. Shively, Laber-Laird, & Anton, 1997.
99. Berman, Rasmussen, & Suomi, 1994.
100. Sapolslcy, 1989.
101. Sapolsky, 2005.
102. Bowlby, 1969/1982, 1973, 1980.
103. Harlow & Suonli, 1974.
104. Darwin, 1872/1998, p. 185.
105. Darwin, 1872/1998, p. 177.
106. Ekman & Friesen, 1971.
107. Ekman, 1973.
108. Ekman, Friesen, O'Sullivan, Chan, Diacoyanni-Tarlatzis, Heider, et al., 1987.
109. Ekman & Friesen, 1971.
110. Turner, 2000.
111. Pinker, 1997.
112. Brown, 2002.
113. Carr & Vitaliano, 1985, p. 255.
114. Broadhead & Abas, 1998.

Organization (WHO), 2004.
56. Nesse, 2000.

第二章

1. Shelley, 1824/1986.
2. Coleridge, 1805/1986.
3. Keller & Nesse, 2006.
4. Nesse, 2006.
5. Brown, 2002; Dohrenwend, 2000.
6. E.g., Turner, Wheaton, &Lloyd, 1995; Wheaton, 1999.
7. Grinker & Spiegel, 194 5.
8. Kendler, Karkowski, & Prescott, 1999.
9. E.g., Coyne, 1992; Oatley & Bolton, 1985; Gilbert, 1992.
10. Turner, 2000.
11. Brown, 1993.
12. Homer, 1990, p. 468.
13. Kovacs, 1989, pp. 70-71; 84-85.
14. Clayton, 1982.
15. Clayton, 1998.
16. Clayton & Darvish, 1979; Zisook & Shuchter, 1991.
17. Bruce, Kim, Leaf, & Jacobs, 1990; Zisook, Paulus, Shuchter, & Judd, 1997; Zisook & Shuchter, 1991.
18. Leally.1992-1993; Sanders, 1979-1980.
19. Harris, 1991.
20. DeVries, Davis, Wortman, & Lehman, 1997.
21. Bonanno, et al., 2002; Aneshensel, Botticello, & Yamamoto-Mitani, 2004.
22. Wortman & Silver, 1989; Parkes & Weiss, 1983; Zisook & Shuchter, 1991.
23. Clayton & Darvish, 1979; Hays, Kasl, & Jacobs, 1994.
24. Archer, 1989; Carr et al., 2000; Nesse, 2005.
25. Wortman, Silver, & Kessler, 1993.
26. Bonanno et al., 2002; Carr, House, Wortman, Nesse, & Kessler, 2001.
27. Schulz et al., 2001.
28. Mancini, Pressman, & Bonanno, 2005.
29. Wortman & Silver, 1989; Lopata, 1973; Mancini et al., 2005.
30. Umberson, Wortman, & Kessler, 1992; Wortman et al., 1993.
31. Carr, 2004.
32. Zisook & Shuchter, 1991; Gallagher, Breckenridge, Thompson, & Peterson, 1983; Archer, 1999, pp. 98-100; Bonanno et al., 2002.
33. Clayton, 1982.
34. Zisook & Schuchter, 1991; Bonanno & Kaltman, 2001; Bonanno et al., 2002.
35. Clayton, 1982.
36. Bonanno et al., 2002.
37. Jackson, 1986.
38. Nesse, 2005.
39. Neimeyer, 2000; Schut, Stroebe, Van den Bout, & Terheggen, 2001.
40. Sloman, Gilbert, & Hasey, 2003.
41. Nesse. 2005.
42. APA, 2000, p. xxxi (italics added).
43. Kitson, Bahri, & Roach, 1985; Ross, Mirowsky, & Goldstein, 1990; Waite, 1995.
44. Kessler et al., 1994; Simon, 2002.
45. Bruce et al., 1990.
46. Bruce, 1998.
47. Bruce, 1998, p. 228.
48. Radloff, 1977; Sweeney & Horwitz, 2001.
49. Wheaton, 1990.
50. Brown, 2002.
51. Brown, Harris, & Hepworth, 1995.
52. Myers, Lindenthal, & Pepper, 1971; Bloom, Asher, & White, 1978.
53. Booth & Amato, 1991.
54. Booth & Amato, 1991.
55. E.g., Gerstel, Reissman, & Rosenfield, 1985; Menaghan & Lieberman, 1986; Ross, 1995.
56. Brown, 1993; Simon, 2002.

注釋

第一章

1. Auden, 1947/1994.
2. Klerman, 1988; Blazer, 2005.
3. Miller, 1949/1996.
4. Dohrenwend, 2000.
5. McKinley 1999.
6. Blazer, Kessler, McGonagle, & Swartz, 1994; Kessler, Berglund, Demler, Jin, Koretz, Merikangas, et al., 2003.
7. Kessler, Berglund. et al., 2003.
8. Roberts. Andrews, Lewinsohn, & Hops. 1990; Lavretsky & Kumar, 2002: Lewinsohn, Shankman, Gau, & Klein, 2004,
9. Klerman. 1988; Klerman & Weissman, 1989; Hagnell, Lanke, Rorsman, & Ojesjo, 1982.
10. Murphy, Laird. Monson, Sobel, & Leighton, 2000; Kessler et al., 2005; Blazer, 2005, pp. 114-115.
11. Olfson, Marcus, Druss, Elinson, Tanielian, & Pincus. 2002.
12. Olfson, Marcus. Druss. & Pincus, 2002.
13. Kessler, Berglund, et al., 2003.
14. Crystal, Sambamoorthi, Walkup, & Akincigil. 2003.
15. Horwitz, 2002, p. 4.
16. Pear. 2004.
17. Pear, 2004,
18. Croghan, 2001.
19. Murray & Lopez, 1996.
20. Greenberg, Stiglin, Finkelstein, & Berndt, 1993.
21. See also Blazer, 2005, pp, 28-29; McPherson & Armstrong, 2006. Citation counts stem from Medline searches.
22. Jackson, 1986.
23. Kirk & Kutchins, 1992; Horwitz, 2002.
24. Regier et al., 1998; Narrow, Rae, & Regier, 2002.
25. American Psychiatric Association (APA), 2000.
26. APA, 2000, p. 356.
27. APA, 2000, p. 356.
28. Watson, 2006.
29. Dobbs, 2006, pp. 51-52.
30. Solomon, 2001, p. 18.
31. Styron, 1990, pp.17-18; p. 62.
32. Karp, 1996, pp. 3-6.
33. APA, 2000, p. xxxi.
34. APA, 2000, p. xxxi.
35. Wakefield, 1992.
36. E.g., Klein, 1978; Spitzer, 1999.
37. E.g.Fodor, 1983; Buss, 1999; Pinker, 1997.
38. Keller & Nesse, 2005.
39. Young, 2003.
40. Wakefield, 1992.
41. Buss, 1999.
42. Beck,1967.
43. Post, 1992.
44. E.g. Jackson, 1986, Ch. 9; Mendels & Cochrane, 1968; Kendell, 1968.
45. Dohrenwend, 2000; Kirkpatrick et al., 2003; Marshall, Schell, Elliott, Berthold, & Chun, 2005.
46. Szasz, 1961; Scheff, 1966; Kirmayer & Young, 1999.
47. Archer, 1999.
48. Klerman, 1974; Coyne, 1976; Gilbert, 1992
49. Goodwin & Guze, 1996.
50. Post, 1992.
51. Coyne et al., 2000; Nesse, 2005.
52. Kramer, 2005.
53. Horwitz & Wakefield, 2006.
57. Murray & Lopez, 1996.
55. U.S. Department of Health & Human Services (USDHHS), 2001; World Health

左岸 | 身心學 253

我的悲傷不是病：憂鬱症的起源、確立與誤解

作　　者　艾倫・霍維茲、傑洛米・維菲德
譯　　者　黃思瑜、劉宗為
總 編 輯　黃秀如
責任編輯　許越智
封面設計　張瑜卿
電腦排版　宸遠彩藝

社　　長　郭重興
發行人暨出版總監　曾大福
出　　版　左岸文化／遠足文化事業股份有限公司
發　　行　遠足文化事業股份有限公司
231新北市新店區民權路108-2號9樓
電話：02-2218-1417
傳眞：02-2218-8057
客服專線：0800-221-029
E-Mail：service@bookrep.com.tw
左岸文化臉書專頁：https://www.facebook.com/RiveGauchePublishingHouse/
法律顧問　華洋法律事務所　蘇文生律師
印　　刷　成陽印刷股份有限公司
初　　版　2017年5月
初版三刷　2020年2月
定　　價　400元
I S B N　978-986-5727-50-5

國家圖書館出版品預行編目資料

我的悲傷不是病：
憂鬱症的起源、確立與誤解

艾倫・霍維茲(Allan V. Horwitz)著, 傑洛米.維菲德(Jerome C. Wakefield)著；黃思瑜, 劉宗爲譯.
-- 初版. -- 新北市：左岸文化出版：遠足文化發行, 2017.05
面； 公分. -- (左岸身心學)
譯自：The loss of sadness : how psychiatry transformed normal sorrow into depressive disorder

ISBN 978-986-5727-50-5(平裝)

1. 憂鬱症　2.悲傷

415.985　106001677